医药高等院校案例版教材

供高等职业教育护理、助产、临床医学、口腔医学、医学检验技术、医学影像技术、康复治疗技术等医学相关专业使用

病原生物学与医学免疫学

（第 5 版）

主　编　孟凡云

副主编　马春玲

编　者（按姓氏汉语拼音排序）

丁朋晓　遵义医药高等专科学校

范海燕　聊城职业技术学院

马春玲　山东医学高等专科学校（临沂校区）

孟凡云　聊城职业技术学院

饶冬梅　山东协和学院

万清峰　江西医学高等专科学校

汪秀琴　安徽医学高等专科学校

张　丽　山东药品食品职业学院

张琼宇　永州职业技术学院

科学出版社

北　京

内 容 简 介

本教材共分四部分，第一部分为医学免疫学（第 1～10 章），第二部分为医学微生物学（第 11～24 章），第三部分为人体寄生虫学（第 25～28 章），第四部分为实训指导。本教材保留了前几版的优点与特色，覆盖现行版国家护士执业资格考试、执业助理医师资格考试等考点；设置了链接、案例等模块，并在章后附有目标检测。此外，本教材根据现行版教学标准对内容做了整合与更新，进行了临床案例的精选及链接资源的拓展，在避免内容繁冗和重复的基础上维持了学科的系统性与完整性。同时，按照"整体规划，有机渗透"的原则，挖掘课程的思政元素，设置了医者仁心模块，充分发挥课程的育人作用。三是利用信息化手段，建设了立体化教学资源，配套同步数字化课程，突出了针对性、实用性、科学性与时效性。

本教材可供高等职业教育护理、助产、临床医学、口腔医学、医学检验技术、医学影像技术、康复治疗技术等医学相关专业学生使用，亦可作为临床工作者的参考用书。

图书在版编目（CIP）数据

病原生物学与医学免疫学 / 孟凡云主编 . —5 版 . —北京：科学出版社，2022.8

医药高等院校案例版教材

ISBN 978-7-03-072201-0

Ⅰ . ①病… Ⅱ . ①孟… Ⅲ . ①病原微生物 – 医学院校 – 教材 ②免疫学 – 医学院校 – 教材 Ⅳ . ① R37 ② R392

中国版本图书馆 CIP 数据核字（2022）第 074894 号

责任编辑：王昊敏 / 责任校对：杨 赛
责任印制：霍 兵 / 封面设计：涿州锦晖

科学出版社 出版

北京东黄城根北街16号
邮政编码：100717
http://www.sciencep.com

北京世汉凌云印刷有限公司 印刷
科学出版社发行 各地新华书店经销

*

2012年1月第 一 版 开本：850×1168 1/16
2022年8月第 五 版 印张：16 1/2
2024年1月第二十七次印刷 字数：499 000

定价：89.00元
（如有印装质量问题，我社负责调换）

前 言

Preface

党的二十大报告指出"人民健康是民族昌盛和国家强盛的重要标志。把保障人民健康放在优先发展的战略位置，完善人民健康促进政策。"贯彻落实党的二十大决策部署，积极推动健康事业发展，离不开人才队伍建设。"培养造就大批德才兼备的高素质人才，是国家和民族长远发展大计。"教材是教学内容的重要载体，是教学的重要依据、培养人才的重要保障。科学出版社积极贯彻党的二十大报告精神，进一步深化高等职业教育教学改革，加强教材建设，培养高素质技术技能型医学人才，组织修订了《病原生物学与医学免疫学》第5版教材。本教材在修订过程中认真贯彻落实《国家职业教育改革实施方案》《职业院校教材管理办法》《高等学校课程思政建设指导纲要》《"健康中国2030"规划纲要》的精神要求，突出了多元参与的职业教育特色。本教材落实立德树人的根本任务，将课程思政融入教材建设；结合行业新发展、新理论、新技术、新观念，对内容进行更新与补充，突显教材的科学性与时效性；此外，在上版教材的基础上，我们广泛征求教材使用院校的意见和建议，结合国家护士执业资格考试、执业助理医师资格考试、相关1+X证书及最新卫生标准，保证所服务专业的课程目标实现，最终服务于经济社会发展、医养健康产业转型升级与文化的传承创新。

本版教材保留了前几版的优点与特色，有以下创新点。

1. 分析岗位需求，保障所服务专业的课程目标。本教材围绕"贴近临床、贴近岗位，贴近服务对象"的原则，梳理出对接各专业的知识点与技能点等，并结合前沿发展对内容进行整合与更新，同时精选临床案例及拓展资源，实现理论与实践、基础与临床、临床与人文有机融合，激发学生的学习兴趣、科学探究兴趣，培养学生严谨的科学态度。

2. 精心选取课程思政案例，发挥专业基础课程的育人作用。本教材按照"整体规划，有机渗透"的原则，突出专业基础课程为专业服务的理念，挖掘课程的思政元素，于相关知识点设置"医者仁心"模块，培养学生"敬佑生命、救死扶伤、甘于奉献、大爱无疆"的医者精神。

3. 利用信息化手段，建设立体化资源。本教材图文并茂，并配套开发了多样化教学资源，进一步丰富了教材的数字资源内容与类型，满足智慧课堂学习的需求。读者可通过多种方式访问"中科云教育"平台免费获取数字化教学资源。

本教材可供护理、助产、临床医学、口腔医学、医学检验技术、医学影像技术、康复治疗技术等医学相关专业学生使用，亦可作为临床工作者的参考用书。本教材是全体编委共同努力的成果，在此由衷感谢各位编委为本版教材编写所付出的努力，感谢大家不吝提供多年所积攒的宝贵教学资源以慷慨共享。由于编者水平有限，教材中可能存在疏漏之处，恳请读者批评指正。

孟凡云

2022年3月

配 套 资 源

欢迎登录"中科云教育"平台，**免费**数字化课程等你来！

"中科云教育"平台数字化课程登录路径

电脑端

▶ 第一步：打开网址 http://www.coursegate.cn/short/EFC1N.action

▶ 第二步：注册、登录

▶ 第三步：点击上方导航栏"课程"，在右侧搜索栏搜索对应课程，开始学习

手机端

▶ 第一步：打开微信"扫一扫"，扫描下方二维码

▶ 第二步：注册、登录

▶ 第三步：用微信扫描上方二维码，进入课程，开始学习

PPT 课件，请在数字化课程中各章节里下载！

目 录

Contents

绪　论

微生物是地球上最为丰富多样的生物资源之一，已存在 30 多亿年。直至 17 世纪荷兰生物学家列文虎克用自制显微镜观察到了被他称为"小动物"的微生物世界，才证实了微生物在自然界的客观存在。微生物广泛存在于人类生存的环境中，对自然生态系统的产生、稳定和持续演化起到至关重要的作用。微生物与人类生活密切相关，绝大多数种类有益于人类，如微生物可在医药、食品等领域，直接或间接地为人类提供极其丰富的物质财富，还可用来研制疫苗，用于人体免疫等。但在为人类造福的同时，一些微生物也给人类社会带来过巨大灾难，有 1000 多种细菌、病毒、立克次体、螺旋体等病原体在威胁着人类的生命，如当前正在全球蔓延的新型冠状病毒肺炎（新冠肺炎）疫情，至 2022 年 7 月 20 日，全球 100 多个国家已有超过 5 亿人口感染了新型冠状病毒肺炎，死亡人数超过 630 万，致使人类健康受到极大伤害。近年来疫病的频繁发生，警示人类要重构、重建、重塑与微生物，尤其是病原微生物之间的关系。2021 年 4 月 15 日，《中华人民共和国生物安全法》正式实施，研究和保护微生物的多样性，趋其利而避其害，是微生物学研究领域一项永恒的主题。

一、病原生物与病原生物学

（一）概念

1. 病原生物和感染性疾病　病原生物包括病原微生物和人体寄生虫。病原微生物主要指能使人类或动物致病的微生物；人体寄生虫是指长期或短暂地寄生于人体体内或体表、获得营养并给人体造成损害的低等生物。感染性疾病是由病原生物感染所致的疾病，包括非传染性感染病和传染性疾病（简称传染病）。

2. 病原生物学　是医学微生物学与人体寄生虫学的总称，是研究与人类疾病有关的微生物与寄生虫的生物学特性、生命活动规律及其与机体相互作用关系的科学。

（1）医学微生物学（medical microbiology）　是微生物学的一个分支，主要研究与医学有关的病原微生物的生物学特性、致病性与免疫性、微生物学检查方法及防治原则等，以控制和消灭感染性疾病和与之有关的免疫性疾病。

（2）人体寄生虫学（human parasitology）　是主要研究与医学相关的寄生虫（主要包括医学蠕虫、医学原虫、医学节肢动物）的形态结构、生活史、致病机制、实验室诊断、流行规律及防治措施的科学。

（二）发展简史与研究现状

1. 微生物学的发展简史和研究现状

（1）微生物学的经验时期　夏禹时期就已有仪狄酿酒的记载。春秋战国时期，人们已开始利用微生物分解有机物进行沤肥积肥。北魏贾思勰在《齐民要术》一书中记载了制醋方法，当时人们已开始用豆类发酵制酱。宋朝末年，刘真人曾提出肺痨是由小虫引起。16 世纪，人们发现传染病主要经接触、媒介和空气三种方式传播，意大利人法兰卡斯特罗提出了传染生物学说。18 世纪，我国的师道南在《天愚集·鼠死行》中生动描述了当时鼠疫流行的景况，并说明了鼠疫的流行环节。

（2）实验微生物学时期

1）证实了微生物在自然界的存在：荷兰生物学家列文虎克自制了能放大 266 倍的原始显微镜，从自然污水、牙垢和粪便等材料中观察到各种微生物，并描述了球状、杆状和螺旋状等基本形态，证实了微生物在自然界的客观存在。

2）开创了微生物的生理学时代：19 世纪后期，法国科学家巴斯德（Pasteur）在分析葡萄酒变质原因的过程中，证实了有机物发酵与腐败均是由微生物引起，并创立了加温处理法——巴氏消毒法，该法至今仍用于酒类和牛奶的消毒。

3）创立了外科无菌手术：在巴斯德的影响下，英国外科医生李斯特采用苯酚（石炭酸）喷洒手术室并用煮沸法处理手术器械，创立了外科无菌手术。

4）发明了固体培养基等技术方法：与巴斯德同期，德国医生科赫（Koch）创用固体培养基、染色技术和实验动物感染等技术方法，提出了著名的科赫法则，使病原菌分离培养和鉴定成为可能，为发现传染病病原菌及研究其特性提供了实验支撑和理论指导。科赫及其带动下的一大批学者先后确定了炭疽、伤寒、结核、霍乱、白喉、破伤风及鼠疫等多种传染病的病原菌，促进了病原微生物学的发展。1905 年，科赫因肺结核研究方面的发现获诺贝尔生理学或医学奖。

5）病毒的发现：1892 年，俄国植物生理学家伊凡诺夫斯基发现了烟草花叶病毒，这是人类发现的第一种病毒。与此同时，德国细菌学家勒夫勒等发现了第一种动物病毒——口蹄疫病毒。1901 年，由美国细菌学家里德领导的黄热病委员会证实了第一种对人致病的病毒——黄热病病毒。随后，多种对人类、动物和（或）植物致病的病毒相继被发现。

6）抗生素的发明：1929 年，英国细菌学家弗莱明（Fleming）发现青霉菌产生的青霉素能抑制金黄色葡萄球菌的生长。1945 年，弗莱明与弗洛里、钱恩因发现青霉素及其临床效用，共同获得诺贝尔生理学或医学奖。

（3）现代微生物学时期

1）微生物学研究和诊断技术不断进步：20 世纪中期以来，DNA 杂交、基因探针、聚合酶链反应（PCR）等分子生物学技术对病原微生物分类、新种鉴定、辅助临床诊断和流行病学研究起到了重要作用。

2）新的病原微生物不断被发现：自 1973 年以来，新发现的病原微生物已有近 40 种，传染病重新成为重大的公共卫生问题，人类面临着新出现和再出现传染病的双重威胁。

3）微生物基因组研究取得重要进展：截至目前，已发现的病毒基本都已完成了基因测序，有 200 多种细菌已完成基因测序，为了解病原微生物的结构与功能、致病机制及其与宿主的相互关系，临床有效药物筛选和疫苗开发等提供了重要参考依据。

2. 寄生虫病防治的成就、现状和任务　中华人民共和国成立初期，我国曾流行五大寄生虫病——疟疾、血吸虫病、丝虫病、黑热病、钩虫病，经过多年的防治，寄生虫病已得到明显控制。但一些新出现的和再现寄生虫病仍是公共卫生问题，一些机会性致病性寄生虫，如弓形虫、隐孢子虫等引起的感染已成为艾滋病患者死亡的主要原因。此外，一些人畜共患寄生虫病，如棘球蚴病、肝吸虫病、猪囊尾蚴病、旋毛虫病等也使畜牧业蒙受重大损失。

目前，联合国开发计划署、世界银行和世界卫生组织热带病培训研究特别规划署联合倡议重点防治的 10 种热带病中，除麻风病、结核病和登革热外，其余 7 种都是寄生虫病，即疟疾、血吸虫病、淋巴丝虫病、盘尾丝虫病、利什曼病、非洲锥虫病和美洲锥虫病。近几十年来，在我国由宠物传播的寄生虫病及食源性寄生虫感染明显增加，以往没有或较少被诊断的寄生虫病也时有报道，一些输入性寄生虫病时有发生。

国家卫生健康委员会于 2018 年 12 月发布了第三次（2014～2017 年）全国人体重要寄生虫病现状调查结果，与前两次（分别是 1988～1992 年、2001～2004 年）调查结果相比，我国重点寄生虫病人群感染率显著下降，总感染率降到 6% 以下。2021 年 6 月 30 日，世界卫生组织宣布中国通过消除疟疾认证，我国继天花、脊髓灰质炎、丝虫病、新生儿破伤风之后消除了又一个重大传染病。

二、免疫与医学免疫学

（一）概念

1. 免疫（immunity）　指机体免疫系统对一切异物或抗原性物质进行非特异或特异性识别和排斥清除的一种生理学功能，机体抵抗病原微生物感染的免疫机制主要包括非特异性免疫和特异性免疫。免疫不仅对机体有保护作用，也可以导致机体组织的损伤和某些疾病的发生。

2. 医学免疫学（medical immunology）　是免疫学的重要分支，是研究人体免疫系统结构和功能的科学，重点阐明免疫系统识别抗原性异物，发生免疫应答及其清除抗原的规律，探讨免疫功能异常所致疾病及其发生机制，为这些疾病的诊断、预防和治疗提供理论基础和技术方法。分为基础免疫和临床免疫两部分。

（二）发展简史与研究现状

1. 经验免疫学时期　人类是通过与传染病做斗争而开始认识免疫的。16 世纪，我国明朝隆庆年间已有关于接种人痘预防天花的记载，种痘技术陆续传至朝鲜、日本、土耳其和英国等国家，是我国对世界医学的一大贡献。18 世纪末，英国医生詹纳观察到挤牛奶女工接触患有牛痘的牛后可被传染，但不会再患天花。随后他对这一现象进行了研究，于 1798 年发表了关于接种牛痘预防天花的研究结果，推动了人工主动免疫的发展。

2. 科学免疫学时期

（1）减毒疫苗的发现　1880 ～ 1885 年，法国学者巴斯德用高温培养法获得炭疽杆菌减毒株，制备了炭疽疫苗，继而用动物传代等方法获得狂犬病毒减毒株，首次将减毒疫苗用于接种，并有效地预防了人类的多种传染病。

（2）抗毒素的发现　德国科学家贝林（Behring）在 1891 年用含白喉抗毒素的动物免疫血清成功治愈一名白喉患儿，随后，他们成功研制出白喉及破伤风类毒素进行预防接种，由此促使科学家们从血清中寻找杀菌及抗毒物质，促进了血清学的发展。1901 年，贝林成为第一位诺贝尔生理学或医学奖获得者（图 0-1）。

（3）免疫应答机制的提出　19 世纪末，医学界对人体免疫应答机制的认识，出现了两种不同的学术观点，一种是以俄国梅契尼科夫为首的细胞免疫假说，即吞噬细胞理论；另一种是以德国埃尔利希为代表的体液抗体学说。直到 1903 年，英国学者瑞特（Wright）在血清中发现了调理素，并证明吞噬细胞的作用在体液因素参与下显著增强，从而统一了两种学说之间的矛盾。梅契尼科夫的发现开创了固有免疫，并为细胞免疫的发展奠定了基础。1908 年，诺贝尔生理学或医学奖同时授予了细胞免疫学派的创始人梅契尼科夫和体液免疫学说的代表埃尔利希（图 0-1）。

（4）ABO 血型及过敏反应的发现　1901 年，奥地利科学家兰德斯坦纳发现了 A、B、O 三种血型，避免了输血导致严重超敏反应的问题。1902 年，法国学者里歇等意外地发现曾接触过海葵提取液幸免于死亡的狗，数周后再接触极小量同一提取液可迅速致死，此现象被称为过敏反应。由此，免疫病理过程引起了人们的重视。

（5）克隆选择学说的提出　1945 年，英国学者欧文（Owen）观察到异卵双生的小牛，其体内并存有两种不同血型的红细胞，但互不排斥，该现象被称为免疫耐受；1953 年，英国免疫学家梅达沃（Medawar）等成功进行了人工诱导免疫耐受实验，证明动物胚胎期或新生期接触抗原，可使其发生免疫耐受，使动物到成年期对该抗原发生特异性不应答。1957 年，澳大利亚学者伯内特（Burnet）提出了抗体形成的克隆选择学说，该理论的提出主要源于对天然免疫耐受和人工诱导免疫耐受实验结果的分析和思考，是免疫学发展史中最为重要的理论之一。梅达沃和伯内特也因此共同获得了 1960 年诺贝尔生理学或医学奖，他们的研究成果为器官和组织移植的发展奠定了基础（图 0-1）。

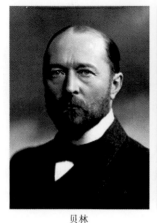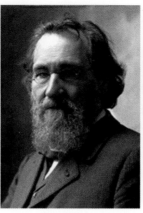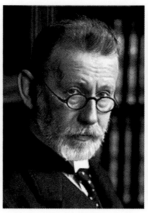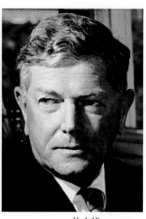

| 贝林 | 梅契尼科夫 | 埃尔利希 | 伯内特 |

图 0-1　免疫学先驱

3. 现代免疫学时期　随着分子生物学、分子遗传学等学科的理论与技术渗透到免疫学领域，免疫学进入了飞速发展时期。同时，以荧光、酶和放射性核素标记为主的各种免疫标记技术，以及细胞及细胞因子检测技术等开始被广泛应用。20 世纪 80 年代以后，分子免疫学快速发展，科学家们先后克隆出许多有重要生物学功能的细胞因子，随后它们逐渐成为免疫生物治疗的重要研究方向。进入 21 世纪之后，固有免疫受体介导的免疫细胞活化及其信号转导机制的研究成为生物医学领域的热点。

现代免疫学已涉及现代生物学和临床医学的很多领域，未来在信息技术及分子生物学技术成就的推动下，免疫学发展必将取得更大的成就。

目标检测

思考题

1. 如何理解我国在疫苗接种预防疾病领域的开创性贡献？
2. 说出现代微生物学时期和现代免疫学时期的重大成就。

（孟凡云）

第1章 免疫学概述

一、免疫概念和功能

（一）免疫的概念

免疫原意指豁免徭役或兵役，在医学上引申为免除瘟疫，也就是机体对疾病尤其是传染性疾病的免疫力，即抗感染免疫。随着免疫学的发展及人们对疾病发生发展认识的深入，人们发现与微生物无关的抗原物质也可引起机体的免疫反应现象，该现象不仅对机体有保护作用，也可以导致机体组织的损伤和某些疾病的发生，进而免疫概念被赋予了新内涵。

现代免疫认为，机体不仅能识别传染性的病原体等一切非己抗原物质，也能识别自身抗原，对人体既有利也有害。因此，现代免疫的概念是指机体免疫系统识别和排除抗原性异物，以维护机体自身平衡和稳定的一种生理功能（表1-1）。

表1-1 免疫的现代概念与传统概念的区别

目标	传统概念	现代概念
针对抗原	感染因子	感染因子及其他一切抗原
对机体影响	有利	既有利也有害
对自身抗原	无免疫应答	可发生免疫应答

（二）免疫的功能

免疫功能是机体免疫系统在识别和排除抗原性异物过程中所发挥的各种生物学效应的总称。在正常生理条件下，免疫功能可维持机体内环境的平衡与稳定，对机体起到保护性的作用；异常情况下，也能造成机体组织损伤而诱发免疫性疾病（表1-2）。

表1-2 免疫系统的三大功能

功能	生理性（有利）	病理性（有害）
免疫防御	防止及清除病原体及其他有害物质	超敏反应或免疫缺陷病
免疫自稳	清除损伤、衰老及凋亡细胞	自身免疫病
免疫监视	清除突变、畸变及被病毒感染的细胞	肿瘤或持续性病毒感染

1. 免疫防御（immune defense） 正常情况下，机体免疫系统能防止病原体的入侵及清除已入侵的病原体和其他有害物质（如微生物或其毒素等），可保护机体免受感染。若免疫防御反应过于强烈或持续时间过长，可引起超敏反应；若免疫防御反应过低（或缺陷），可发生免疫缺陷病。

2. 免疫自稳（immune homeostasis） 正常情况下，机体免疫系统能及时清除体内损伤、衰老及凋亡细胞，对自身组织细胞不产生免疫应答，处于免疫耐受状态。免疫系统内存在极为复杂而有效的调节网络，借此维持内环境的稳定。若免疫自稳功能失调，可引发自身免疫病。

3. 免疫监视（immune surveillance）　正常情况下，机体免疫系统能随时发现和清除体内不断出现的突变或畸变及被病毒感染的细胞。若免疫监视功能低下，即可能导致肿瘤发生或持续性病毒感染状态。

机体有一个完整的免疫系统，它是机体执行上述免疫功能的物质结构基础，由免疫器官、免疫细胞和免疫分子组成（详见第 2 章）。

二、免疫应答的类型

免疫应答（immune response）是指机体免疫系统识别和清除抗原性异物的整个过程。广义而言，免疫应答可分为两类：固有免疫应答和适应性免疫应答，分别执行固有免疫功能和适应性免疫功能。

1. 固有免疫应答　是机体防御感染的第一道防线，它是生物在长期进化过程中逐渐形成的防御功能，个体出生时就具备，经遗传获得，对病原体无严格的选择性，不产生免疫记忆，故又称为非特异性免疫应答。

2. 适应性免疫应答　是机体后天受抗原刺激后而产生的，即机体受抗原刺激后，T 淋巴细胞（简称 T 细胞）和 B 淋巴细胞（简称 B 细胞）识别抗原，自身发生活化、增殖、分化，并产生一系列生物学效应的全过程。主要特征是特异性、记忆性和多样性，故又称其为特异性免疫应答。通常说的免疫应答一般是指适应性免疫应答，主要包括体液免疫应答和细胞免疫应答。另外，抗原可诱导机体产生特异的无应答性，机体免疫系统接触某一抗原后形成的特异性免疫无应答状态称为免疫耐受。例如，机体对自身组织成分的免疫耐受被破坏或是对某些致病抗原（如肿瘤抗原或病毒抗原）产生免疫耐受，均可导致某些病理过程的发生。

3. 固有免疫应答和适应性免疫应答的关系　两者紧密结合，相互配合，有序发生，共同完成免疫的三大功能。固有免疫应答是适应性免疫应答的先决条件和启动因素，适应性免疫应答的效应分子也可促进固有免疫应答。例如，病原体侵入机体时，先是固有免疫应答发挥作用，当固有免疫应答无法清除病原体时，适应性免疫应答发挥作用，以彻底清除入侵的病原体，并产生免疫记忆。

三、免疫性疾病

免疫系统对抗原不适当的应答，或对自身组织抗原的应答，均可导致某些病理性免疫应答的发生，发展为免疫性疾病。按发病机制不同，免疫性疾病分为三大类：超敏反应、自身免疫病、免疫缺陷病。

1. 超敏反应　按发作时间及机制不同，分为：①速发型超敏反应，由抗体介导，发作快，如荨麻疹、哮喘及过敏性休克；②迟发型超敏反应，由细胞免疫介导，发作慢，见于结核病、接触性皮炎等。

2. 自身免疫病　在感染、物理、化学因素刺激下，这些自身应答 T 细胞及 B 细胞被活化而致病，如系统性红斑狼疮、类风湿关节炎及强直性脊柱炎等。

3. 免疫缺陷病　由先天或后天因素所致的免疫系统缺陷，致使免疫功能低下或缺失，易发生严重感染及肿瘤。先天性免疫缺陷病可因缺陷发生的部位不同导致不同程度的免疫功能低下；后天因素所致的免疫缺陷病常继发于病毒感染、放射线照射及免疫抑制剂的长期使用之后，如获得性免疫缺陷综合征。

四、免疫学应用

免疫学在疾病的预防、诊断、治疗方面应用广泛。

在免疫学预防方面，从詹纳发现接种牛痘可以预防天花，到 1980 年世界卫生组织宣布"天花已在全世界被消灭"，疫苗的研制和接种在预防人类疾病方面做出了卓越贡献。近年来由于免疫学、分子生物学等理论和实验技术的不断发展，新型疫苗的研制开发工作发展迅速。疫苗类型从灭活疫苗，经历了减毒活疫苗、亚单位疫苗、基因工程疫苗及核酸疫苗（DNA 疫苗）等发展阶段；多联疫苗、黏膜疫苗、缓释疫苗等新型疫苗及新的疫苗佐剂不断被研发出来，为攻克、控制并消灭传染病做出了重大贡献。

在免疫诊断方面，免疫学诊断的方法向着微量、自动、快速方向发展。随着现代免疫学及细胞生物学、分子生物学等相关学科的进展，免疫学检测技术也不断发展和更新，应用领域越来越广泛。免疫学技术除了可用于探讨免疫相关疾病的发展机制及其诊断、病情监测与疗效评价外，也可用于评价实验动物的免疫功能状态，还可应用于法医学的痕迹鉴定、食品科学研究和重金属污染检测等。

　　在免疫治疗方面，免疫生物治疗已成为重要的治疗方式，通过调整患者免疫功能来改善疾病状态已成为临床治疗某些疾病的常用手段。例如，肿瘤生物治疗主要包括基因治疗、免疫治疗、细胞治疗、抗血管生成治疗、干细胞移植治疗等，与传统治疗方式相比，具有选择性高、不良反应小、不易产生耐受性等优点，在临床实践中的应用越来越广泛，是继手术、放射治疗和化学药物治疗后的第四种肿瘤治疗方式。

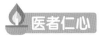

为什么巴斯德被称作现代免疫学鼻祖

　　路易斯·巴斯德（Louis Pasteur）对现代免疫学的巨大贡献竟始于一次失误。1878年，他用感染霍乱弧菌的鸡的体液作为传染源给健康鸡注射，以研究霍乱弧菌的传染规律。一次实验中，他的助手将本应立即注射的霍乱弧菌液放置了两周后才给鸡注射。结果这批鸡只出现了轻微感染症状。他的助手为此向他致歉，又准备了新鲜的"霍乱体液"重新实验。接下来令人大为惊讶的结果发生了，打过失效"霍乱体液"的鸡都未发病，而其他鸡则全部患病死亡。他推论，长期放置使"霍乱体液"中霍乱弧菌的毒力下降，但注射毒力下降的霍乱弧菌却能够使机体获得抵抗霍乱弧菌侵袭的能力，并进行实验证实研制出了霍乱疫苗。随后，他成功研制出炭疽疫苗和狂犬病疫苗。

目标检测

一、单项选择题

1. 免疫的概念是（　　　）
   A. 机体排除病原微生物的功能
   B. 机体清除自身衰老、死亡细胞的功能
   C. 机体抗感染的防御功能
   D. 机体免疫系统识别和排除抗原性异物的功能
   E. 机体清除自身突变细胞的功能

2. 免疫对机体（　　　）
   A. 有利
   B. 有害
   C. 有利也有害
   D. 无利也无害
   E. 正常情况下有利，某些条件下有害

3. 机体抵抗病原体感染的功能称为（　　　）
   A. 免疫监视　　　　　　B. 免疫自稳

   C. 免疫耐受　　　　　　D. 免疫防御
   E. 免疫识别

4. 某患者被确诊为肿瘤，请问与该患者何种功能低下有关（　　　）
   A. 免疫监视　　　　　　B. 免疫自稳
   C. 免疫耐受　　　　　　D. 免疫防御
   E. 免疫识别

5. 机体免疫防御功能过强时可发生（　　　）
   A. 肿瘤　　　　　　　　B. 超敏反应
   C. 免疫缺陷病　　　　　D. 自身免疫病
   E. 感染

二、思考题

1. 如何理解免疫对人体正常情况下有利，异常情况下有害？
2. 结合实例简述免疫学在疾病预防、诊断、治疗方面的应用。

（孟凡云）

第2章

免疫系统

免疫系统（immune system）是执行免疫功能的组织结构，由免疫器官、免疫细胞和免疫分子组成，具有识别和清除抗原性异物、维持机体内环境稳定和生理平衡的功能。免疫系统的组成见图 2-1。

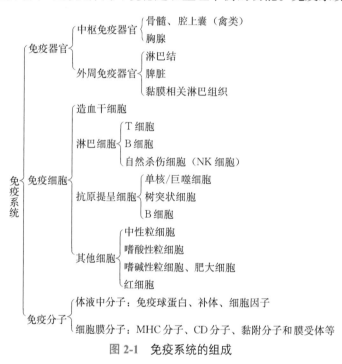

图 2-1　免疫系统的组成

第1节　免疫器官

免疫器官是免疫细胞产生、分化、发育、成熟、定居、增殖和产生免疫应答的场所。根据功能不同，可分为中枢免疫器官和外周免疫器官。

（一）中枢免疫器官

中枢免疫器官包括骨髓、胸腺和腔上囊（法氏囊）。中枢免疫器官是免疫细胞产生、分化、发育和成熟的场所，此外，其对外周免疫器官的发育具有促进作用。人类的中枢免疫器官包括骨髓和胸腺，骨髓是 B 细胞分化成熟的场所，胸腺为 T 细胞分化成熟的场所。

（二）外周免疫器官

外周免疫器官是免疫细胞定居、增殖和接受抗原刺激产生特异性免疫应答的场所，包括脾脏、淋巴结和黏膜相关淋巴组织。

1. 脾脏（spleen）　是人体最大的外周免疫器官，其免疫功能包括：①是成熟 T 细胞、B 细胞定居的场所，也是发生免疫应答的重要场所；②具有过滤作用，体内约 90% 的循环血液流经脾脏，脾内巨噬细胞和树突状细胞均具有较强的吞噬作用，可清除血液中的病原体等异物和自身衰老的血细胞。

2. 淋巴结（lymph node） 分布于颈部、腋窝、腹股沟、纵隔和腹腔等，通过淋巴管引流机体体表和深层各个部位的淋巴液。其功能包括：①过滤淋巴液，捕获外源性抗原。②T 细胞、B 细胞定居、增殖的场所，也是其接受抗原刺激、发生免疫应答的重要场所，与脾脏不同之处在于淋巴结主要对由淋巴管引流而来的抗原产生应答，而脾脏主要是对血源性抗原产生免疫应答。

3. 黏膜相关淋巴组织 主要指位于呼吸道、消化道、泌尿生殖道黏膜固有层和黏膜下散在的无包膜淋巴组织以及某些带有生发中心的器官化的淋巴组织，如扁桃体、小肠的集合淋巴滤泡（又称派尔斑，Peyer's patch）和阑尾等，在黏膜局部抗感染免疫防御中具有重要的作用，是机体抗感染的"边防军"。

第 2 节 免疫细胞

免疫细胞是指参与免疫应答或与免疫应答有关的细胞及前体细胞，主要包括造血干细胞、淋巴细胞、单核 / 巨噬细胞、树突状细胞等。淋巴细胞是免疫系统的主要细胞类别，占外周血白细胞总数的 20% ～ 45%，在免疫应答中起核心作用。

一、T 细 胞

（一）T 细胞的主要功能

成熟的 T 细胞接受抗原刺激，活化、增殖、分化为效应 T 细胞或记忆 T 细胞，介导特异性细胞免疫功能。

（二）T 细胞的表面膜分子

1. 表面受体

（1）T 细胞受体（T cell receptor，TCR） 是 T 细胞特异性抗原识别受体，为所有 T 细胞的特征性标志。CD3 与 TCR 共同表达在 T 细胞表面构成复合体（图 2-2），具有转导抗原识别信号的作用。

（2）细胞因子受体（cytokine receptor，CKR） 活化的 T 细胞表面可表达多种细胞因子受体，如白介素（interleukin，IL）-1 受体（IL-1R）、IL-2R、IL-4R、IL-6R 等。这些受体与相应的配体结合，可促进或诱导 T 细胞的活化、增殖、分化和成熟。

2. 表面抗原

（1）白细胞分化抗原（CD） 是指不同谱系的白细胞在正常分化成熟的不同阶段及活化过程中，出现或消失的细胞表面标记。

1）CD3 分子：存在于所有成熟 T 细胞表面，与 TCR 以非共价键稳定结合形成 TCR-CD3 复合体，通过 CD3 分子将 TCR 的识别信号转导入细胞内。

2）CD4/CD8 分子：分别表达于不同的 T 细胞亚群。CD4 是主要组织相容性复合体（MHC）Ⅱ类分子的受体，CD8 为 MHC Ⅰ类分子的受体，两类分子是限制 T 细胞识别抗原的辅助受体，有助于增强 T 细胞与抗原提呈细胞（antigen-presenting cell，APC）（或靶细胞）的相互作用，辅助 TCR 识别抗原。

（2）共刺激分子 是存在于 T 细胞和 B 细胞、APC 或靶细胞表面，具有协同 APC（或靶细胞）提呈抗原对 T 细胞的刺激作用或促进 T 细胞和 B 细胞相互作用的分子，共刺激信号是 T 细胞、B 细胞活化的第二信号。

T 细胞表面的共刺激分子主要包括 CD28 或 TcA-4（CD152）、淋巴细胞功能相关抗原 -1（LFA-1）、

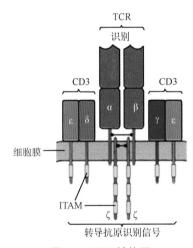

图 2-2 TCR 结构图
ITAM：免疫受体酪氨酸激活模体

CD2、CD58、CD40L 等。CD28 与 APC 表面的 B7（CD80/CD86）结合是 T 细胞活化的第二信号。T 细胞表面的 CD40L（CD154）与 B 细胞表面的 CD40 分子之间的相互作用是 B 细胞活化重要的第二信号，其协同作用可促进 B 细胞分化、诱导 Ig 类别转化。

（三）淋巴细胞亚群及功能

1. 根据表达 CD 分子的不同分类　可将 T 细胞分为 CD4$^+$T 细胞和 CD8$^+$T 细胞两个亚群。

2. 根据表达 TCR 的类型分类　可分为 TCRαβ$^+$T 细胞和 TCRγδ$^+$T 细胞。

3. 根据免疫效应功能不同分类　可分为辅助性 T 细胞（help T cell，Th 细胞）、细胞毒性 T 细胞（cytotoxic T cell，Tc 细胞，CTL）、调节性 T 细胞（regulatory T cell，Treg 细胞，Tr 细胞）等。Th 细胞根据其产生细胞因子的种类和介导的免疫效应不同，可分为 Th1 和 Th2 等亚群。Th1 细胞主要分泌 IL-2、γ 干扰素（IFN-γ）和肿瘤坏死因子（TNF）等细胞因子，参与细胞免疫和迟发型超敏反应，故又称为炎症性 T 细胞或迟发型超敏反应 T 细胞；Th2 细胞主要分泌 IL-4、IL-5、IL-6 和 IL-10、IL-13 等，可促进 B 细胞的增殖、分化和抗体的产生。CTL 能识别并特异性杀伤靶细胞，在肿瘤免疫和抗病毒感染免疫中发挥重要作用。Tr 细胞分泌抑制性细胞因子，具有抑制免疫应答的功能。

4. 根据所处的活化阶段不同分类　可分为初始 T 细胞、效应 T 细胞和记忆 T 细胞。

二、B　细　胞

（一）B 细胞的主要功能

成熟 B 淋巴细胞接受抗原刺激活化、增殖，进一步分化为浆细胞，进而合成分泌抗体，介导体液免疫。

（二）B 细胞的表面膜分子

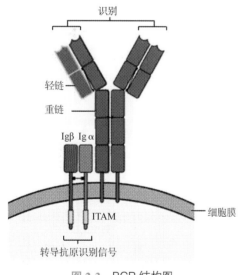

图 2-3　BCR 结构图
ITAM：免疫受体酪氨酸激活模体

1. 表面受体

（1）B 细胞受体（B cell receptor，BCR）　是 B 细胞特异性抗原识别受体，也是 B 细胞的特征性标志。其结构与免疫球蛋白分子相同，又称膜型免疫球蛋白（mIg）。BCR 可直接识别完整的、天然的蛋白质抗原、多糖或脂类抗原。一个 B 细胞克隆识别一种抗原表位。Igα/Igβ（又称 CD79a/CD79b）与 BCR 共同表达在 B 细胞表面构成复合体（图 2-3），具有转导抗原识别信号的作用。

（2）B 细胞辅助受体　是由 CD19/CD21/CD81 组成的复合物，其功能是增强 B 细胞对抗原刺激的敏感性。

（3）Fc 受体（FcR）　B 细胞主要表达 IgG Fc 受体 Ⅱ（FcγR Ⅱ）（CD32）和 IgE Fc 受体 Ⅱ（FcεR Ⅱ）（CD23），对膜表面 Ig 介导的信号转导具有抑制作用，对 B 细胞的应答有调节作用。

（4）补体受体（CR）　B 细胞主要表达 CR1（CD35）和 CR2（CD21），分别与相应的配体（C3b 和 C3d）结合，促进 B 细胞对抗原的提呈和 B 细胞的活化作用。

（5）细胞因子受体　B 细胞活化的不同阶段可表达不同类型的细胞因子受体，如 IL-1R、IL-2R、IL-4R、IL-5R、IL-6R 等，与相应的配体结合可促进 B 细胞活化、增殖和分化等。

（6）丝裂原受体　B 细胞表面具有丝裂原脂多糖（LPS）、葡萄球菌 A 蛋白（SPA）和美洲商陆丝裂原（PWN）的受体。丝裂原与 B 细胞相应受体结合后，可促进 B 细胞的有丝分裂。

2.表面抗原

（1）CD 分子 CD79a/CD79b，即 Igα/Igβ，是由二硫键连接的异二聚体，表达于 B 细胞发育的各个阶段（除浆细胞外），为 B 细胞特征性的标志。

（2）共刺激分子 B 细胞的共刺激分子有 CD40、CD80/CD86（B7-1/B7-2）等。CD40 与 T 细胞表面 CD40L 相互作用是 B 细胞活化的第二信号。CD80/CD86 与 T 细胞 CD28 结合是 T 细胞活化的第二信号，若缺乏此信号 T 细胞则被诱导为无能或凋亡。

三、自然杀伤细胞

自然杀伤细胞（natural killer cell，NK）属于淋巴细胞谱系，是除 T 细胞、B 细胞外的第三类淋巴细胞，这类细胞无需抗原预先致敏，可直接杀伤肿瘤细胞和病毒感染细胞，故此得名。此类细胞内因含大量嗜天青颗粒，又被称为大颗粒淋巴细胞。

NK 细胞来源于骨髓淋巴样干细胞，其发育成熟依赖于骨髓和胸腺微环境。NK 细胞主要分布于外周血，占外周血淋巴细胞总数的 5% ～ 10%。

（一）NK 细胞表面膜分子

1. CD 分子 NK 细胞不表达 T 细胞、B 细胞特征性标志如 TCR、BCR、CD4、CD8 分子，表达 CD2、CD56、CD16、LFA-1 等。其中 CD56 和 CD16（FcγR Ⅲ）是 NK 细胞的特征性标志。NK 细胞能通过抗体依赖性细胞介导的细胞毒作用（antibody dependent cell mediated cytotoxicity，ADCC）定向杀伤与 IgG 抗体结合的靶细胞，在机体的抗病毒感染和抗肿瘤免疫方面发挥重要作用（图 2-4）。在病毒感染的早期，抗原特异性 CTL 尚未形成时，就能杀伤被病毒感染的靶细胞。

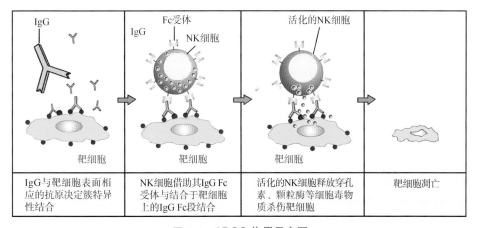

图 2-4 ADCC 作用示意图

2. NK 细胞识别靶细胞受体

（1）杀伤细胞激活性受体（KAR） 是一类可激发 NK 细胞杀伤作用的受体。KAR 的配体可以是上述细胞表面的人类白细胞抗原（HLA）Ⅰ类分子或肿瘤细胞表面异常表达的非 HLA Ⅰ类分子。

（2）杀伤细胞抑制性受体（KIR） 是一类可抑制 NK 细胞杀伤作用的受体。其胞外区与自身组织细胞的 HLA Ⅰ类分子配体结合，产生杀伤抑制信号，抑制 NK 细胞的杀伤作用。

正常情况下，宿主自身组织细胞表面 HLA Ⅰ类分子表达正常，体内 NK 细胞以 KIR 介导的抑制作用为主，自身细胞不被破坏；但病毒感染的细胞和肿瘤细胞的表面 HLA Ⅰ类分子表达减少或缺失，或异常表达非 HLA Ⅰ类分子，以激活 KAR 为主，引起 NK 细胞的杀伤作用。

NK 细胞杀伤靶细胞的机制与 CTL 基本相同：NK 细胞识别和结合靶细胞后，在靶细胞的刺激下发生脱颗粒作用，将胞质颗粒内容物释放到细胞间隙，其中，穿孔素在靶细胞膜上形成跨膜孔道，颗粒酶和其他细胞毒物质进入靶细胞，诱导靶细胞凋亡。活化 NK 细胞可表达 FasL 或释放 TNF，与靶细胞表面配体结合，诱导靶细胞凋亡。

（二）NK 细胞的主要功能

1. 抗肿瘤作用　NK 细胞具有广谱抗肿瘤作用，可通过自然杀伤作用或 ADCC 杀伤肿瘤细胞。

2. 抗病毒作用　NK 细胞可通过直接作用杀伤多种病毒感染的细胞。活化的 NK 细胞可释放 IFN-γ 以干扰病毒的复制，从而发挥抗病毒作用。

3. 免疫调节作用　活化的 NK 细胞能产生多种细胞因子，如 IL-2、IFN-γ、TNF-α 等，发挥免疫调节作用，以增强机体的抗感染和抗肿瘤作用。

四、抗原提呈细胞

抗原提呈细胞（APC）是指能表达被特异性 T 细胞识别的抗原肽 -MHC 分子复合物的一类细胞。细胞表面表达 MHC Ⅰ 类分子的 APC，主要提呈内源性抗原，如病毒性抗原、肿瘤抗原，以激活 CTL，成为 CTL 杀伤的靶细胞，故此类 APC 称为靶细胞。细胞表面高表达 MHC Ⅱ 类分子的 APC 称专职性 APC，如单核 / 巨噬细胞、树突状细胞和 B 细胞等。专职性 APC 主要提呈外源性抗原，以激活 Th 细胞，诱导特异性免疫应答。

（一）单核 / 巨噬细胞

单核 / 巨噬细胞包括血液中的单核细胞和组织中的巨噬细胞。单核细胞由骨髓单核系干细胞发育分化而成，占血液中白细胞总数的 3% ～ 8%。单核细胞在血液停留 12 ～ 24 小时，移行分布到全身各组织中，分化成熟为巨噬细胞。

1. 单核 / 巨噬细胞表面膜分子　单核 / 巨噬细胞的表面有多种特征性的标志，包括识别外来病原体表面特定分子模式的模式识别受体，如甘露糖受体、清道夫受体、Toll 样受体等；结合提呈抗原的 MHC Ⅰ、Ⅱ类分子及具有各种免疫分子的受体，如 FcγR、CR 和细胞因子受体等。这些受体与单核 / 巨噬细胞发挥多种免疫功能有关。

2. 单核 / 巨噬细胞的免疫功能

（1）吞噬杀伤作用　单核 / 巨噬细胞具有很强的吞噬和杀伤能力，是参与体内非特异性免疫防御作用的重要免疫细胞。可作为免疫效应细胞直接清除各种异物，杀伤肿瘤细胞和细胞内寄生的病原体。

（2）提呈抗原作用　单核 / 巨噬细胞是专职性抗原提呈细胞（APC），可摄取、加工、处理、提呈抗原给 T 细胞，启动特异性免疫应答。

（3）免疫调节作用　单核 / 巨噬细胞可分泌多种细胞因子，如 IL-1、IL-3、IL-6、IL-10、IL-12、TNF-α、IFN-α 等，对 T 细胞、B 细胞、NK 细胞等多种免疫细胞发挥调节作用。

（4）抗肿瘤作用　巨噬细胞本身的杀瘤作用较弱，但在某些细胞因子（如 IFN-γ）的作用下，杀瘤效应明显增强；巨噬细胞可通过与瘤细胞的接触、释放肿瘤坏死因子等细胞毒性物质杀伤肿瘤细胞。

（5）促进炎症作用　单核 / 巨噬细胞可分泌多种促炎症因子及炎症介质如 IL-1、IL-6、TNF-α、前列腺素、白三烯、血小板活化因子和多种补体成分，促进炎症反应，增强机体的抗感染作用，但在某些情况下也可导致机体组织发生损伤。

（二）树突状细胞

树突状细胞（dendritic cell，DC）因其表面有许多树枝状突起而得名。DC 来源于骨髓髓样干细胞和淋巴样干细胞，在骨髓成熟后进入外周血，并随血流分布于除脑以外的全身各组织。DC 能够识别、摄取和加工外源性抗原并将抗原肽提呈给初始 T 细胞，并诱导 T 细胞活化增殖，是功能最强的抗原提呈细胞。DC 是机体适应性免疫应答的始动者，也是连接固有免疫应答和适应性免疫应答的"桥梁"。

（三）B 细胞

作为专职性 APC 的 B 细胞，具有摄取、提呈可溶性抗原的作用。B 细胞可通过特异性抗原识别受体摄取低浓度抗原，故其提呈抗原的效率最高。

（四）其他非专职性 APC

有些细胞在通常情况下并不表达 MHC Ⅱ 类分子，无抗原提呈能力，但在炎症过程中如受到 IFN-γ 的诱导也可表达 MHC Ⅱ 类分子并能处理和提呈抗原，这些细胞称为非专职性 APC，包括血管内皮细胞、各种上皮细胞和间质细胞、皮肤的成纤维细胞以及活化的 T 细胞等。

第 3 节　免疫分子

免疫分子包括体液中的免疫球蛋白、补体、细胞因子和细胞膜表面的 MHC 分子、CD 分子、细胞黏附分子及各类细胞表面膜受体等。

免疫球蛋白是一类重要的免疫效应分子，包括膜型免疫球蛋白（如 B 细胞表面的抗原受体，识别特异性抗原）和分泌型免疫球蛋白（如血清抗体，是特异性体液免疫应答的产物，主要参与特异性体液免疫应答）。

补体是血清中一组不耐热、具有酶活性的非特异性免疫分子，参与非特异性免疫应答和特异性免疫应答。

细胞因子是由多种细胞产生的具有多种生物学效应的小分子多肽，如白细胞介素、肿瘤坏死因子、干扰素等，参与非特异性和特异性免疫应答，并对免疫应答进行调节。

一、主要组织相容性复合体

 案例 2-1

患儿，女，5 岁，2 岁时被确诊为急性髓系白血病，化疗后症状缓解出院。去年 10 月底，患儿出现原因不明的持续高热，诊断为白血病复发。医生建议尽快做造血干细胞移植，在移植前需要做配型寻找相合的干细胞。

问题：为何移植前需要进行配型？这里的配型是指什么型？

在不同种属或同种不同系别的个体间进行组织移植时，会出现排斥反应。这种排斥反应的本质是什么？其发生是否与遗传背景有关？导致排斥反应发生的物质是什么？研究发现，排斥反应是细胞表面的同种异型抗原诱导的一种免疫应答，引起这种排斥反应的抗原被称为组织相容性抗原或移植抗原。随着现代免疫学研究的发展，主要组织相容性抗原的功能和生物学意义已远远超越了移植免疫的范畴，其在免疫细胞的发育、成熟与激活，乃至免疫应答的遗传调控中都具有重要作用。

编码主要组织相容性抗原的基因是主要组织相容性复合体（major histocompatibility complex，MHC），其是脊椎动物的某一染色体上一组密切连锁的基因群。*MHC* 通常指基因，MHC 分子或主要组织相容性抗原指 *MHC* 基因编码的产物。不同动物的 *MHC* 命名不同。人类 *MHC* 由于其首先在人外周血白细胞表面发现，又称人类白细胞抗原（human leukocyte antigen，HLA）。

（一）*HLA* 的遗传特征

1.多态性　遗传学上将位于同源染色体上对应位置的基因称为等位基因。一个基因座位上存在多个等位基因的可能性，但就某一个体而言，最多只能有两个等位基因，分别来自父母方的同源染色体。因此，多态性指的是一个群体概念，是指在随机婚配的群体中，染色体同一基因座位有两种以上基因型，即可能编码两种以上的产物,从而使群体中不同个体 *HLA* 各基因座位上的等位基因(及其产物)在数量构成上具有多样性。

HLA 基因具有共显性特点,即两条同源染色体对应 *HLA* 基因座位上的每一等位基因均为显性基因,均可编码和表达自身产物(HLA 分子),由此进一步增加了 HLA 表型的多态性,使之成为迄今已知人体最复杂的基因复合体。

HLA 分子多态性的生物学意义在于不同的 HLA 分子具有不同的抗原肽结合特性,使得种群能对各种病原体产生免疫应答,应对多变的环境条件,以维持群体的稳定性。但同时,HLA 多态性也给器官移植时选择组织型别合适的供者带来很大的困难。

2. 单体型和连锁不平衡　MHC 的单体型指同一染色体上紧密连锁的 *MHC* 等位基因的组合。*MHC* 等位基因的构成和分布还有以下两个特点。

(1)非随机性表达　群体中各等位基因并不以相同的频率出现。例如,*HLA-DRB1* 和 *HLA-DQB1* 座位的等位基因数分别是 2122 和 1152,其中两个等位基因 *DRB1 *09:01* 和 *DQB1 * 07:01* 在群体中的频率,按随机分配的原则,应该是 0.047%(1/2122)和 0.087%(1/1152),然而,在我国北方汉族人群中它们的实际频率分别为 15.6% 和 21.9%。在斯堪的纳维亚白种人中,*DRB1* 和 *DQB1* 基因座位上高频率分布的等位基因是 *DRB1*05:01* 和 *DQB1*02:01*,说明不同人种中优势表达的等位基因及其组成的单体型不同。

(2)连锁不平衡　不仅等位基因的表达具有随机性,两个等位基因同时出现在一条染色体上的机会,往往也不是随机的。连锁不平衡(linkage disequilibrium)是指分属两个或两个以上基因座位的等位基因同时出现在一条染色体上的概率高于随机出现的频率。例如,上文提到北方汉族人中高频率表达的等位基因 *DRB1*09:01* 和 *DQB1 *07:01* 同时出现在一条染色体上的概率,按随机分配规律,应是其频率的乘积 3.4%(0.156×0.219=0.034),然而实际两者同时出现的频率是 11.3%,为理论值的 3.3 倍。

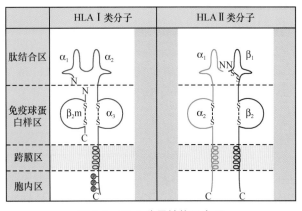

HLA Ⅰ类分子	HLA Ⅱ类分子

图 2-5　HLA 分子结构示意图

(二)HLA 分子的结构与分布

1. HLA 分子的结构　HLA Ⅰ类分子与 HLA Ⅱ类分子结构相近,均由肽结合区、免疫球蛋白样区、跨膜区和胞内区组成(图 2-5)。

2. HLA 分子的分布　HLA Ⅰ类分子广泛分布于各组织有核细胞表面,神经细胞、成熟的红细胞和滋养层细胞表面不表达 HLA Ⅰ类抗原。HLA Ⅱ类分子主要分布于 APC(B 细胞、单核/巨噬细胞、树突状细胞)表面、激活的 T 细胞、精子和血管内皮细胞。

(三)HLA 分子的生物学功能

1. 参与抗原提呈　MHC 分子是参与抗原加工、处理和提呈的关键分子。T 细胞通常只识别 APC 提呈的抗原肽 MHC 分子复合物。这一识别是通过 T 细胞和 APC 之间"TCR- 肽 -MHC"三分子复合结构而完成,此即 T 细胞激活的双识别。

2. 决定 T 细胞识别抗原的 MHC 限制性　T 细胞在识别 APC 提呈的抗原信息时,必须先识别 APC 表面的 MHC 分子,之后才能获取抗原信息,这一现象称为 MHC 限制性。T 细胞表面的 TCR 在识别抗原肽的过程中,其表面的 CD4/CD8 分子必须同时识别 APC 上的 MHC Ⅱ / Ⅰ类分子的 Ig 样区,其中 CD4 分子结合 MHC Ⅱ类分子,CD8 分子结合 MHC Ⅰ类分子。

3. 参与 T 细胞的分化发育　经典的 MHC Ⅰ类分子及Ⅱ类分子通过胸腺中的阳性选择及阴性选择

参与 T 细胞的发育分化过程，并建立自身免疫耐受。

在 T 细胞的发育过程中，胸腺深皮质区的 CD4、CD8 双阳性细胞同胸腺皮质上皮细胞表达的 MHC Ⅰ 或 Ⅱ 类分子相互作用后，选择成熟为单阳性细胞，这种细胞又同胸腺内巨噬细胞和树突状细胞表达的自身抗原肽 -MHC Ⅰ / Ⅱ 类分子复合物结合形成自身耐受细胞。其中，没有形成自身耐受的 T 细胞才能分化成熟为对非己抗原产生应答的免疫 T 细胞。

4. 诱导同种移植排斥反应　同种异体器官或组织细胞移植时，MHC Ⅰ 类及 Ⅱ 类分子作为非己抗原，可刺激机体的免疫系统引起强烈的移植排斥反应。

5. 免疫调节　MHC 分子作为参与抗原提呈的关键成分，其表达水平的高低直接决定机体对抗原产生应答的强弱。因此，通过调控 MHC 分子的表达水平，可有效地发挥免疫调节作用。

（四）HLA 在医学上的意义

1. HLA 与器官移植　器官移植术后，移植物能否存活很大程度上取决于供者和受者之间的 HLA 型别是否相容，器官移植存活率由高到低的顺序是同卵双生＞同胞＞亲子＞无亲缘关系。临床移植术须对供受者双方进行 HLA 型别分析，尽可能选择相配度高的供者，以提高移植术成功率。

2. HLA 与疾病的相关性　HLA 与疾病的关联，指带有某些特定 HLA 型别的个体易患某一疾病（阳性关联）或对该疾病有较强的抵抗力（阴性关联），其关联程度用相对风险（RR）表示。现已发现与 HLA 关联的疾病达 500 多种，其中大部分为自身免疫病。最典型的关联疾病是强直性脊柱炎，HLA-B27 抗原阳性的相对风险率为 55～376（表 2-1）。

表 2-1　与 HLA 呈现强关联的自身免疫病

疾病	HLA 抗原	相对风险率（%）
强直性脊柱炎	B27	55～376
急性前葡萄膜炎	B27	10.0
肾小球性肾炎咯血综合征	DR2	15.9
多发性硬化症	DR2	4.8
乳糜泻	DR3	10.8
突眼性甲状腺肿	DR3	3.7
系统性红斑狼疮	DR3	5.8
胰岛素依赖性糖尿病	DR3/DR4	25.0
类风湿关节炎	DR4	4.2
寻常型天疱疮	DR4	14.4
淋巴瘤性甲状腺肿	DR5	3.2

3. HLA 抗原表达异常与疾病的关系　HLA Ⅰ 类抗原表达缺失的肿瘤细胞不能有效激活特异性的 CD8$^+$T 细胞，不能被 CTL 识别和攻击，从而导致肿瘤的免疫逃逸。而有些正常情况不表达 HLA Ⅱ 类分子的细胞如果异常表达 Ⅱ 类分子，往往可导致自身免疫病。例如，格雷夫斯（Graves）病患者的甲状腺上皮细胞、原发性胆管肝硬化患者的胆管上皮细胞、1 型糖尿病患者的胰岛 β 细胞等，均可出现 HLA Ⅱ 类抗原异常表达。

4. HLA 与输血反应　多次接受输血的患者有时会发生非溶血性输血反应，其原因在于多次接受输血，体内可产生 HLA 抗体，从而发生因白细胞或血小板受到破坏而引发的输血反应。因此对多次接受输血的患者应尽量选择 HLA 相同的供血者。

5. HLA 与法医鉴定　HLA 具有高度多态性，在无关个体之间 HLA 型别全相同的概率极低，故 HLA 型别被看作是伴随个体终生的特异性遗传标记（生物学上的身份证）。HLA 分型目前已在法医学上被广泛用于亲子鉴定和个体识别。

二、细胞因子

细胞因子（cytokine）是一类由免疫细胞及组织细胞经活化后合成分泌的一组小分子可溶性蛋白质，通过结合相应受体调节细胞的分化与效应，进而调控免疫应答，参与炎症反应。自 1957 年发现干扰素以来，已有 200 余种细胞因子陆续被发现，主要包括白细胞介素、干扰素、肿瘤坏死因子、集落刺激因子和生长因子等。根据功能不同可将其分为六大类。

（一）细胞因子的共同特性

1. 产生的多源性　单一刺激（如抗原、丝裂原、病毒感染等）可使同一种细胞分泌多种细胞因子，而一种细胞因子又可由多种不同类型的细胞产生。

2. 作用方式的多样性　多数细胞因子以自分泌、旁分泌和内分泌等方式发挥效应，即主要作用于产生细胞本身和（或）邻近细胞，多在局部发挥效应。但在一定条件下，某些细胞因子（如 IL-1、IL-6、TNF-α）也可以内分泌形式作用于远端靶细胞，介导全身性反应。

3. 作用的高效性和多效性　细胞因子必须与靶细胞表面受体结合才能发挥其生物学效应。极微量的细胞因子（$10^{-11} \sim 10^{-10}$mol/L）就能产生显著的生物学效应。一种细胞因子可作用于多种靶细胞，产生不同的功能。

4. 细胞因子的网络效应　不同细胞因子间具有协同作用和拮抗作用。一种细胞因子对另一种细胞因子的生物学功能可有抑制作用，称为拮抗作用；一种细胞因子强化另一种细胞因子的生物学功能，称为协同作用。细胞因子的合成分泌相互调节，受体表达相互调控，共同组成了细胞因子网络。

（二）细胞因子的分类

1. 白细胞介素（interleukin，IL）　是一类主要由淋巴细胞、单核 / 巨噬细胞产生的具有重要免疫调节作用的细胞因子家族。目前，已发现并被命名的白细胞介素有 40 余种，其主要功能包括：①促进细胞免疫，如 IL-1、IL-2、IL-12、IL-15 等；②促进体液免疫，如 IL-2、IL-4、IL-5、IL-6、IL-10、IL-13；③刺激骨髓多能造血干细胞和（或）各系不同分化阶段前体血细胞生长和分化，如 IL-3、IL-7、IL-11；④参与炎症反应，如 IL-1、IL-6、IL-8、IL-16。

2. 干扰素（interferon，IFN）　是一类由病毒或其他干扰素诱生剂诱导人或动物细胞产生的糖蛋白，能干扰病毒在机体细胞内增殖与复制的细胞因子。根据其来源与结构的不同，分为 IFN-α、IFN-β 和 IFN-γ。IFN-α 和 IFN-β 受体相同，属于 Ⅰ 型干扰素，抗病毒能力强。IFN-γ 属于 Ⅱ 型干扰素，主要发挥免疫调节功能。

3. 肿瘤坏死因子（tumor necrosis factor，TNF）　是能使肿瘤组织坏死并能杀伤肿瘤细胞的一类细胞因子。TNF 超家族包括约 30 个成员，根据其来源和结构的不同，可分为 TNF-α（又称恶病质素）和 TNF-β（又称淋巴毒素）。TNF-α 要由细菌脂多糖（LPS）激活的单核 / 巨噬细胞产生。TNF-β 则主要由活化的 $CD4^+$ T 细胞、$CD8^+$ T 细胞、NK 细胞等产生。两型 TNF 虽然来自不同的细胞，但生物学功能大致相同，具有抗肿瘤、抗感染、免疫调节、诱发炎症反应等作用。

4. 集落刺激因子（colony stimulating factor，CSF）　是一组在体内外均可选择性刺激骨髓多能造血干细胞增殖、分化并形成某一谱系细胞集落的细胞因子，也称造血生长因子。根据作用范围，分为粒细胞 CSF（G-CSF）、巨噬细胞 CSF（M-CSF）、粒细胞和巨噬细胞 CSF（GM-CSF）及多集落刺激因子（multi-CSF，又称 IL-3）。对不同发育阶段的造血干细胞起到促增殖分化的作用，是血细胞发生必不可少的刺激因子。此外，广义上干细胞生长因子（stem cell factor，SCF）、红细胞生成素（erythropoietin，EPO）和血小板生成素（thrombopoietin，TPO）等具有刺激造血作用的细胞因子也归属于集落刺激因子。

5. 生长因子（growth factor，GF）　是指具有刺激细胞生长作用的细胞因子，包括转化生长因子 -β

（transforming growth factor-β，TGF-β）、神经生长因子、表皮生长因子、成纤维细胞生长因子、血管内皮生长因子、血小板源生长因子等。

6. 趋化因子（chemokine） 又称趋化性细胞因子，是指对白细胞具有吸引趋化作用的细胞因子，具有招募血液中的单核细胞、中性粒细胞、淋巴细胞等进入炎症部位的功能。目前已发现的有 50 余种，是细胞因子中最大的家族。

> **链接**
>
> **细胞因子风暴——新型冠状病毒肺炎的"夺命帮凶"**
>
> 新型冠状病毒肺炎的发病过程有时呈现出反常规的表现，如刚开始有所好转突然就急剧恶化，这种情况有可能是因为免疫系统反应过强，也就是"细胞因子风暴"所带来的致命损伤。通常情况下，免疫系统可以产生相应的免疫反应，帮助机体应对外界异己成分或者变异的自体成分，并通过分泌细胞因子，帮助机体战胜病原体攻击。但当免疫系统的应对过于强烈时，机体大量分泌多种细胞因子，可引发全身炎症反应综合征，严重者可导致多器官功能障碍综合征，血管壁通透性增加，肺部充满胸腔积液，血压骤降，器官衰竭，甚至死亡。

目标检测

一、单项选择题

1. HLA Ⅱ类抗原存在于（ ）
   A. 红细胞表面
   B. 有核细胞和血小板表面
   C. 神经细胞表面
   D. 肥大细胞
   E. APC 表面

2. 与强直性脊柱炎具有关联性的 HLA 分子为（ ）
   A. HLA-CW6　　　B. HLA-B7
   C. HLA-B8　　　D. HLA-B27
   E. HLA-B35

3. 在为某患者进行器官移植后，产生了强烈而迅速的移植排斥反应，引起此反应的抗原为（ ）
   A. 自身抗原　　　B. 移植抗原
   C. 组织相容性抗原　　　D. 同种异型抗原
   E. 主要组织相容性抗原

4. 人类的中枢免疫器官是（ ）
   A. 胸腺和淋巴结
   B. 骨髓和黏膜免疫系统
   C. 淋巴结和脾脏

   D. 胸腺和骨髓
   E. 脾脏和淋巴结

5. T 细胞分化成熟的场所是（ ）
   A. 骨髓　　　B. 腔上囊　　　C. 脾脏
   D. 胸腺　　　E. 淋巴结

6. 可通过 ADCC 介导细胞毒作用的细胞是（ ）
   A. 浆细胞　　　　B. CTL
   C. B 细胞　　　　D. NK 细胞
   E. 肥大细胞

7. 下列关于细胞因子的说法不正确的是（ ）
   A. 以自分泌、旁分泌和内分泌形式发挥作用
   B. 细胞因子必须与靶细胞表面相应受体结合才能发挥其生物学效应
   C. 生物学特性复杂多样
   D. 均由免疫细胞合成分泌
   E. 大多为低分子可溶性蛋白质

二、思考题

1. 关于 HLA 的应用你还了解哪些？
2. 怎样看待细胞因子在免疫应答中的作用？

（范海燕）

第3章
抗 原

抗原（antigen，Ag）是指一类能刺激机体免疫系统产生抗体或效应 T 细胞，并能与产生的免疫应答产物（抗体或效应 T 细胞）在体内外发生特异性结合的物质。

抗原通常具有两种基本特性：一是免疫原性，即抗原刺激机体产生抗体或效应 T 细胞等免疫效应物质的能力；二是抗原性，即抗原能与其所诱导产生的效应物质（抗体或致敏淋巴细胞）发生特异性结合的特性。

同时具有上述两种特性的物质称为完全抗原，也可称为抗原或免疫原。完全抗原多为分子量较大的蛋白质，如细菌、细菌外毒素等。只有抗原性，而无免疫原性的物质称为半抗原，又称不完全抗原。半抗原多为小分子化合物，如某些小分子药物（分子量小于 4kDa）。半抗原与大分子物质偶联，可成为完全抗原，被偶联的大分子物质称为载体（图 3-1）。

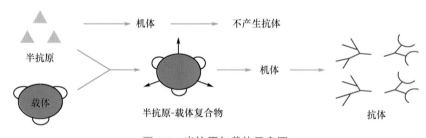

图 3-1　半抗原与载体示意图

第 1 节　决定免疫原性的因素

一、抗 原 因 素

（一）物理化学性状

1.分子量（相对分子质量）的大小　一般而言，抗原分子量越大，其免疫原性越强，分子量越小，免疫原性越弱。完全抗原的分子量通常应在 10kDa 以上，低于 4kDa 一般不具有免疫原性。例如，蛋白质为大分子胶体物质，具有复杂的化学结构，对淋巴细胞具有较强的刺激作用。此外，其化学结构稳定，不易被破坏和清除，在体内停留时间长，能持续刺激淋巴细胞。若将蛋白质分解成肽、氨基酸，则可使其免疫原性减弱或消失。

2.物理性状　颗粒性抗原较可溶性抗原免疫原性强，聚合蛋白较单体蛋白免疫原性强。免疫原性弱的抗原吸附于大颗粒表面可以增强其免疫原性。

3.化学组成与结构

（1）化学组成　多数抗原物质是蛋白质，化学组成比较复杂，凡含有芳香族氨基酸的蛋白质，其免疫原性强。大分子有机物具有免疫原性，无机物没有免疫原性。蛋白质、脂蛋白、糖蛋白具有良好的免疫原性，多糖、多肽具有一定的免疫原性，核酸、脂类免疫原性较弱。

（2）结构 结构越复杂，其免疫原性越强。在分子量相当的大分子有机物中，蛋白质的免疫原性最强，其免疫原性强弱取决于氨基酸的组成及蛋白质的空间结构，含大量芳香族氨基酸的蛋白质，其免疫原性明显高于非芳香族氨基酸为主的蛋白质。胰岛素分子量虽然只有 5.7kDa，但因其含有大量芳香族氨基酸，免疫原性较强。另外，抗原与淋巴细胞表面抗原受体的契合程度，即易接近性，也决定了其免疫原性强弱。结构越契合，其免疫原性越强。

（二）异物性

异物性，即被免疫系统识别为"非己"的物质，包括病毒、细菌等异种物质，人类红细胞 ABO 血型抗原等同种异体物质，以及改变的自身成分等自身抗原。

二、宿 主 因 素

机体对抗原的免疫应答受遗传基因的控制，个体因遗传基因的不同，对同一抗原免疫应答的程度也不同。

宿主的年龄、性别、健康状况、心理应激状态都会影响机体对抗原免疫应答的强弱。例如，青壮年比老年人和幼儿对抗原的免疫应答强；雌性比雄性对抗原的刺激更敏感，但妊娠期妇女对抗原免疫应答能力显著下降；感染或免疫抑制都会影响机体对抗原的免疫应答；心理应激状态会对机体免疫功能造成一定影响，其免疫应答能力会下降。

三、抗原进入机体的方式

抗原进入机体的剂量、途径、免疫间隔时间、免疫次数及免疫佐剂的选择和应用等都影响机体对抗原的免疫应答。抗原进入机体的剂量要适中，太低或太高的抗原剂量容易诱导免疫耐受；皮内注射和皮下注射较易发生免疫应答，肌内注射次之，腹腔注射和静脉注射免疫应答效果较差，口服易诱导免疫耐受；免疫间隔时间要适当；免疫佐剂不同，免疫应答效果不同。

第 2 节 抗原的特异性与交叉反应

一、抗原的特异性

抗原与淋巴细胞或免疫效应物质的结合具有高度特异性，抗原的特异性即针对性、专一性，指某一特定抗原只能刺激机体产生相应的抗体或致敏淋巴细胞，且仅能与该抗体或淋巴细胞结合，产生免疫应答。抗原的特异性是免疫应答最重要的特征，也是免疫学诊断和免疫学防治的理论依据。抗原特异性的物质基础由抗原分子表面的特殊化学基团的性质、数目和空间构型所决定。

（一）表位的概念

抗原分子中决定抗原特异性的特殊化学基团称为表位（epitope），又称抗原决定基或抗原决定簇（antigenic determinant，AD），通常由 5～15 个氨基酸残基或 5～7 个多糖残基或核苷酸残基组成。抗原通过表位与相应淋巴细胞表面的抗原受体结合，从而激活淋巴细胞，引起免疫应答。一个表位决定一种抗原特异性，这种特异性不仅取决于表位的化学组成和性质，而且与表位的空间排列和立体构型密切相关。

（二）表位的类型

根据表位的结构特点不同，可将其分为连续表位（又称顺序表位）和不连续表位（又称构象表位）；

根据抗原表位的存在部位不同又可分为功能性抗原表位和隐蔽性抗原表位。

1. 连续表位　是由肽链上一段序列相连续的线性氨基酸残基所形成的，又称线性表位，存在于抗原分子的任意部位，多位于抗原分子内部。T 细胞仅能识别线性表位，因此线性表位又称 T 细胞表位。而 B 细胞既可以识别线性表位，也可以识别构象表位。

2. 不连续表位　指多肽或多糖链上由空间位置相邻，而序列上不连续的氨基酸或多糖残基所形成的抗原表位，通常位于抗原分子表面，是 B 细胞识别和抗体结合的部位，又称 B 细胞表位。

3. 功能性抗原表位和隐蔽性抗原表位　功能性抗原表位是存在于抗原分子表面的构象表位和线性表位，是 B 细胞直接识别和结合的抗原表位。隐蔽性抗原表位是位于抗原分子内部，不能被 B 细胞或抗体识别结合的线性表位，又称继发性表位。抗原分子内部的隐蔽性抗原表位可因理化因素而得以暴露，成为功能性抗原表位；抗原性物质也可因酶解而产生新的功能性抗原表位；暴露和新产生的功能性抗原表位有可能作为自身抗原诱发自身免疫病。

二、抗原的交叉反应

 案例 3-1

患者，男，13 岁，3 周前因链球菌感染引起上呼吸道感染，治疗后痊愈，近几日晨起双眼睑和下肢水肿，且逐渐加重。活动后水肿可减轻，伴有食欲减退、恶心呕吐、尿量减少，尿色呈洗肉水样。查体：血压 145/100mmHg[①]，眼睑水肿，双小腿凹陷性水肿，其他无异常。尿蛋白 +++，肉眼血尿，血清抗 O 实验滴度高（800IU/L）。临床诊断为急性肾小球肾炎。

问题：链球菌感染引起的上呼吸道感染，为何会引起急性肾小球肾炎？

天然抗原为多价抗原，有多种功能性抗原表位，各具特异性。在两种多价抗原之间可能含有相同或相似的抗原表位，称为共同抗原表位。存在于同一种属或近缘种属物质间的共同抗原称类属抗原，存在于不同种属生物体间的共同抗原称为嗜异性抗原。

由于共同抗原表位的存在，一种抗原诱导机体产生的抗体，不仅能与此种抗原结合，还能与具有共同抗原表位的另一种抗原结合，这种抗体与具有相同或相似抗原表位的其他抗原发生的反应，称为交叉反应（cross-reaction）（图 3-2）。

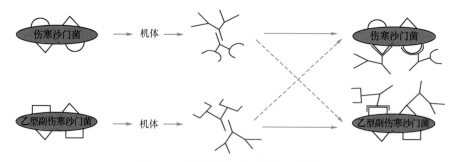

图 3-2　共同抗原与交叉反应示意图

交叉反应的意义具有二重性。①负面作用：某些微生物结构与人体组织细胞间有共同抗原，当人被这些微生物感染时，可因交叉反应而诱发病理性免疫疾病；在免疫诊断中，因交叉反应造成结果判断的混乱，可造成临床上疾病的误诊。②正面作用：可利用不同微生物间的嗜异性抗原，用一种微生物代替另一种微生物进行传染病诊断，如外斐反应中用变形杆菌的某些菌株代替立克次体进行立克次体病的诊断。

---

① 　1mmHg=0.133kPa

第 3 节　抗原的类型与非特异性免疫刺激剂

一、抗原的类型

（一）根据抗原诱导抗体产生是否依赖 T 细胞分类

1. 胸腺依赖性抗原（thymus dependent antigen，TD-Ag）　指刺激 B 细胞产生抗体需要 Th 细胞辅助的抗原，又称 T 细胞依赖性抗原。绝大多数天然抗原都是 TD-Ag，此类抗原既可以激活 B 细胞也可以激活 T 细胞，如各种病原体、异种或同种异体细胞和血清蛋白等。

2. 非胸腺依赖性抗原（thymus independent antigen，TI-Ag）　指刺激 B 细胞产生抗体无需 Th 细胞辅助的抗原，又称非 T 细胞依赖性抗原。此类抗原具有单一重复 B 细胞表位而无 T 细胞表位，可分为两类：① TI-1 抗原，如细菌脂多糖（LPS）为 B 细胞丝裂原，可多克隆激活成熟或未成熟 B 细胞产生免疫应答；② TI-2 抗原，如细菌荚膜多糖和聚合鞭毛素等，主要激活 B1 细胞产生免疫应答。

（二）根据抗原的来源及与机体的亲缘关系分类

1. 异种抗原　指来自其他物种的抗原性物质，如病原微生物及其代谢产物、植物蛋白、动物免疫血清及异种器官移植物等。

每种病原微生物都是由多种抗原组成的复合体，能诱导机体发生免疫应答。临床上可通过检测抗体来诊断相关的疾病，亦可将病原微生物制成疫苗用于预防疾病。细菌代谢产物，如外毒素，其毒性极强，但也具有很强的免疫原性，用 0.3%～0.4% 甲醛处理，可使其失去毒性而保留免疫原性，成为类毒素。外毒素或内毒素刺激机体产生的中和抗体，称为抗毒素，可阻止毒素与易感细胞结合，避免机体中毒。

在临床上常用一些抗毒素来紧急预防或治疗破伤风、白喉等疾病，这些抗毒素是用类毒素免疫马等动物产生的血清精制而成的抗体，即动物免疫血清。这种来源于动物的抗体对人体有二重性，一方面它含有特异性抗体，可以中和相应的外毒素，起到防治疾病作用；另一方面动物血清对人而言是异种蛋白，具有免疫原性，反复使用可导致严重的过敏反应，如血清病或过敏性休克等，因此应用前必须做皮肤过敏试验。

2. 同种异型抗原　是指同一种属不同个体间所具有的抗原性物质。人类同种异型抗原主要包括红细胞血型抗原、人类主要组织相容性抗原和免疫球蛋白同种异型抗原。

（1）ABO 血型抗原　根据红细胞表面所含 A、B 抗原的不同，可将人类红细胞血型分为 A、B、AB 和 O 四种类型（表 3-1）。ABO 血型抗原不仅存在于人类红细胞膜表面，在胃、十二指肠、胰腺、胆囊等器官、组织表面，唾液、精液和胆汁等体液中也可检出（表 3-1）。

表 3-1　人类红细胞 ABO 血型系统

表型	红细胞表面抗原	血清中天然抗体
A	A	抗 B
B	B	抗 A
AB	A 和 B	无抗 A，无抗 B
O	H（无 A、无 B）	抗 A 和抗 B

（2）Rh 血型抗原　人类的 Rh 血型系统即恒河猴血型系统，有 Rh 阳性和 Rh 阴性，红细胞表面具有 D 抗原者，其血型为 Rh 阳性；不具有 D 抗原者，其血型为 Rh 阴性。我国人群中绝大多数为 Rh 阳性，血清中不存在针对 D 抗原的天然抗体。当 Rh 阳性红细胞进入 Rh 阴性个体时，可刺激机体产生针对 D

抗原的 IgG 类抗体，这也是引起胎儿或新生儿 Rh 溶血的原因。

（3）人类 MHC　又称为人类白细胞抗原（HLA），在免疫应答的启动和免疫调节中发挥重要作用。

3. 自身抗原　是指能够诱导机体发生自身免疫的自身组织成分，主要包括隐蔽抗原和改变/修饰的自身抗原。

（1）隐蔽抗原　指正常情况下，体内与免疫系统相对隔绝，从未与免疫系统接触过的某些自身组织成分，如眼晶状体蛋白、精子和大脑组织等。在外伤、感染或手术等情况下，这些隐蔽抗原释放，被免疫细胞识别，产生自身免疫应答，重者可引发自身免疫病。

（2）改变/修饰的自身抗原　指在微生物感染和某些理化因素影响下，自身组织成分发生改变或修饰，产生新的抗原表位或使隐蔽性抗原表位暴露所形成的自身抗原。此种改变或修饰的自身抗原可刺激机体产生自身免疫应答。

4. 嗜异性抗原　是指一类存在于人、动物、植物和微生物之间的共同抗原，即具有共同抗原表位的抗原。此类抗原可引发某些疾病。例如，A 族溶血性链球菌细胞壁 M 蛋白与人肾小球基底膜和心肌组织具有某些共同抗原，因此 A 族溶血性链球菌感染刺激机体产生的抗体，能与人肾小球基底膜及心肌组织的共同抗原表位结合，引起肾小球肾炎和心肌炎。

（三）根据抗原是否在抗原提呈细胞内合成分类

1. 内源性抗原　是指在抗原提呈细胞内新合成的抗原性物质，如病毒感染的细胞内合成的病毒蛋白、肿瘤细胞内合成的肿瘤抗原等。此类抗原以抗原肽 -MHC Ⅰ类分子复合物的形式表达在抗原提呈细胞表面，供 $CD8^+T$ 细胞识别。

2. 外源性抗原　是指抗原提呈细胞通过吞噬、吞饮等作用从外界摄入细胞内的抗原性物质，如细菌和某些可溶性蛋白等。此类抗原以抗原肽 -MHC Ⅱ类分子复合物的形式表达在抗原提呈细胞表面，供 $CD4^+T$ 细胞识别。

（四）其他分类

除上述常见分类方法外，还可根据抗原物理性质，分为颗粒性抗原和可溶性抗原；根据抗原化学性质，分为蛋白质抗原、多糖抗原、核酸抗原等；根据抗原产生方式的不同，分为天然抗原和人工抗原；根据抗原诱导不同的免疫应答，分为变应原和耐受原等；根据肿瘤细胞表面抗原的特异性分为肿瘤特异性抗原、肿瘤相关抗原等。

二、非特异性免疫刺激剂

1. 超抗原　某些抗原，只需要极低浓度即可产生极强的免疫应答，这种抗原称为超抗原（superantigen，sAg），如热休克蛋白、金黄色葡萄球菌蛋白 A。

2. 佐剂　是指可增强机体对抗原的免疫应答或改变免疫应答类型的非特异性免疫增强性物质，如卡介苗、脂多糖和细胞因子、矿物油、氢氧化铝等，佐剂可预先也可与抗原同时注入体内。其作用机制为：改变抗原物理性状，延缓抗原降解；延长抗原在体内的潴留时间；刺激单核巨噬细胞系统，增强其对抗原的处理和提呈能力；刺激淋巴细胞增殖与分化，从而增强和扩大免疫应答。

◎ 目标检测

一、单项选择题

1. 抗原分子的免疫原性是指（　　　）

　A. 诱导机体免疫应答的特性

　B. 与免疫应答产物结合的特性

　C. 与大分子载体结合的特性

　D. 诱导机体发生免疫耐受的特性

E. 与免疫应答产物发生特异性反应的特性

2. 抗原分子表面与抗体特异性结合的化学基团称为（　　　）

A. 共同抗原 　　　　B. 类属抗原

C. 交叉抗原 　　　　D. 表位

E. 嗜异性抗原

3. 抗原分子的特异性取决于（　　　）

A. 抗原分子量的大小

B. 抗原的物理性状

C. 抗原的种类

D. 抗原表面的特殊化学基团

E. 抗原分子结构的复杂性

4. 只具有与抗体结合的能力，而单独不能诱导抗体产生免疫应答的物质为（　　　）

A. 抗原 　　B. 免疫原 　　C. 完全抗原

D. 半抗原 　　E. 变应原

5. 引起人类不同个体间器官移植排斥反应的抗原是（　　　）

A. 异种抗原 　　　　B. 同种异体抗原

C. 嗜异性抗原 　　　D. 共同抗原

E. 交叉抗原

6. 下列哪种物质在一定情况下可成为自身抗原诱导自身免疫（　　　）

A. 血小板 　　B. 红细胞 　　C. 白细胞

D. 血浆 　　E. 精液

7. 抗原物质经哪种途径进入机体产生的免疫应答能力最强（　　　）

A. 皮下 　　B. 皮内 　　C. 腹腔

D. 静脉 　　E. 口服

8. 交叉反应是由于两种不同的抗原分子中具有（　　　）

A. 不连续表位 　　　B. 不同的抗原表位

C. 功能性抗原表位 　　D. 共同的抗原表位

E. 连续表位

9. 动物来源的破伤风抗毒素对人体而言是（　　　）

A. 半抗原 　　　　B. 抗体

C. 抗原 　　　　　D. 既是抗原又是抗体

E. 超抗原

10. 以下免疫原性最强的物质是（　　　）

A. 蛋白质 　　B. 脂质 　　C. 多糖

D. 核酸 　　E. 脂多糖

11. 类毒素的性质（　　　）

A. 有免疫原性，有毒性

B. 无免疫原性，无毒性

C. 有免疫原性，无毒性

D. 有毒性，无免疫原性

E. 有过敏原性，有毒性

12. 下列关于抗原的说法，哪一种是错误的（　　　）

A. 大分子蛋白质抗原常含有多种不同的抗原表位

B. 抗原不一定只诱导正免疫应答

C. 不同的抗原之间可以有相同的抗原表位

D. 抗原诱导免疫应答必须有 T 细胞辅助

E. 半抗原虽无免疫原性，但可与相应抗体结合

二、思考题

1. 怎样理解抗原的特异性与交叉反应？

2. 列举常见的外源性抗原与内源性抗原。

（饶冬梅）

第 4 章
免疫球蛋白

抗体（antibody，Ab）是 B 细胞接受抗原刺激后，增殖分化为浆细胞所产生和分泌的一种能特异性识别、结合抗原的免疫球蛋白。抗体主要存在于血清、外分泌液等体液中，通过与相应抗原特异性结合发挥免疫功能，是介导体液免疫的重要效应分子。

免疫球蛋白（immunoglobulin，Ig）是指具有抗体活性或化学结构与抗体相似的球蛋白。免疫球蛋白可分为分泌型免疫球蛋白（secreted Ig，sIg）和膜型免疫球蛋白（membrane Ig，mIg），前者主要存在于血清、外分泌液等体液中，具有多种生物学功能；后者作为抗原识别受体存在于 B 细胞膜上。

免疫球蛋白是化学结构的概念，而抗体强调具有免疫功能，所有的抗体都是免疫球蛋白，而免疫球蛋白并非都是抗体。

案例 4-1

患者，男，61 岁，一个月前曾因全身骨痛、多发性骨折在当地医院就诊，经骨折部位固定及接骨治疗，未见好转。血常规：白细胞 5.0×10^9/L，血红蛋白 100g/L，血小板 146×10^9/L，球蛋白 93.9g/L，免疫球蛋白 IgG 63.7g/L ↑。骨髓检查示异常浆细胞成堆分布，比例 54%。临床诊断为多发性骨髓瘤。

问题：请分析该患者免疫球蛋白增高的原因，免疫球蛋白增高与骨髓瘤有什么关系？

第 1 节　免疫球蛋白的结构及功能区

一、免疫球蛋白的结构

（一）免疫球蛋白的基本结构

免疫球蛋白单体是由两条相同的重链、两条相同的轻链通过二硫键连接组成的四肽链结构。以 IgG 为例，免疫球蛋白分子的基本结构如图 4-1 所示。

1. 重链（heavy chain，H 链）　免疫球蛋白重链分子量为 50 ～ 75kDa，含 450 ～ 550 个氨基酸。根据结构不同，重链分为五类，即 γ 链、α 链、μ 链、δ 链、ε 链，其相应的免疫球蛋白分别为 IgG、IgA、IgM、IgD、IgE。

2. 轻链（light chain，L 链）　免疫球蛋白轻链分子量为 25kDa，约含 214 个氨基酸，以二硫键与重链相连，有 κ 和 λ 两种类型。正常人血清中轻链 κ 与 λ 之比约为 2：1，比例异常提示免疫系统异常。

（二）免疫球蛋白的其他结构

1. J 链（joining chain，J）　是由浆细胞产生的一条富含半胱氨酸的多肽链（图 4-2），sIgA 是由 2 个 Ig 单体经 J 链连接形成二聚体，IgM 由 5 个 Ig 单体经 J 链连接形成五聚体。

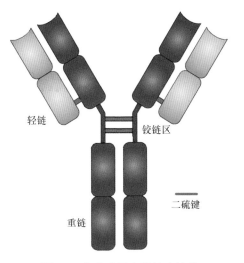

轻链

铰链区

二硫键

重链

图 4-1　免疫球蛋白的基本结构

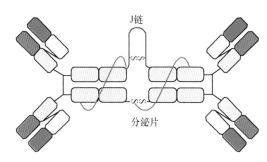

J 链

分泌片

图 4-2　免疫球蛋白的 J 链和分泌片

2. 分泌片（secretory piece，SP）　是由黏膜上皮细胞合成的一种多肽（图 4-2），与 J 链一起连接 2 个 IgA 分子，组成分泌型 IgA（sIgA）。分泌片能抵抗蛋白水解酶对 sIgA 的消化作用，并运送 IgA 至黏膜表面发挥抗感染作用。

二、免疫球蛋白的功能区

1. 可变区（variable region，V 区）　免疫球蛋白的重链和轻链中，部分肽链的氨基酸组成和排列顺序随所结合抗原的特异性不同而发生变化，该部分肽链称为 V 区。重链和轻链的 V 区分别称为 V_H 和 V_L。可变区在重链和轻链的 N 端，V_L 占轻链的 1/2，V_H 占重链的 1/4（γ 链、α 链、δ 链）或 1/5（μ 链、ε 链）（图 4-3）。在 V 区内，有 3 个区域的氨基酸残基的组成和排列顺序特别容易发生变化，即轻链第 24 ～ 34、50 ～ 60、89 ～ 97 位和重链第 30 ～ 35、50 ～ 63、95 ～ 102 位，这些区域称为高变区（hypervariable region，HVR）。V 区的 3 个高变区共同组成免疫球蛋白的抗原结合部位，由于这些高变区序列与抗原表位互补，又被称为互补决定区（complementarity determining region，CDR）。

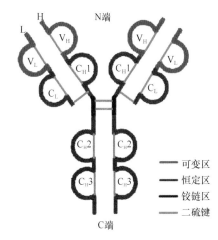

图 4-3　免疫球蛋白的可变区、恒定区结构示意图

2. 恒定区（constant region，C 区）　在重链和轻链的 C 端，占轻链的 1/2，重链的 3/4 或 4/5，其氨基酸的组成和排列顺序比较恒定。该区具有许多生物学活性。例如，C_H1 是 Ig 同种异型的遗传标志；C_H2 是补体结合部位，同时也是 IgG 通过胎盘的相关功能区；C_H3 可与细胞表面的 Fc 受体结合；IgE 的 C_H4 可与肥大细胞结合并参与 I 型超敏反应。

3. 铰链区　不是一个独立的功能区，但与其他功能区有关。铰链区位于 C_H1 和 C_H2 之间，含有丰富的脯氨酸，因此易发生伸展弯曲，当免疫球蛋白的可变区与抗原结合时，此区可发生扭曲，使抗体更好地与抗原结合。另外，铰链区易被木瓜蛋白酶、胃蛋白酶等水解，因此此区易发生裂解。IgM 和 IgE 无铰链区。

三、免疫球蛋白的水解片段

1. 木瓜蛋白酶水解片段　木瓜蛋白酶水解 IgG 的部位是铰链区的近 N 端二硫键上方，水解后可得到三个片段，即两个相同的抗原结合片段（Fab）和一个可结晶片段（Fc）（图 4-4）。一个 Fab 片段为单价，可与抗原结合但不形成凝集反应和沉淀反应；Fc 片段相当于 IgG 的 C_H2 和 C_H3 功能区，无

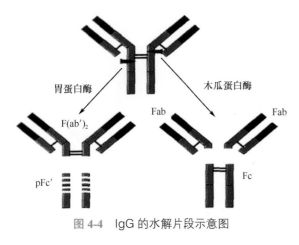

图 4-4 IgG 的水解片段示意图

抗原结合活性，是抗体与效应分子或细胞相互作用的部位。

2. 胃蛋白酶水解片段　胃蛋白酶在铰链区的近 C 端二硫键下方水解 IgG，获得一个 F（ab′）$_2$ 片段和一些小片段 pFc′。F（ab′）$_2$ 片段是由两个 Fab 段及铰链区组成，因此为双价，可同时结合两个抗原表位。由于 F（ab′）$_2$ 片段保留了特异性结合抗原的生物学活性，又避免了 Fc 段的抗原性可能引起的副作用和超敏反应，被广泛用作生物制品，如白喉抗毒素、破伤风抗毒素为经胃蛋白酶水解后精制提纯的制品。pFc′ 最终被分解，不发挥生物学作用。

第 2 节　免疫球蛋白的生物学功能与特性

一、免疫球蛋白的生物学功能

（一）可变区（V 区）的功能

特异性结合抗原是免疫球蛋白最重要的功能之一，可变区的 CDR 部位在识别并特异性结合抗原中起决定性作用。单体 Ig 可结合 2 个抗原表位，为 2 价，sIgA 为 4 价，可以结合 4 个抗原表位，IgM 为五聚体，理论上可结合 10 个抗原表位，但由于立体构型的空间位阻，一般只能结合 5 个抗原表位。Ig 与相应抗原结合之后，Ig 的 Fc 段变构，在体内可介导多种生理和病理效应。可变区与抗原特异性结合后可发挥多种生物学效应，如中和外毒素、阻止病毒穿入宿主细胞、阻止病原菌在细胞表面吸附等。在体外引起各种抗原抗体反应，表现为凝集或沉淀现象，有助于传染性疾病和免疫性疾病的诊断、疗效评价及发病机制的研究。

（二）恒定区（C 区）的功能

1. 激活补体　IgG1、IgG2、IgG3、IgM 可通过经典途径激活补体产生效应；其他类 Ig 不易激活补体，但形成聚合物后，可通过旁路途径激活补体，发挥效应。

2. 与某些细胞结合发挥多种生物学效应

（1）调理作用　IgG 类抗体（IgG1 和 IgG3）与相应抗原结合后，其 Fc 段与中性粒细胞、巨噬细胞上的 Fc 受体结合，可使吞噬细胞易于接近和吞噬抗原，从而增强吞噬细胞的吞噬作用。

（2）抗体依赖性细胞介导的细胞毒作用（ADCC）　IgG 可与肿瘤细胞、病毒感染的细胞等抗原结合，形成免疫复合物（抗原抗体复合物），IgG 的 Fc 段与 NK 细胞、单核 / 巨噬细胞、中性粒细胞、嗜碱性粒细胞表面的 Fc 受体结合后，可使细胞激活，释放毒性物质，非特异性杀伤抗原细胞。

（3）介导 I 型超敏反应　IgE 的 Fc 段可与肥大细胞、嗜碱性粒细胞、嗜酸性粒细胞表面的 Fc 受体结合，使机体致敏，当机体再次接触变应原后，这些细胞释放多种生物活性物质，引发 I 型超敏反应。

（4）穿过胎盘和黏膜　IgG 可通过其 Fc 段与胎盘滋养层细胞表面的特异性输送蛋白结合，进入胎儿血液循环中。黏膜下固有层浆细胞合成 sIgA，借助 Fc 段转运到呼吸道、消化道黏膜表面发挥黏膜局部抗感染作用，是黏膜局部免疫的最重要因素（图 4-5）。

二、各类免疫球蛋白的特性

1. IgG　为单体，是血清和细胞外液中含量最高的免疫球蛋白，占血清 Ig 总量的 75% ～ 80%。IgG 分子量最小（150kDa），是唯一能通过胎盘的免疫球蛋白，在新生儿抗感染免疫中起重要作用。出生后 3 个月开始合成，5 岁达到成人水平。在体内半衰期约为 23 天，IgG 能激活补体、介导调理吞噬及 ADCC、中和毒素及病毒，是抗菌、抗毒素和抗病毒的主要抗体。

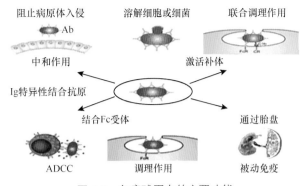

图 4-5　免疫球蛋白的主要功能

2. IgM　血清中 IgM 是由 5 个单体通过一个 J 链和二硫键连接成的五聚体，分子量最大（900kDa），又称巨球蛋白（图 4-6）。主要分布在血液中，占血清 Ig 总量的 5% ～ 10%。IgM 是个体发育过程中最早合成和分泌的抗体，胚胎发育晚期的胎儿即可合成。IgM 也是机体在接触抗原后，最早产生的 Ig。IgM 在免疫应答早期产生，在补体的参与下，其杀菌、溶菌、促吞噬作用比 IgG 强。若脐带血中 IgM 增多，提示胎儿可能存在宫内感染。体内天然血型抗体为 IgM，与类风湿关节炎发生有关的类风湿因子亦属 IgM。膜型 IgM（mIgM）是 B 细胞表面受体（BCR）的主要成分。

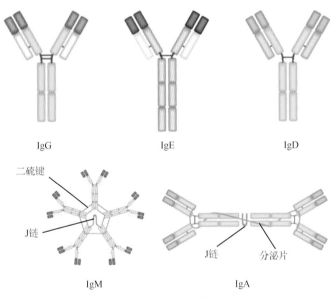

图 4-6　五种免疫球蛋白结构示意图

3. IgA　有血清型和分泌型 2 型，血清型 IgA 主要以单体形式存在；分泌型 IgA（sIgA）由 J 链连接的二聚体和分泌片组成（图 4-6）。sIgA 主要分布于初乳、唾液、泪液等外分泌液，以及与外界相通的呼吸道、消化道等黏膜表面。sIgA 阻止病原菌在黏膜表面吸附，发挥调理吞噬、中和病毒及毒素作用，在黏膜局部抗感染中发挥重要作用，是机体抗感染的"边防军"。婴儿可从母亲乳汁（特别是初乳）中获得 sIgA，增强呼吸道、消化道抵抗力，是重要的自然被动免疫。

4. IgD　为单体，主要由扁桃体、脾脏等处的浆细胞产生，在正常人血清中含量很低，占血清 Ig 总量的 0.3%。半衰期仅为 3 天，易被血清中纤维蛋白溶酶降解，分为血清型 IgD 和膜型 IgD（mIgD）。前者生物学功能尚不清楚；后者位于 B 细胞表面构成 BCR，是 B 细胞分化发育成熟的标志，成熟 B 细胞可同时表达 mIgM 和 mIgD，称为初始 B 细胞。活化的 B 细胞或记忆 B 细胞，其表面的 mIgD 逐渐消失。

5. IgE　为单体，由呼吸道和消化道黏膜固有层的浆细胞产生，是正常人血清中含量最少的 Ig，约占血清 Ig 总量的 0.002%。IgE 为亲细胞抗体，对肥大细胞、嗜碱性粒细胞和嗜酸性粒细胞有特殊的亲和性，是引发 I 型超敏反应的主要抗体，寄生虫感染或 I 型超敏反应发生时，血清中 IgE 抗体水平会明显升高。

第3节　人工制备的抗体

抗体在疾病的诊断、免疫防治及医学研究中发挥着重要作用，因此常需要人工制备抗体，以满足各领域的需要（图4-7）。根据抗体制备原理和方法的不同，目前人工制备的抗体可分为三类：多克隆抗体、单克隆抗体和基因工程抗体。

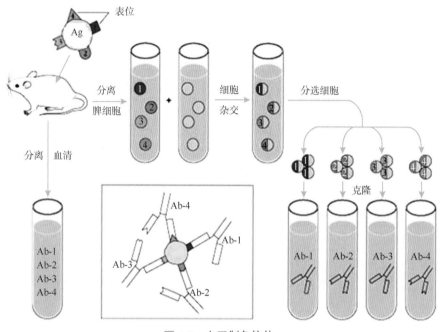

图 4-7　人工制备抗体

（一）多克隆抗体

天然抗原分子表面常同时具有多种抗原表位，以该抗原物质刺激机体免疫系统，可激活多个 B 细胞克隆，合成并分泌针对多个抗原表位的特异性抗体的混合物，称为多克隆抗体（polyclonal antibody，pAb）。多克隆抗体的来源主要有动物免疫血清、恢复期患者血清或免疫接种人群。多克隆抗体的优点为作用全面、来源广泛，制备容易；缺点为特异性不高，易发生交叉反应，因此其在实际应用中受到一定限制。

（二）单克隆抗体

由一个抗原表位刺激机体，一个 B 细胞克隆增殖分化为浆细胞，产生相应的抗体，这种来自单个 B 细胞，只能识别一种抗原表位的抗体，称为单克隆抗体（monoclonal antibody，mAb）。20 世纪 70 年代，Kohler 和 Milstein 用细胞融合技术，将小鼠脾脏 B 细胞与小鼠骨髓瘤细胞在体外进行融合，得到了保留骨髓瘤细胞和 B 细胞主要特性的杂交瘤细胞，该细胞既有骨髓瘤细胞无限制增生的特性，又具有 B 细胞分化为浆细胞并合成分泌特异性抗体的能力。

单克隆抗体具有特异性强、结构均一、高效价、高纯度、少或无交叉反应等优点，现已广泛用于医学及生物学各领域。单克隆抗体在免疫学诊断中常用于检测各种抗原、受体、激素、细胞因子、神经递质等，也用于治疗同种异体排斥反应及自身免疫病。将单克隆抗体与抗肿瘤药物、放射性核素、毒素等偶联制成"生物导弹"可用于治疗肿瘤。由于目前单克隆抗体的制备多为鼠源性，对人具有较强的免疫原性，反复使用可以诱导机体产生免疫应答甚至诱发病理损伤。

（三）基因工程抗体

基因工程抗体是借助 DNA 重组和蛋白质工程技术，在基因水平对免疫球蛋白分子进行切割、拼接和修饰，重新组装而成的抗体分子，又称重组抗体。基因工程抗体的优点是克服了单克隆抗体的鼠源性弊端，抗体人源化，均一性强，可工业化生产；缺点是亲和力弱，效价不高。

目标检测

一、单项选择题

1. IgG 的铰链区位于（　　　）
 A. V_L 与 C_H1 之间　　　　B. C_H1 与 V_H 之间
 C. C_H1 与 C_H2 之间　　　D. C_H3 与 C_H2 之间
 E. C_L 与 C_H2 之间

2. 免疫球蛋白的 HVR 是（　　　）
 A. CDR　　　B. Fc 段　　　　C. V 区
 D. C 区　　　E. 铰链区

3. 新生儿脐带血中哪类 Ig 水平增高表示有宫内感染
 （　　　）
 A. IgM　　　B. IgG　　　　C. IgA
 D. IgD　　　E. IgE

4. 有四个重链恒定区的 Ig 是（　　　）
 A. IgM 和 IgG　　　　B. IgG 和 IgA
 C. IgA 和 IgE　　　　D. IgD 和 IgG
 E. IgE 和 IgM

5. 感染和个体发育过程中出现最早的 Ig 是（　　　）
 A. IgM　　　B. IgG　　　　C. IgA
 D. IgD　　　E. IgE

6. 主要在黏膜局部抗感染的 Ig 是（　　　）
 A. IgM　　　B. IgG　　　　C. sIgA

 D. IgD　　　E. IgE

7. 与细胞表面相应受体结合的是（　　　）
 A. Fab 段　　　　　　B. Fc 段
 C. F（ab'）$_2$ 段　　　D. pFc'
 E. 以上都不是

8. 免疫接种后首先产生的抗体是（　　　）
 A. IgA　　　B. IgG　　　　C. IgM
 D. IgE　　　E. IgD

9. 新生儿通过自然被动免疫从母体获得的主要 Ig 是（　　　）
 A. IgG 和 IgM　　　　B. IgM 和 IgE
 C. IgG 和 IgD　　　　D. IgD 和 IgA
 E. sIgA 和 IgG

10. 关于 IgE 的叙述，下列哪项是正确的（　　　）
 A. 是未成熟 B 细胞的表面标志
 B. 在胚胎晚期开始合成
 C. 可介导 I 型超敏反应
 D. 天然的血型抗体
 E. 能通过胎盘

二、思考题

1. 试述免疫球蛋白的生物学功能。
2. 试比较各类免疫球蛋白的功能异同点。

（饶冬梅）

第5章
补体系统

第1节 补体系统的组成、命名及性质

补体（complement，C）是一组存在于人和脊椎动物血清及组织液中，经活化后具有酶活性且具有免疫功能的蛋白质。补体发挥功能时并非单一分子的作用，而是有多种可溶性蛋白和膜蛋白共同参与。由补体固有成分、可溶性和膜型补体调节蛋白、补体受体等30余种糖蛋白组成的具有精密调控机制的蛋白质反应系统，称为补体系统，其不仅是机体固有免疫系统的重要组成部分，在特异性免疫应答过程中也发挥重要作用，此外，补体系统还与多种疾病的发生、发展密切相关。

> **链接**
>
> **补体的发现**
>
> 19世纪末，继抗毒素之后，比利时细菌学家、免疫学家Bordet（1870—1961）很快发现了免疫溶菌现象。他在注射了新鲜免疫血清的豚鼠体内观察到霍乱弧菌的溶菌现象。Bordet发现，将新鲜免疫血清于60℃加热30分钟可使其丧失溶菌活性。Bordet认为在新鲜免疫血清内存在两种不同物质与溶菌作用有关——一种对热稳定的物质，称为溶菌素，即抗体，有特异性；另一种对热不稳定的物质，为非特异性成分，称为补体。

（一）补体系统的组成

补体系统按其生物学功能可分为三类。

1. 补体的固有成分　是指存在于体液中参与补体激活过程的补体成分，包括C1（C1q，C1r，C1s）～C9、B因子、D因子、P因子、甘露糖结合凝集素（MBL）、丝氨酸蛋白酶等。

2. 补体调节蛋白　包括可溶性调节分子和膜型调节分子，在补体激活中起增强或抑制作用，如C1抑制剂、C4结合蛋白等。

3. 补体受体（CR）　存在于细胞膜上，介导补体活性片段或调节蛋白的生物学效应，如CR1、CR2、C3aR、C5aR等。

（二）补体系统的命名

补体以C表示；补体固有成分以C1、C2……C9表示；补体系统的其他成分以英文大写字母表示，如B因子、D因子、P因子等。补体调节蛋白都以功能命名，如C1抑制物、C4结合蛋白等。补体活化后的裂解片段以该成分后面附加小写英文字母表示，如C3a、C5a等。具有酶活性的成分或复合物，在其符号上画一横线表示，如C$\overline{1}$。灭活的补体片段在其符号前面加英文字母i表示，如iC3b等。补体受体以其结合对象命名，如C5aR、CR1、CR2等。

（三）补体的理化性质

补体由肝细胞、巨噬细胞、肠黏膜上皮细胞和脾细胞等多种细胞产生，其化学成分均为糖蛋白，

分子量相差较大（25 ～ 590kDa）。补体性质很不稳定，使蛋白质变性的许多理化因素均可破坏补体活性，56℃下 30 分钟可使补体中大部分组分丧失活性，称为补体灭活；室温下补体也易失活，0 ～ 10℃时其活性只能保持 3 天，故补体应保存在 –20℃以下；紫外线、机械振荡及化学物质等也可破坏补体。

第 2 节　补体的激活和调控

一、补体的激活

在生理条件下，血清中大部分补体成分均以无活性的酶原形式存在，在相关激活物作用下，补体固有成分按一定顺序以级联酶促反应方式依次活化，产生多种生物学效应。补体的激活主要包括三条途径——从 C1 启动活化的经典激活途径，从甘露糖结合凝集素（MBL）或纤维胶原素（FCN）启动活化的凝集素激活途径，从 C3 启动活化的旁路激活途径。上述三条途径具有共同的末端通路，最终形成攻膜复合物（membrane attack complex，MAC）并产生溶细胞效应。

（一）经典激活途径

经典激活途径又称传统途径，是补体协助抗体实现体液免疫应答的主要途径。本途径激活物为 IgG1、IgG2、IgG3 或 IgM 与抗原结合形成的抗原抗体复合物。激活过程分为以下 3 个阶段。

1. 识别阶段　抗原和抗体结合后，抗体发生构象改变，使 Fc 段的补体结合部位暴露，补体 C1 与之结合并被激活。

C1 是由 C1q、C1r、C1s 分子组成的多聚体复合物。C1q 为六聚体，其每一个亚基的头部均可与 Ig 结合，当其中的两个以上头部与抗原抗体复合物中的 IgFc 段结合，即引起 C1q 构象改变，导致 C1r、C1s 相继被活化，活化的 $C\overline{1s}$ 具有丝氨酸蛋白酶活性，可依次裂解 C4 和 C2（图 5-1）。

2. 活化阶段　活化的 $C\overline{1s}$ 依次裂解 C4、C2，形成具有酶活性的 C3 转化酶（$C\overline{4b2a}$）和 C5 转化酶（$C\overline{4b2a3b}$）。

$C\overline{1s}$ 裂解 C4 产生 C4a 和 C4b 两个片段，C4b 附着于抗体结合的细胞表面，在 Mg^{2+} 存在情况下，C2 可与附着有 C4b 的

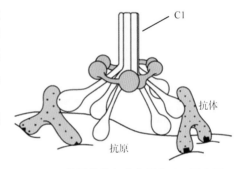

图 5-1　抗原抗体复合物活化 C1 示意图

细胞表面结合，继而被 $C\overline{1s}$ 裂解为 C2a 和 C2b，C2a 和 C4b 结合，形成 C3 转化酶（$C\overline{4b2a}$），在 C3 转化酶的作用下，C3 被裂解为 C3a 和 C3b，C3b 与细胞膜上的 $C\overline{4b2a}$ 结合，形成 C4b2a3b 复合物，即 C5 转化酶（图 5-2）。

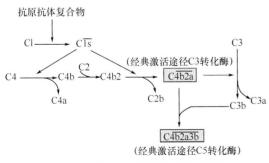

图 5-2　补体经典激活途径示意图

3. 膜攻击阶段　形成攻膜复合物（MAC），使靶细胞裂解。

C5 转化酶裂解 C5 产生 C5a 和 C5b，C5b 可吸附于靶细胞表面，并可依次与 C6、C7 结合形成 $C\overline{5b67}$ 复合物，插入细胞膜脂质双层中，进而与 C8 呈高亲和力结合，形成 $C\overline{5b678}$ 复合物，该复合物可牢固地附着于靶细胞表面，但其溶细胞能力有限，$C\overline{5b678}$ 可与 12 ～ 15 个 C9 分子结合，形成 $C\overline{5b6789}$，即攻膜复合物（MAC）。多聚 C9 在细胞膜上形成管状跨膜孔道，使电解质从细胞内溢出，水分子大量进入，使细胞膨胀破裂。此外，MAC 插入细胞膜，使致死量的钙离子被动向细胞内弥散，导致细胞死亡（图 5-3）。

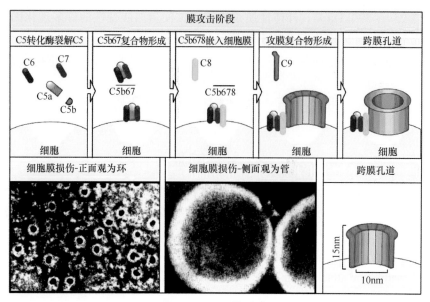

图 5-3　MAC 的形成

（二）凝集素激活途径

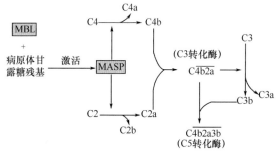

图 5-4　补体激活的 MBL 途径

MASP：甘露糖结合凝集素相关丝氨酸蛋白酶

甘露糖结合凝集素（MBL）是一种肝脏产生的、可以与甘露糖残基结合的急性期蛋白。MBL 激活途径的激活物为病原体，病原体感染机体后，体内的巨噬细胞和中性粒细胞产生细胞因子，导致机体发生急性期反应，并诱导肝细胞合成与分泌急性期蛋白，如 MBL 和 C 反应蛋白。MBL 与细菌表面的甘露糖残基结合后，再与丝氨酸蛋白酶结合形成复合物，此复合物具有 C1 的生物学活性，可活化 C4、C2，此后激活过程与经典激活途径相同（图 5-4）。

（三）旁路激活途径

不经 C1、C4、C2，而由 C3、B 因子、D 因子参与的激活过程称为补体活化的旁路激活途径。旁路激活途径的激活物包括革兰氏阴性菌的内毒素、酵母多糖、病毒感染的细胞、葡聚糖、凝聚的 IgA 和 IgG4 等。在生理状态下，C3 即可自发水解为 C3b，C3b 也可来自经典激活途径或 MBL 激活途径，因此称为旁路激活途径。C3b 与 B 因子结合形成 C3bB，B 因子被 D 因子裂解为 Ba 和 Bb，形成 C3bBb，即 C3 转化酶。C3 转化酶裂解 C3 为 C3a 和 C3b，小片段 C3a 释放至液相，具有过敏性毒素作用。大片段 C3b 和 C3bBb 结合，形成 C3bnBb，即 C5 转化酶（图 5-5）。此后补体激活途径与经典激活途径完全相同。

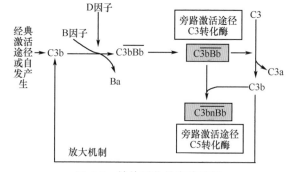

图 5-5　补体活化的旁路途径

二、补体活化的共同末端效应

补体激活的 3 条途径有着共同的末端途径及效应，即 C5 转化酶作用下 C5 裂解为 C5a 和 C5b，C5a 释放到液相中，C5b 在抗原细胞膜表面结合 C6、C7 形成 C5b67 聚合物，再结合 C8、C9，形成

C5b6789，为攻膜复合物（MAC）。MAC 具有磷脂酶活性，可插入靶细胞的脂质双层，形成一个内径 10nm 的小孔，可溶性小分子、水和离子可经此小孔自由通过细胞膜，但蛋白质大分子不能通过，导致细胞内渗透压降低，引起细胞溶解破裂（图 5-6）。

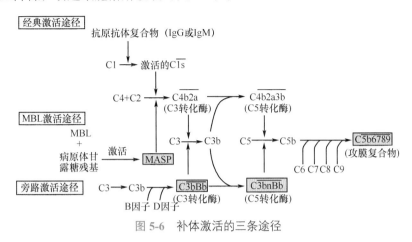

图 5-6　补体激活的三条途径

三、补体激活的调控

补体激活后，最终结果是产生一系列炎症介质和靶细胞膜的破裂。在正常情况下，补体系统的活化并不是无限地放大，而是处于调控之下，包括补体自身调控和补体调节因子的作用，从而维持机体的自身稳定。

（一）补体的自身调控

补体激活过程中产生的某些中间产物极不稳定，半衰期很短，如三条激活途径中产生的 C3 转化酶极易衰变，从而限制 C3 裂解及其后的酶促反应，另外，与细胞膜结合的 C4b、C3b、C5b 片段若不与细胞结合，也易衰变，阻断补体级联反应。因此，正常情况下，血液中一般不会发生过强的补体激活反应。

（二）补体调节因子的作用

正常血清中存在补体调控因子，可阻止补体过度活化而导致的自身组织损害。补体调节因子的作用主要表现在以下几个方面。

1. 补体经典激活途径的调节　C1 抑制物可以抑制 C1 酶解底物的能力，C4 结合蛋白、CR1、I 因子、膜辅助因子蛋白（MCP）、促衰变因子（DAF）抑制 C3 转化酶形成和促进 C3 转化酶裂解，使补体的激活过程不能无限制地进行，而是控制在适当水平，维持机体内环境的稳定。

2. 补体旁路激活途径的调节　H 因子与 I 因子通过介导 C3b 蛋白水解，使之成为无活性的 C3b，从而抑制旁路途径 C3 转化酶的形成。CR1 和 MCP 也可辅助 I 因子介导 C3b 裂解。体内还存在对旁路途径具有正调节作用的成分，如 P 因子是一种稳定因子，与 C3bBb 结合后发生构象改变，可延缓其衰变。

3. 攻膜复合物形成的调节　体内许多蛋白成分还可在 MAC 水平阶段发挥调节作用，以防止过度的溶细胞反应，如 C8 结合蛋白可干扰 C9 与 C8 结合，膜反应性溶解抑制物（MIRL）可阻碍 C7、C8 与 C5b6 复合物结合，抑制 MAC 形成；S 蛋白可与 C5b67 复合物结合，防止 C5b67 插入细胞膜造成损伤。

第 3 节　补体的生物学作用与补体相关疾病

一、补体的生物学作用

补体是机体免疫防御和免疫稳定作用必不可少的免疫分子，被激活后具有多种生物学作用。补体激活后的作用具有二重性，一方面可帮助抗体清除体内的病原微生物、异常细胞等，对机体有利；另一方面可破坏红细胞、白细胞等正常细胞，引起炎症和过敏，对机体有害。

1. 溶菌、溶细胞作用　补体裂解外源微生物是机体抗感染的重要机制之一。补体激活后形成的 MAC 能使免疫复合物中的抗原细胞溶解。补体对革兰氏阴性菌、支原体、有包膜的病毒、异型血细胞破坏作用强，革兰氏阳性菌细胞壁由于脂类含量少，补体对其作用较弱。在病理状态下，自身抗体在自身组织细胞上可通过经典激活途径激活补体，出现补体参与的组织细胞破坏的病理现象。

2. 调理吞噬作用　C3b 和 C4b 称为调理素，其氨基端与靶细胞或免疫复合物结合，羧基端与带有相应受体的吞噬细胞（中性粒细胞、巨噬细胞）结合，在靶细胞和吞噬细胞间起桥梁作用，促进吞噬细胞吞噬靶细胞。

3. 免疫黏附及清除免疫复合物作用　补体激活产生的 C3b，可与免疫复合物中的抗体结合，使抗原抗体间亲和力降低，部分抗原抗体分离，免疫复合物变小，易于排除和降解。补体还可通过 C3b 或 C4b 使免疫复合物黏附到具有 CR1 和 CR3 的血细胞表面，形成较大的免疫复合物，利于在肝脏中被巨噬细胞清除，称为免疫黏附。

4. 炎症介质作用　补体激活过程中产生多种具有炎症作用的活性片段，如 C2a 能增加血管通透性，引起炎症充血，具有激肽样作用；C3a、C4a 和 C5a 又称过敏毒素，它们可与肥大细胞和嗜碱性粒细胞表面的受体结合，激发细胞脱颗粒，释放组胺和白三烯等血管活性介质，引起毛细血管通透性增加，平滑肌收缩，从而引起过敏症状；C5a 又称中性粒细胞趋化因子，能吸引中性粒细胞，使其向组织炎症部位聚集，加强对病原微生物的吞噬，同时增强炎症反应。

二、补体异常与疾病

补体遗传缺陷、功能障碍或过度活化，可引发遗传性血管神经性水肿等疾病。

（一）补体的遗传缺陷

补体固有成分缺陷会导致遗传性缺陷疾病，如 C3 缺乏会影响吞噬细胞对病原体的吞噬杀伤和对体内循环复合体的有效清除，使患者反复发生严重的细菌感染，且伴有肾小球肾炎。C5 ～ C9 中任何一种组分缺陷均可影响 MAC 的形成，导致患者因不能有效清除体内病原体而发生严重感染，其中以奈瑟菌感染最为常见。

补体调节成分缺陷也可引起遗传性缺陷疾病，如 C1 抑制物（C1INH）缺陷可引发遗传性血管神经性水肿。临床表现为反复发作的局限性皮肤和黏膜水肿。若水肿发生于胃肠道，可出现腹痛、恶心、呕吐或腹泻，若发生于咽喉，患者可因咽喉水肿阻塞气管而窒息，严重者可危及生命。

（二）补体与感染性疾病

补体在机体抗感染免疫中发挥重要作用，同时也参与病原体对机体的感染过程，如病原微生物可借助补体成分入侵机体细胞。其机制为：①微生物与补体片段 C3b、C4b 等结合后，再与组织细胞表面的补体受体结合，随后进入表达相应补体受体的组织细胞；②某些补体受体或补体调节蛋白作为特定病原体的受体，如膜辅因子蛋白（MCP）作为麻疹病毒的受体，可介导病原体进入表达相应补体受体的组织细胞。

（三）补体与炎症性疾病

补体激活是炎症反应中重要的早期现象，发生炎症时补体值可以增高，但在多种自身免疫病和变态反应性疾病发生时，补体值往往下降，因此临床上动态观察补体值的变化，对这一类疾病的诊断、病因研究及预后判断有重要意义。

血清补体值增高，可见于急性风湿热、菌血症等。血清补体值降低见于免疫复合物引起的肾炎、系统性红斑狼疮、类风湿关节炎等。

目标检测

一、单项选择题

1. 攻膜复合体 MAC 是指（　　）
   A. C5b　　　　B. C5b67　　　　C. C5b6
   D. C5b678　　　E. C5b6789

2. 下列哪种成分是经典激活途径的 C3 转化酶（　　）
   A. C4b2a　　　B. C567　　　　C. C3bBb
   D. C3bnBb　　　E. IC

3. 补体经典激活途径与旁路激活途径的共同点是（　　）
   A. 参与的补体成分相同
   B. C5 转化酶的组成相同
   C. C3 转化酶的组成相同
   D. 激活物质相同
   E. 攻膜复合物的形成及其溶解细胞效应相同

4. 补体激活过程中起关键作用的成分是（　　）
   A. C1　　　　B. C2　　　　C. C3
   D. C5　　　　E. C9

5. 在经典激活途径中，补体的识别单位是（　　）
   A. C1　　　　B. C2　　　　C. C3
   D. C4　　　　E. C5

6. 参与细胞毒作用和溶菌作用的补体成分是（　　）
   A. C3b、C5b　　　　B. C42

C. C5b6789　　　　D. C567
E. C423

7. 关于补体的叙述，下列哪项是正确的（　　）
   A. 是血清中一组具有酶活性的脂蛋白
   B. 具有细胞毒作用、促进吞噬作用，但无炎症介质作用
   C. 在免疫病理过程中发挥重要作用
   D. 对热稳定
   E. 只在特异性免疫效应阶段发挥作用

8. 抑制 C1 酶活性的补体调节因子是（　　）
   A. H 因子　　　B. I 因子　　　C. C1INH
   D. S 蛋白　　　E. C4bp

9. 补体的生物学作用不包括（　　）
   A. 溶解细胞作用　　　　B. 中和毒素
   C. 调理作用　　　　　　D. 炎症介质作用
   E. 免疫调节作用

10. MBL 激活途径和经典激活途径不同的是（　　）
    A. 激活物　　　　　　B. C3 转化酶
    C. C5 转化酶　　　　 D. MAC
    E. 效应

二、思考题

补体的生物学作用有哪些?

（饶冬梅）

第6章
免疫应答

免疫应答（immune response）是指机体免疫系统识别和清除抗原性异物的反应过程。其意义在于清除抗原性异物，保持内环境稳定。可分为固有免疫应答（innate immune response）和适应性免疫应答（adaptive immune response）。固有免疫应答也称为先天性免疫或非特异性免疫，是机体在种系发生和漫长的生物进化过程中，逐渐建立起来的可以遗传的天然免疫功能，被视为机体抵御病原微生物感染的第一道防线（详见第7章）。通常所说的免疫应答是指适应性免疫应答。

第1节　适应性免疫应答

适应性免疫应答亦称特异性免疫应答（specific immune response），是指体内免疫细胞（T细胞、B细胞）接受抗原刺激后，自身活化、增殖、分化为效应细胞，产生一系列生物学效应的全过程。主要功能在于通过识别"自己"和"非己"，有效地清除体内的抗原性异物，维持机体的生理平衡，但在某些情况下，适应性免疫应答也可对机体造成损伤，引起超敏反应、自身免疫病等，即所谓的病理性免疫应答反应。

一、适应性免疫应答的类型

适应性免疫应答根据其效应机制，可分为：①B细胞介导的体液免疫应答，是指外来的抗原进入机体后，诱导特异性B细胞活化、增殖为浆细胞，产生抗体，发挥特异性免疫效应作用。②T细胞介导的细胞免疫应答，主要通过效应T细胞或释放的细胞因子发挥特异性细胞免疫应答作用。

二、适应性免疫应答的基本过程

适应性免疫应答是在外周免疫器官如淋巴结、脾脏及皮肤黏膜相关淋巴组织中进行的。抗原可通过局部组织、血液或黏膜等不同途径进入机体，刺激机体的免疫细胞和免疫分子相互作用，使其共同完成复杂的免疫应答过程，最终产生免疫应答效应。其过程可分为三个阶段。

（一）抗原提呈与识别阶段

抗原提呈与识别阶段（亦称感应阶段），是指APC捕获、加工处理抗原，以及T细胞、B细胞识别抗原物质后启动活化的阶段。

1. 内源性抗原的提呈与识别　靶细胞内合成的抗原，如病毒感染的细胞合成的病毒蛋白质、肿瘤细胞内合成的肿瘤抗原及某些人体内的自身成分等，称为内源性抗原。内源性抗原在细胞质内蛋白酶的作用下水解为多肽，随后在内质网膜上抗原加工相关转运体（transporter associated with antigen processing，TAP）的协助下进入内质网，与在此新合成的MHC Ⅰ类分子形成抗原肽-MHC Ⅰ类分子复合物，然后通过高尔基体再转运至细胞表面，供CD8⁺T细胞识别（图6-1）。

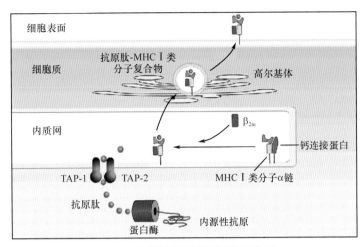

图 6-1 内源性抗原提呈过程示意图

2. 外源性抗原的加工处理与提呈　来源于 APC 之外的抗原进入机体后，APC 将其摄入细胞内形成内体；内体与溶酶体融合形成吞噬溶酶体，抗原在溶酶体蛋白水解酶的作用下降解成小分子的抗原肽片段，与内质网中新合成的 MHC Ⅱ 类分子结合形成抗原肽 -MHC Ⅱ 类分子复合物，经高尔基体转运至 APC 表面，供 CD4$^+$Th 细胞识别（图 6-2）。

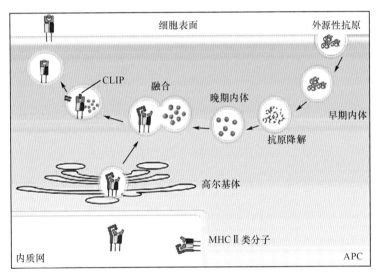

图 6-2　外源性抗原提呈过程示意图

CLIP：Ⅱ类分子相关的恒定链短肽

（二）增殖分化阶段

增殖分化阶段（亦称反应阶段），是指 T 细胞、B 细胞接受抗原物质刺激后在多种细胞因子的作用下，活化、增殖、分化为效应淋巴细胞的阶段。在 T 细胞、B 细胞分化的过程中有少部分的细胞可中途停止分化，成为记忆细胞，当再次与相应抗原接触时，可迅速增殖、分化为效应 T 细胞或浆细胞，发挥免疫效应。

（三）效应阶段

效应阶段是指浆细胞产生抗体发挥特异性体液免疫，以及效应 T 细胞直接杀伤靶细胞或通过释放细胞因子发挥特异性细胞免疫作用的过程。

三、适应性免疫应答的特点

1.特异性　是指 B 细胞或 T 细胞对某种抗原激活后，所产生的免疫应答产物（抗体或效应细胞）只对再次进入机体的相应性抗原异物产生特异性免疫应答效应。

2.记忆性　免疫系统对初次抗原刺激的信息可产生记忆 T 细胞和记忆 B 细胞，这种记忆性可维持很久，这些记忆细胞与再次进入机体的相同抗原相遇时，可产生迅速而强烈的再次免疫应答效应。

3.MHC 的限制性　是指 APC 与 T 细胞、T 细胞与 B 细胞在提呈与识别的过程中，均须在 MHC 分子的参与下才能产生免疫应答，此现象称为 MHC 的限制性。

4.多样性和自限性　多样性是指机体可针对环境中多种多样的抗原，分别建立起不同的特异性免疫应答；自限性是指机体对抗原刺激诱导的免疫应答效应，可以在一定的范围内进行自我调控，以维持和稳定正常的生理功能。

第 2 节　T 细胞介导的细胞免疫应答

T 细胞介导的免疫应答又称细胞免疫应答，是指抗原刺激 T 细胞使其活化增殖并分化为效应 T 细胞所发生的特异性免疫应答的过程。

一、T 细胞对抗原的识别

T 细胞通过表面的抗原识别受体 TCR 与 APC 表面的抗原肽 -MHC 分子复合物特异性结合的过程称为抗原识别，T 细胞在特异性识别 APC 所提呈的抗原肽时，须同时识别与抗原肽形成复合物的 MHC 分子，这种特异性的识别过程称为 MHC 的限制性。

二、T 细胞的活化

T 细胞活化信号的产生需要双信号。

（一）T 细胞活化的第一信号

CD4$^+$Th 细胞通过 TCR-CD3 复合物与 APC 表面相应抗原肽 -MHC Ⅱ类分子复合物特异性结合，CD8$^+$ T 细胞通过 TCR-CD3 复合物与 APC 表面相应抗原肽 -MHC Ⅰ类分子复合物特异性结合。此外，T 细胞表面的 CD4 或 CD8 分子可分别与 APC 表面的 MHC Ⅱ / Ⅰ类分子的非多态区结合，由此构成 T 细胞活化的第一信号。

（二）T 细胞活化的第二信号

在第一信号的基础上，T 细胞表面 CD28、CD2 等共刺激分子与 APC 表面 B7、CD58 等相应共刺激分子进行结合，构成了 T 细胞活化的第二信号。

除上述双信号外，T 细胞的活化还需要多种细胞因子的参与，在双信号及多种细胞因子的相互作用下 CD4$^+$Th/CD8$^+$ T 细胞被活化而成为效应 T 细胞。

三、效应 T 细胞的作用

参与细胞免疫应答的效应细胞主要是 CD4$^+$Th1 细胞和效应 CTL，二者的特性和生物学作用不同，故发挥不同的免疫效应。

（一）CD4$^+$Th1 细胞的效应

效应 CD4$^+$Th1 细胞接受相应抗原刺激后，可释放 IL-2、IFN-γ、TNF-β 和 GM-CSF 等细胞因子，这些细胞因子可募集淋巴细胞和单核 / 巨噬细胞迁移至局部组织，增强其吞噬活性，放大免疫效应。

（二）CTL 的效应

CTL 的主要生物学效应是杀伤和清除细胞内寄生物，如病毒感染的靶细胞或肿瘤细胞，CTL 主要通过下列两种途径杀伤靶细胞。

1. 穿孔素 / 颗粒酶系统　穿孔素存在于静止 CTL 的胞质颗粒中，当 CTL 活化后，穿孔素的单体从细胞释放后，插入靶细胞膜，多个穿孔素聚合成管状孔道，从而改变细胞的渗透压，最终导致细胞的溶解。颗粒酶经穿孔素在靶细胞膜所形成的管道进入靶细胞后，可激活 DNA 内切酶导致靶细胞凋亡。

2. Fas/FasL 系统　效应 CTL 表面可高度表达膜型 FasL，其与其靶细胞表面的 Fas 结合，启动靶细胞凋亡信号，导致靶细胞凋亡。

（三）CD4⁺Th2 细胞的效应

CD4⁺ Th2 细胞通过 IL-4、IL-5、IL-13 等细胞因子，辅助和促进 B 细胞增殖、分化为浆细胞产生抗体，以辅助体液免疫应答。另外 CD4⁺ Th2 细胞分泌的多种细胞因子可激活肥大细胞、嗜酸性和嗜碱性粒细胞而引起超敏反应等。

（四）调节性 T 细胞的效应

调节性 T 细胞（regulatory T cell，Treg 细胞，Tr 细胞）可通过分泌多种细胞因子，抑制活化 T 细胞的增殖及 DC 的抗原提呈功能，发挥负性免疫调控作用。

四、细胞免疫的生物学效应

1. 抗细胞内感染　细胞免疫主要针对胞内感染的病原体，如结核分枝杆菌、麻风分枝杆菌、伤寒沙门菌、布鲁氏菌、病毒、真菌及某些寄生虫等，发挥免疫作用。

2. 抗肿瘤　细胞免疫的抗肿瘤机制包括：CTL 的特异性杀伤作用，即 CTL 直接杀伤带有相应抗原的肿瘤细胞。另外细胞免疫过程中 Th1 细胞产生的某些细胞因子，如 TNF-β、IFN-γ 等，可直接或间接发挥杀瘤效应。

3. 引起免疫损伤　细胞免疫可通过 Th1 细胞释放的细胞因子，参与迟发型超敏反应，引起器官移植排斥反应，并参与某些自身免疫病的发生和发展过程。

4. 免疫调节　CD4⁺Th 亚群之间的平衡有助于调控机体产生类型和强度适宜的免疫应答；Tr 细胞可通过多种机制抑制过度免疫应答和及时终止免疫应答，从而在清除抗原的同时保持机体的免疫平衡状态，预防自身免疫病的发生。

第 3 节　B 细胞介导的体液免疫应答

B 细胞介导的体液免疫应答，其效应产物为抗体，在效应阶段抗体发挥着重要的免疫作用。B 细胞识别的抗原包括胸腺依赖性抗原（TD-Ag）和非胸腺依赖性抗原（TI-Ag）。

一、TD-Ag 诱导的体液免疫应答

TD-Ag 诱导的体液免疫应答，其过程亦可分为三个阶段，即抗原提呈与识别阶段，T 细胞、B 细胞的活化增殖与分化阶段及抗体发挥免疫效应的阶段。

（一）B 细胞对 TD-Ag 的识别

TD-Ag 初次进入机体多由树突状细胞摄取、加工处理，并将其处理后的抗原肽，以抗原肽 -MHC Ⅱ

类分子复合物的形式提呈给 CD4⁺Th 细胞，抗原再次进入机体，则主要由单核细胞 / 巨噬细胞或 B 细胞将其提呈给 CD4⁺Th 细胞。

（二）B 细胞的活化

B 细胞活化也需要双信号。

1. B 细胞活化的第一信号　B 细胞通过表面的 BCR 与特异性抗原表位结合，启动活化的第一活化信号，但由于 BCR 重链胞质区较短，自身不能传递信号，需要与 CD79a/CD79b 形成复合物将信号转入其细胞内。另外，成熟 B 细胞表面表达有 CD21/CD19/CD81 组成的 B 细胞活化共受体复合物。

2. B 细胞活化的第二信号　B 细胞不但是体液免疫应答的效应细胞，而且作为 APC 可以活化 T 细胞。B 细胞将其第一信号激活过程中传入的抗原进行加工处理，并以抗原肽 -MHC Ⅱ类分子复合物的形式表达于细胞表面，提供 T 细胞活化的第一信号，使 T 细胞表达 CD40L 并产生多种协同刺激分子（CD28 等）。上述分子与 B 细胞表面的 CD40 和 B7（CD80/CD86）等分子结合，构成了 B 细胞活化的第二信号，与此同时 T 细胞也获得了活化的第二信号，使 T 细胞进一步活化（图 6-3）。

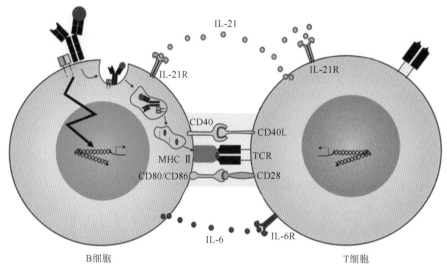

图 6-3　B 细胞与 T 细胞之间相互作用示意图

B 细胞在双信号的刺激下，开始增殖，进一步分化，并合成和分泌抗体。在此过程中部分 B 细胞中途停止分化，成为静息状态的记忆 B 细胞。

（三）免疫效应阶段

浆细胞合成和分泌的抗体以其 Fab 段结合抗原，并借助 Fc 段与固有免疫中的细胞（单核细胞、NK 细胞等）和补体分子结合，发挥重要的抗感染免疫作用，亦可造成机体的免疫损伤作用。

二、TI-Ag 诱导的体液免疫应答

TI-Ag 主要为多糖类抗原物质，如某些细菌的荚膜多糖、脂多糖等，TI-Ag 可直接激活 B 细胞产生抗体，无需 T 细胞的辅助，因此机体对 TI-Ag 的免疫应答比对 TD-Ag 诱导的免疫应答发生要早。但 TI-Ag 不能单独诱导 Ig 类别的转换和记忆 B 细胞的形成，只能产生 IgM 类抗体，不形成免疫记忆，不能发生再次免疫应答。

三、抗体产生的一般规律

1. 初次应答（primary response）　抗原初次进入机体诱导的免疫应答称为初次应答。其特点是：

①潜伏期长，一般需要 1～2 周；②抗体含量低，故在体内维持时间短；③初次应答产生的抗体以 IgM 为主，由于 IgM 抗体在其感染性疾病的发生过程中产生早、消失快，可作为某些传染性疾病的早期诊断；④抗体与抗原的亲和性低。

2. 再次应答（secondary response） 同一抗原再次侵入机体，由于初次应答后记忆细胞的存在，机体可迅速产生高效、特异的再次应答。与初次应答比较，再次应答的特点为：①潜伏期短，大约为初次应答潜伏期的一半；②抗体含量高，在体内维持时间长；③产生的抗体以 IgG 为主；④抗体与抗原的亲和性高（图 6-4）。

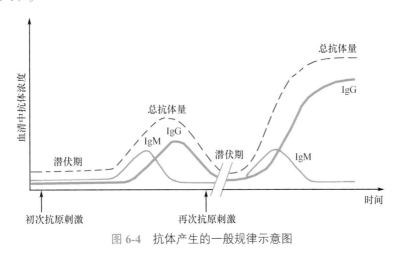

图 6-4 抗体产生的一般规律示意图

第 4 节 免疫调节与免疫耐受

一、免疫调节

免疫调节是指在免疫应答过程中，免疫系统中的免疫细胞与免疫细胞、免疫细胞与免疫分子及免疫系统与其他系统之间的相互作用所构成的相互协调、相互制约的网络结构，以维持机体内环境稳定的一种生理过程。

（一）抗原对免疫应答的调节

抗原的刺激是免疫应答产生的条件。抗原的性质可影响免疫应答的类型，如 TD-Ag 能同时诱导机体产生以 IgG 为主的体液免疫和细胞免疫，而且保留免疫记忆；TI-Ag 只诱导体液免疫，不产生免疫记忆，产生的抗体大多为低亲和性的 IgM 类抗体。另外抗原的剂量和进入机体的途径亦可影响免疫应答的类型。

（二）免疫分子的调节

1. 抗体或免疫复合物的免疫调节作用 抗体与相应抗原结合形成免疫复合物，可借助补体、吞噬细胞、NK 细胞的溶解杀伤作用清除抗原，使抗原数量减少，对 B 细胞刺激减弱，对体液免疫起到负调节作用。

2. 补体的调节 补体多种成分可参与免疫细胞间的相互作用，影响免疫细胞的增殖与分化。例如，B 细胞可通过 CD21 分子与 C3b 结合而被活化。

3. 细胞因子的调节 细胞因子在固有性免疫应答和适应性免疫应答过程中发挥着多种免疫调节作用。例如，IL-4、IL-5、IL-6、IL-13 和肿瘤坏死因子等可促进 B 细胞的活化，增强体液免疫功能；转化生长因子 -β（TGF-β）可抑制 T 细胞的增殖与前 B 细胞的成熟，抑制巨噬细胞的活化，降低 NK 细胞的杀伤活性等。

（三）免疫细胞的调节

1.抗原提呈细胞的免疫调节　APC 在机体免疫识别、免疫应答与免疫调节中均可发挥重要的作用，不仅可通过提呈抗原启动适应性免疫应答，而且可通过表达共刺激分子活化 T 细胞、B 细胞，并可分泌多种细胞因子对免疫应答起正、负调节作用。

2.T 细胞的免疫调节　T 细胞的不同亚群在免疫应答的过程中均有不同程度的免疫调节作用。Th1 细胞产生的 IL-2 可扩大免疫效应；Th2 细胞分泌的 IL-4、IL-5 等可促进 B 细胞的分化与增殖；Th1 细胞分泌的 IFN-γ 可抑制 Th2 细胞的增殖，而 Th2 细胞产生的 IL-4、IL-10 可抑制 Th1 细胞的活性。Ts 细胞和 Tr 细胞可通过抑制性细胞因子（IL-10、TGF-β）发挥负调节作用。

3.NK 细胞的免疫调节　NK 细胞活化后可分泌大量细胞因子，对免疫细胞的活化与增殖具有促进作用，可增强机体的抗感染能力。

二、免疫耐受

免疫耐受（immunological tolerance）是指机体免疫系统接触某一抗原后形成的特异性免疫无应答状态。能诱导免疫耐受的抗原，称为耐受原。

（一）天然免疫耐受

Owen 于 1945 年首先报道了在胚胎期接触同种异型抗原所致免疫耐受的现象。他观察到异卵双胎小牛能接受双胞胎另一小牛的皮肤移植而不产生排斥反应。Owen 称这种在胚胎期接触同种异型抗原所致的免疫耐受现象为天然免疫耐受。后证实，在胚胎个体免疫系统尚未发育成熟阶段，如特异性淋巴细胞接受抗原刺激，会使细胞克隆被清除，从而对该抗原产生免疫耐受。

（二）后天诱导性免疫耐受

后天诱导性免疫耐受是指在后天生活过程中，原本对抗原产生应答的特异性 T 细胞和 B 细胞失去反应能力的现象。后天诱导性免疫耐受的形成主要取决于抗原和机体两方面因素。

1.抗原因素　抗原的理化性质、剂量、免疫途径及是否加入佐剂是诱导免疫耐受的重要因素。一般来讲，小分子、可溶性、非聚合的单体物质，如多糖、脂质和可溶性血清蛋白多为耐受原，而大分子、颗粒性及聚合的蛋白质则为良好的抗原。抗原进入机体是否能形成免疫耐受还与抗原的剂量、种类，动物的种属、品系及年龄密切相关，一般而言，抗原的剂量越大、动物的年龄越小，越容易形成免疫耐受。

2.机体因素　包括机体发育的阶段和年龄等。一般在胚胎发育期容易形成耐受，新生期次之，成年期最难。

（三）免疫耐受的机制

免疫耐受按其形成时期不同分为中枢耐受和外周耐受。

1.中枢耐受　是指在胚胎期及出生后 T 细胞和 B 细胞的发育过程中，遇到自身抗原时所形成的耐受。

2.外周耐受　是指成熟的 T 细胞及 B 细胞，在外周免疫器官中遇到外源性或内源性抗原后形成的免疫无应答状态。

（四）免疫耐受的意义

免疫耐受的诱导、维持和破坏可影响许多疾病的发生、发展和转归，故可通过人为的干预、诱导或终止免疫耐受，为某些疾病的防治提供新的手段。例如，通过诱导或维持免疫耐受，防治过敏性疾病、自身免疫病及器官移植的排斥反应，通过终止免疫耐受激发机体产生针对靶抗原的免疫应答，以有利于病原体的清除和肿瘤的防治。

目标检测

一、单项选择题

1. 对先天免疫的描述错误的是（　）
   A. 经遗传获得
   B. 生来就有
   C. 针对某种细菌的抗感染免疫
   D. 对入侵的病原菌最先发挥抗感染作用
   E. 正常人体都有

2. 免疫应答发生的场所不包括（　）
   A. 淋巴结　　B. 胸腺　　　C. 脾脏
   D. 扁桃体　　E. 肠系膜淋巴结

3. B 细胞对 TD-Ag 应答的特点是（　）
   A. 只产生 IgM　　　B. 不产生免疫记忆
   C. 不依赖 Th 细胞　　D. 必须依赖 Th 细胞辅助
   E. 以上都不是

4. B 细胞对 TI-Ag 的应答是（　）
   A. 只产生 IgG
   B. 只产生 IgM
   C. 可产生免疫记忆
   D. 必须依赖 Th 细胞辅助
   E. 以上都不是

5. 下列哪种抗体对疾病早期的诊断有价值（　）
   A. IgG　　　B. IgD　　　C. IgA
   D. IgE　　　E. IgM

6. 下列哪一项是初次应答的特点（　）
   A. 抗体产生量大，维持时间长
   B. 主要以 IgG 为主
   C. 产生抗体与抗原的亲和力低
   D. 产生抗体与抗原的亲和力高
   E. 抗体产生潜伏期短

7. 再次免疫应答产生的抗体以下列哪种为主（　）
   A. IgG　　　B. IgD　　　C. IgA
   D. IgE　　　E. IgM

8. 能直接特异性杀伤靶细胞的细胞是（　）
   A. NK 细胞　　　　B. 巨噬细胞
   C. CTL　　　　　　D. Th 细胞
   E. 中性粒细胞

二、思考题

1. 免疫应答中的细胞相互间作用有哪些？
2. 细胞免疫与体液免疫的关系是什么？

（范海燕）

第**7**章

抗感染免疫

宿主针对不同病原体的免疫保护机制各不相同，但也具有一些共同特征，如抗感染免疫是基于固有免疫和适应性免疫的协同作用，清除不同类型的病原体需要诱导不同类型的抗感染免疫应答，抗感染免疫效应决定了病原体在宿主体内的存活和致病性，有时也会导致免疫病理损伤等。

 案例 7-1

患者，男，16岁，因受凉出现咽干、烧灼感，随后有鼻塞、流清涕。第二天发热，体温38℃，咽痛、鼻涕变稠。入院检查后初步诊断为上呼吸道感染。

问题：试分析上呼吸道感染发生时，机体是如何进行抗感染的？

第 1 节　固有免疫的抗感染作用

一、固有免疫组织

组织屏障为机体抗感染的第一道防线，是发挥固有免疫功能的重要组成部分。

1. 皮肤黏膜屏障

（1）物理屏障　完整的皮肤和黏膜可以机械性地阻挡病原体侵入机体，如鼻孔中的鼻毛、呼吸道黏膜表面的黏液均能阻挡并排除病原体的侵入。

（2）化学屏障　皮肤和黏膜分泌的杀菌物质，如皮肤的汗腺分泌的乳酸、皮脂腺分泌的脂肪酸呈酸性，不利于病原体的生长。唾液、泪液、乳汁及呼吸道分泌液中的溶菌酶能溶解革兰氏阳性菌，胃液中的胃酸也有很强的杀菌能力。

（3）微生物屏障　在皮肤、黏膜表面生长的正常菌群与机体保持互相依赖、互相制约的平衡关系。正常菌群生长代谢所产生的代谢产物，对病原体具有有效的杀伤作用。

2. 血脑屏障　主要由软脑膜、脉络丛毛细血管壁和毛细血管壁外覆盖的星形胶质细胞所组成，可阻挡病原体及其代谢产物由血流进入脑组织和脑脊液。婴幼儿血脑屏障尚未发育完善，容易发生中枢神经系统感染。

3. 胎盘屏障　由子宫内膜的基蜕膜和胎儿绒毛膜滋养层细胞组成，具有阻挡母体感染的病原体进入胎儿体内，保护胎儿免受感染的作用。胎盘屏障在妊娠的前三个月内，发育尚不完善，有些病毒，如风疹病毒、巨细胞病毒和柯萨奇病毒，易进入胎儿体内引起胎儿畸形，甚至死亡。

二、固有免疫细胞

固有免疫细胞主要包括单核细胞、巨噬细胞、树突状细胞、中性粒细胞、嗜酸性粒细胞、嗜碱性粒细胞、肥大细胞和自然杀伤细胞等。

（一）吞噬细胞

1. 吞噬细胞的种类　主要包括血液中的中性粒细胞、单核细胞和组织中的巨噬细胞。中性粒细胞是存在于血循环中的小吞噬细胞，呈圆形，因其核呈多叶性，常被称为多形核细胞，在人体血液中可游走，在巡查血流、寻找侵入的微生物中发挥重要作用。单核细胞在血液中仅停留 12～24 小时，其进入表皮棘层可分化为朗格汉斯细胞，进入结缔组织或器官可分化为巨噬细胞。巨噬细胞可因所处部位不同而名称不同，如在淋巴结、脾脏、肺泡、胸腔和腹腔中称巨噬细胞，在中枢神经组织称小胶质细胞，在肝脏称库普弗细胞，在骨内称破骨细胞。巨噬细胞较大，呈多形性，胞质内富含溶酶体和其他细胞器，具有强大的吞噬、杀菌、清除凋亡细胞的能力。巨噬细胞具有促进炎症、杀伤靶细胞、加工提呈抗原及免疫调节等多种生物学功能，不仅执行固有免疫应答的效应功能，也在适应性免疫应答的各阶段发挥作用。巨噬细胞在病毒感染早期开始活化并生成大量的促炎介质，IFN-γ 可以增强这一功能。另外，巨噬细胞也可通过 ADCC 清除病毒。

2. 吞噬细胞的杀菌过程　一般分为三个阶段。①吞噬细胞与病原体接触：这种接触可以是偶然相遇，也可通过趋化因子（如补体活化产物 C3a、C5a，细菌多糖等）的作用，使吞噬细胞向感染部位聚集。②吞入病原体：由吞噬细胞伸出伪足将较大的颗粒物质（如细菌）包绕并摄入胞质内形成吞噬体；对于小分子物质（如病毒），由细胞膜内陷直接将其吞入胞质中，形成吞噬小泡。③杀死和破坏病原体：吞噬体形成后，胞质中的溶酶体与之靠近、接触，并融合成为吞噬溶酶体，溶酶体中的各种溶酶体酶（如碱性磷酸酶、髓过氧化物酶、蛋白酶、核酸酶等）可发挥溶解及消化作用，不能消化的残渣排出吞噬细胞外。

3. 吞噬结果　因机体免疫功能状态和被吞噬微生物种类不同而不同。部分微生物如化脓性球菌被吞噬后在 5～10 分钟内死亡，在 30～60 分钟内被消化裂解，其降解或消化作用主要由吞噬细胞溶酶体内各种水解酶分解完成，这个过程称为完全吞噬。某些胞内寄生菌如结核分枝杆菌、布鲁氏菌和伤寒沙门菌等在机体免疫功能低下的情况下，虽被吞噬却不被杀灭，反而在细胞内增殖，甚至随着吞噬细胞扩散到机体其他部位，这个过程称为不完全吞噬。

（二）自然杀伤细胞

自然杀伤细胞（NK 细胞）具有抗肿瘤和抗病毒感染作用。其细胞毒作用机制是通过 ADCC 和分泌穿孔素、颗粒酶等杀伤感染寄生微生物的靶细胞。活化的 NK 细胞可分泌 IFN-γ 和 TNF-α 等多种细胞因子，通过干扰病毒复制和进一步活化吞噬细胞，在机体针对病毒的抗感染免疫早期发挥重要作用。

三、固有免疫分子

1. 补体系统　在感染早期病原体通过补体活化的旁路激活途径或 MBL 激活途径活化补体；在抗体产生之后，通过经典激活途径激活补体，补体被激活后发挥溶菌作用，且补体激活过程中，还可产生多种活性片段，发挥趋化作用、调理作用和免疫黏附作用参与机体抗感染过程。

2. 细胞因子　机体感染后可刺激免疫细胞和感染的组织细胞产生多种细胞因子，引起炎症反应，产生抗病毒、抗肿瘤和免疫调节等作用，如病毒感染后可刺激组织细胞产生干扰素，干扰病毒蛋白质合成而起抗病毒作用。

3. 溶菌酶　是一种小分子多肽，主要来源于吞噬细胞，广泛分布于血清、唾液、泪液、尿液等多种外分泌液中。溶菌酶通过作用于革兰氏阳性菌的细胞壁肽聚糖，使之裂解而发挥溶菌作用，革兰氏阴性菌在少量肽聚糖外有一层外膜保护，故对溶菌酶不敏感。

溶菌酶的发现

英国细菌学家弗莱明很善于提出问题。1921年，他对眼睛的抵抗力产生了兴趣。他想："人的眼睛难免受到细菌的伤害，但眼睛为什么很少发生感染呢？是不是眼睛里面有一种物质在起作用呢？"为了研究这个问题，他收集了一些眼泪，再把细菌接种到眼泪里，结果，细菌很快就死了。弗莱明如同发现了新大陆——"人的眼泪里一定存在着一种能使细菌致死的物质。"经过研究，他终于找到了眼泪中一种未知的蛋白质，这种蛋白质可以将细胞壁溶解，使细菌丧失抵抗力而死亡。后来，这种能溶解细菌细胞壁的蛋白质被命名为溶菌酶。

4. 防御素　为一组耐受蛋白酶的富含精氨酸的小分子多肽，人体内存在两种防御素：α- 防御素、β- 防御素。α- 防御素由中性粒细胞和小肠帕内特(Paneth)细胞产生，主要作用于某些细菌和有包膜的病毒。β- 防御素主要由上皮细胞产生，具有广谱抗细菌和抗真菌作用，并对单纯疱疹病毒、流感病毒、人类免疫缺陷病毒等具有明显的杀伤力。

第2节　适应性免疫的抗感染作用

适应性免疫的抗感染作用，主要通过体液免疫和细胞免疫清除体内感染的病原体。

（一）抗胞外菌适应性免疫

体液免疫是宿主对抗胞外菌感染的主要保护性免疫机制，通过体液免疫可清除病原体或中和毒素。

胞外菌的蛋白质抗原为 TD-Ag，可激活 CD4$^+$T 细胞，活化后的 Th 细胞可辅助 B 细胞的活化并产生抗体，还可以通过分泌细胞因子增强巨噬细胞的吞噬和杀菌作用，这是适应性免疫与固有免疫协同作用的典型表现。宿主产生主要针对细胞壁成分或毒素的抗体，通过中和作用、调理吞噬作用、补体经典激活途径等清除胞外菌，其中中和作用主要依赖高亲和力的 IgG 和 IgA，补体激活主要靠 IgM 和 IgG，发挥调理作用的主要为 IgG 的某些亚型。

（二）抗胞内菌适应性免疫

1. CTL 作用　CTL 对清除胞内菌感染起关键作用。胞内菌被吞噬细胞降解或宿主细胞死亡时产生细菌蛋白，被树突状细胞摄取后将抗原成分提呈并激活 CD8$^+$T 细胞，激活的 CD8$^+$T 细胞分化为CTL，主要通过分泌 TNF-α、IFN-γ 或可直接杀菌的颗粒来清除靶细胞。

2. Th 细胞作用　胞内菌活化的特异性 CD4$^+$T 细胞可分化为 Th1，通过释放 IFN-γ 辅助巨噬细胞活化，发挥抗菌作用。在抗胞内菌应答中，Th1 应答比 Th2 应答更重要，如 Th2 应答上调的麻风病患者，易患破坏性的麻风病，即瘤型麻风病；而 Th1 应答上调的麻风病患者症状较轻，即结核样型麻风病(良性麻风)。

3. 抗体的作用　细菌特异性中和抗体虽然不能直接清除胞内菌，但可释放到细胞外环境中，与尚未感染新宿主细胞的子代菌结合，阻断细菌进入宿主细胞，并通过调理吞噬或补体介导的溶菌作用，清除胞内菌。

（三）抗病毒适应性免疫

1. CTL 作用　CD8$^+$T 细胞激活后分化为 CTL，CTL 的主要生物学效应是清除肿瘤细胞和病毒感染的细胞。CTL 可分泌穿孔素、颗粒酶，改变细胞渗透压，溶解细胞，破坏靶细胞内遗传物质，既可以杀死靶细胞，也可抑制感染病毒的复制，阻止病毒再感染其他细胞。此外，CTL 表面高表达 FasL，与靶细胞表面的 Fas 结合，通过一系列细胞内信号转导作用，使胞内核小体断裂，导致靶细胞凋亡。

2. Th 细胞作用　完整的病毒颗粒或其组分可被树突状细胞、吞噬细胞等摄取加工，将病毒的核酸序列或蛋白抗原等有效抗原成分提呈给 CD4$^+$T 细胞，活化后的 CD4$^+$T 细胞分化为 Th 细胞，产生 IL-2，一方面促进 CD8$^+$T 细胞的增殖活化；另一方面 Th 细胞辅助 B 细胞的活化，产生体液免疫应答抗病毒。

3.抗体的作用　B 细胞能识别被提呈至感染细胞表面的病毒抗原或释放至细胞外的子代病毒颗粒，在 T 细胞帮助下，B 细胞被激活，分化为浆细胞、记忆 B 细胞，产生中和抗体。由于病毒寄生在细胞内，早期产生的抗体多不能发挥作用，但晚期的中和抗体进入血液后可结合病毒，阻止病毒结合宿主细胞，防止感染进一步扩散。抗病毒抗体可介导 ADCC，也可激活补体，在有包膜的病毒和被感染的宿主细胞表面形成攻膜复合物（MAC），以杀死病毒或感染的细胞；此外，补体成分还可调理吞噬细胞外的病毒颗粒。

第 3 节　固有免疫应答与适应性免疫应答的关系

固有免疫细胞和免疫分子参与适应性免疫应答的全过程，并能影响初始 T 细胞的分化和适应性免疫应答的类型。在生理条件下，固有免疫应答与适应性免疫应答密切配合，共同完成宿主免疫防御、免疫自稳和免疫监视功能，产生对机体有益的免疫保护作用。

（一）固有免疫应答启动适应性免疫应答

树突状细胞能启动初始 T 细胞的活化，是机体适应性免疫应答的始动者。巨噬细胞在吞噬杀伤病原体的同时也具有抗原加工和提呈功能。上述两类固有免疫细胞直接参与适应性免疫应答的启动。

（二）固有免疫应答调节适应性免疫应答的类型和强度

固有免疫细胞识别不同种类的病原体，产生不同类型的细胞因子，从而决定适应性免疫细胞的分化及免疫应答的类型，并调节适应性免疫应答的强度。例如，巨噬细胞接受某些病原体或抗原刺激，可产生以 IL-12 为主的细胞因子，从而诱导 Th0 细胞分化为 Th1 细胞，辅助 CD8$^+$T 的活化，介导细胞免疫应答；肥大细胞、NK 细胞等受胞外感染的病原体或某些寄生虫刺激，可产生 IL-4 为主的细胞因子，从而诱导 Th0 细胞分化为 Th2 细胞，辅助 B 细胞的活化，从而介导体液免疫应答；活化的 NK 细胞等可通过合成并分泌 IFN-γ 等细胞因子，促进 APC 表达 MHC 分子和抗原提呈，从而使机体适应性免疫应答能力增强。

（三）固有免疫应答协助适应性免疫应答产物发挥免疫效应

1.协助体液免疫应答　抗原刺激 B 细胞增殖分化为浆细胞，可产生抗体，发挥体液免疫效应，但抗体本身并不具备直接杀菌和清除病原体的作用，只有在吞噬细胞、NK 细胞和补体等固有免疫细胞和分子的参与下，通过调理吞噬、ADCC 和补体介导的溶菌效应，才能有效杀伤、清除病原体。

2.协助细胞免疫应答　树突状细胞、巨噬细胞等固有免疫细胞，作为抗原提呈细胞，将加工后的抗原提呈给 T 细胞，启动细胞免疫，感染或肿瘤发生部位的固有免疫细胞和补体，经活化后产生的趋化因子、促炎细胞因子等炎性介质，可使局部血管内皮细胞活化表达多种黏附分子、膜型或分泌型趋化因子，并与效应 T 细胞表面相应的黏附分子和趋化因子受体结合，介导效应 T 细胞与局部血管内皮细胞黏附，继而进入感染或肿瘤发生部位发挥作用。

（四）固有免疫应答协同适应性免疫应答发挥免疫效应

Th1 细胞可产生以 IFN-γ、IL-2 等为主的细胞因子，这些细胞因子可以活化 NK 细胞、巨噬细胞，增强其杀伤活性，增强 MHC 分子的表达，提高抗原提呈能力，有利于清除细胞内病原体。

抗体在吞噬细胞、NK 细胞和补体等固有免疫细胞和分子参与下，通过调理吞噬、ADCC 和补体激活介导的溶菌效应,可有效杀伤和清除病原体等抗原性异物。

目标检测

一、单项选择题

1. 病原微生物侵入机体后,首先激起机体的免疫应答类型是( )
   A. 固有性免疫应答
   B. 适应性免疫应答
   C. 细胞免疫
   D. 体液免疫
   E. 以上均不对

2. 免疫应答对机体是( )
   A. 有利的反应
   B. 不利的反应
   C. 有时有利,有时不利
   D. 适当时有利,不适当时不利
   E. 以上都不是

3. 吞噬细胞包括( )
   A. 单核 / 巨噬细胞和中性粒细胞
   B. 单核 / 巨噬细胞和 NK 细胞
   C. 巨噬细胞和中性粒细胞
   D. 巨噬细胞和外周血中的单核细胞
   E. 外周血中的单核细胞和中性粒细胞

4. 感染时,最早被招募到感染部位的吞噬细胞是( )
   A. 巨噬细胞　　　　B. 中性粒细胞
   C. NK 细胞　　　　D. 单核细胞
   E. T 细胞

5. 具有非特异性杀伤作用的细胞是( )
   A. Th 细胞　　　　B. CTL
   C. DC　　　　　　D. NK 细胞
   E. Ts 细胞

6. 在固有免疫应答的感应阶段,巨噬细胞的主要作用是( )
   A. 生成补体　　　　B. 释放活性氧
   C. 分泌溶菌酶　　　D. 参与 ADCC
   E. 摄取、加工处理和呈递抗原

7. 皮肤黏膜上皮细胞的物理屏障作用表现下列哪项不正确( )
   A. 致密的上皮细胞具有机械屏障作用
   B. 上皮细胞的更新
   C. 呼吸道黏膜上皮的纤毛可做定向摆动
   D. 黏膜上皮细胞表面分泌物的冲洗作用
   E. 黏膜上皮细胞表面分泌物的抗菌作用

8. 不参与适应性免疫应答的细胞有( )
   A. T 细胞　　　　　B. B 细胞
   C. APC　　　　　　D. 巨噬细胞
   E. 黏膜上皮细胞

二、思考题

1. 抗胞外菌免疫与抗胞内菌免疫有何不同?
2. 举例说明固有免疫应答与适应性免疫应答的关系。

（饶冬梅）

第 8 章
超 敏 反 应

超敏反应（hypersensitivity）又称变态反应（allergy），是指机体受到某些特定抗原持续刺激或同一抗原再次刺激时，产生以生理功能紊乱或组织细胞损伤为主要表现的异常适应性免疫应答。超敏反应根据发生的机制和临床表现不同可分为Ⅰ～Ⅳ型。

第 1 节 Ⅰ型超敏反应

Ⅰ型超敏反应又称过敏反应（anaphylaxis）或速发型超敏反应（immediate hypersensitivity），临床上最为常见。其特征为：①反应发生快、消退快；②由特异性IgE抗体介导；③临床表现为生理功能紊乱；④有明显的个体差异和遗传倾向。

 案例 8-1

患者，女，54岁，确诊为原发性支气管肺癌，入院行第一周期紫杉醇联合顺铂（TP）化疗。紫杉醇以20滴/分的速度静脉滴注，6分钟后患者出现面色潮红、胸闷、气急，脉率110～120次/分，血压90/50mmHg，血氧饱和度下降至70%以下。

问题：患者出现上述症状的原因是什么？护理人员在执行此类医嘱时应注意什么？

一、发生机制

（一）参与反应的物质

1. **变应原** 也称过敏原，能够选择性诱导机体发生Ⅰ型超敏反应。变应原种类繁多，可通过吸入、食入、注射或接触使机体致敏。临床常见的变应原如下。

（1）吸入性变应原 植物花粉（如豚草花粉）、尘螨排泄物、真菌菌丝或孢子、动物皮毛或皮屑、昆虫毒液及纤维的混合物等，均为常见呼吸道变应原（图8-1）。

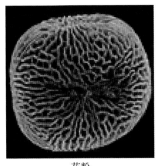
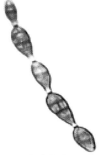
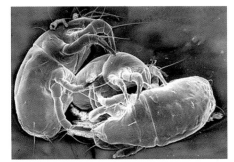

花粉　　　　　　　　　真菌孢子　　　　　　　　　尘螨

图 8-1　显微镜下的常见吸入性变应原

（2）某些药物、化学物质或异种动物免疫血清 青霉素或其降解产物或制剂中的杂质均可与体内蛋白质结合成为变应原。临床上应用的抗毒素多为马源性抗血清，对人而言属于异种物质，可使某些机体发生Ⅰ型超敏反应。

（3）食物变应原 如牛奶、鸡蛋、海鱼、蟹、虾等高蛋白食物，主要引起消化道Ⅰ型超敏反应。

（4）某些酶类物质 如尘螨中的半胱氨酸蛋白可引起呼吸道过敏反应，细菌酶类物质（如枯草菌溶素）可引起支气管哮喘。

2. 抗体 引起Ⅰ型超敏反应的抗体主要是IgE。IgE主要由分布在鼻咽、扁桃体、气管、支气管及胃肠道等处的黏膜固有层中的浆细胞产生，这些部位是变应原易侵入的门户，也是Ⅰ型超敏反应的好发部位。正常人血清中IgE含量极微，而过敏患者体内IgE浓度可增高1000～10 000倍。IgE具有亲细胞特性，能与同种肥大细胞及嗜碱性粒细胞膜上的IgE Fc受体（FcεR Ⅰ）牢固结合，使该细胞处于致敏状态。结合后的IgE半衰期可从2.5天延长至8～14天。

3. 细胞及其活性物质 参与Ⅰ型超敏反应的细胞主要是肥大细胞、嗜碱性粒细胞及嗜酸性粒细胞。活化的细胞可释放多种活性介质，引起一系列临床表现，对Ⅰ型超敏反应的发生起到关键作用（图8-2）。

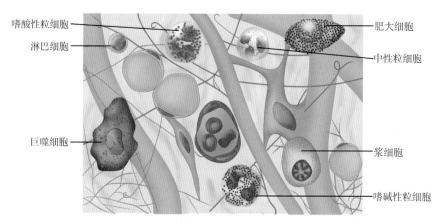

图8-2 参与Ⅰ型超敏反应的细胞

（1）肥大细胞和嗜碱性粒细胞 肥大细胞广泛分布于呼吸道、胃肠道和泌尿生殖道的黏膜上皮及皮肤下的结缔组织内靠近血管处。嗜碱性粒细胞主要循环于外周血中。两种细胞胞质内均有大量嗜碱颗粒，颗粒内含有多种生物活性介质，细胞膜上均表达有大量高亲和力的IgE受体（FcεR Ⅰ），可与IgE的Fc段牢固结合。细胞被活化随即发生脱颗粒反应，释放多种活性介质，一类是预先合成并储存于颗粒中的介质，如组胺、肝素、激肽原酶和趋化因子等；还有一类是细胞膜磷脂酶类被活化，催化膜磷脂降解新合成的介质，如白三烯（LT）、前列腺素（PG）、血小板活化因子（PAF）等。

（2）嗜酸性粒细胞 Ⅰ型超敏反应炎性病灶中有大量嗜酸性粒细胞浸润，外周血中该细胞水平显著增高，主要分布于呼吸道、消化道和泌尿生殖道黏膜皮下结缔组织。嗜酸性粒细胞在Ⅰ型超敏反应中发挥双向作用，一方面，嗜酸性粒细胞能释放多种酶，灭活或抑制组胺、血小板活化因子等生物活性介质，对超敏反应起负调节作用；另一方面，其释放的碱性蛋白、白三烯、血小板活化因子等参与Ⅰ型超敏反应迟发相反应，引起慢性过敏反应，如长期哮喘、持续性鼻塞、湿疹。

（二）发生过程

Ⅰ型超敏反应发生过程可分为两个阶段（图8-3）。

1. 机体致敏 变应原通过呼吸道、消化道等多种途径进入机体后，诱导变应原特异性B细胞分化为浆细胞，产生IgE类抗体，IgE通过其Fc段固定于肥大细胞及嗜碱性粒细胞膜的FcεR Ⅰ上，此时这些细胞称致敏靶细胞，机体即处于致敏状态。致敏状态一般可持续半年以上，在此期间如不再接触同种变应原，致敏状态可逐渐消失。

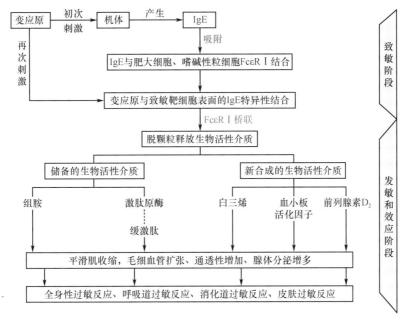

图 8-3 Ⅰ型超敏反应发生机制示意图

2. IgE 受体交联引发细胞活化 当相同的变应原再次进入已致敏的机体，即可与致敏靶细胞上的 IgE 发生特异性结合。二价或多价变应原与细胞上两个以上相邻的 IgE 结合，细胞膜上的 FcεR Ⅰ因 IgE 搭桥连接（桥联）而发生移位、变构，细胞即被活化发生脱颗粒反应，同时迅速合成新的生物活性介质并释放至细胞外（图 8-4）。

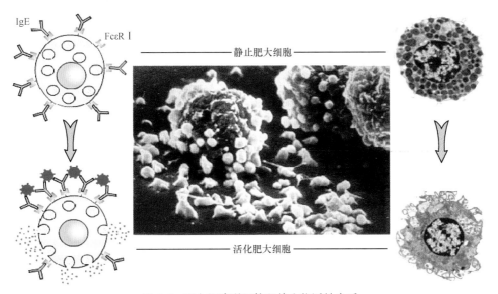

图 8-4 肥大细胞脱颗粒释放生物活性介质

3. 生物活性介质介导的效应 生物活性介质作用于靶器官与组织，引起病理变化：①平滑肌收缩痉挛，尤以气管、支气管、胃肠道的平滑肌为甚，导致呼吸困难、腹痛、腹泻。②毛细血管扩张、通透性增加，导致血浆外渗，局部水肿、血压下降，甚至休克。③黏膜腺体分泌增加。不同的介质作用各有其特点，如组胺迅速释放并立即发挥作用，但维持时间短，可被组胺酶快速分解而失活，对血管和平滑肌的作用明显，促腺体分泌作用强，是唯一引起痒感的介质。白三烯的释放与发挥作用则较缓慢，效应持久，尤其对支气管平滑肌具有强烈而持久的收缩作用，效力比组胺大 100～1000 倍，是引起持续性哮喘发作的重要介质。细胞脱颗粒反应是一种生理分泌现象，脱颗粒后因颗粒耗竭，机体暂时处于脱敏状态，经 1～2 天后细胞又重新形成新的颗粒，使机体重新处于致敏状态。

二、临床常见疾病

Ⅰ型超敏反应性疾病中，变应原可经多种途径进入人体，涉及多个系统的症状，临床疾病表现多样。

1. 全身性过敏反应（过敏性休克）　主要见于再次注射异种动物免疫血清（如用马制备的抗毒素）和药物（如青霉素）后所导致的过敏性休克，通常在注射后数秒或数分钟内发生。初为皮肤痒感，随后有广泛的皮肤红斑或荨麻疹，可出现胸闷、胸痛、呼吸困难，可有恶心、呕吐、腹痛和腹泻等消化系统症状，少数患者可在短时间内死于休克或窒息。值得注意的是，初次注射青霉素有时也可发生过敏反应，是以往接触过青霉素变应原成分使机体致敏所致。例如，曾使用污染了青霉素的注射器，皮肤、黏膜接触过青霉素降解物或空气吸入青霉菌孢子等。

2. 呼吸道过敏反应　主要由吸入性变应原引起。

（1）支气管哮喘　过敏性哮喘是以肺组织细胞浸润（主要为嗜酸性粒细胞及 T 细胞）、黏液过度分泌及气道高反应性（AHR）为特征的小气道炎症性疾病。临床表现主要为支气管平滑肌痉挛和气道变应性炎症反应，导致支气管壁增厚而引起的呼吸困难等症状。

（2）过敏性鼻炎　反应主要定位于鼻黏膜和眼结膜。表现为清水样鼻涕、阵发性喷嚏、鼻痒及眼结膜水肿和眼分泌物增多。

3. 消化道过敏反应　主要表现为过敏性胃肠炎。可见于进食鱼、虾、蛋、乳等食品或服用某些药物后，发生恶心、呕吐、腹痛、腹泻等症状。患者肠黏膜防御功能减弱，常伴有蛋白水解酶缺乏，某些食物蛋白未完全消化即被吸收，从而作为变应原诱发消化道过敏，个别严重者可发生过敏性休克。

4. 皮肤过敏反应　常在进食某些食物或药物，或感染某些寄生虫时发生，症状为皮肤荨麻疹、湿疹和血管性水肿等，多数在半小时至数小时后消退，少数在 4～6 小时出现迟发相反应。

第 2 节　Ⅱ型超敏反应

Ⅱ型超敏反应又称细胞毒型（cytotoxic type）或细胞溶解型（cytolytic type）超敏反应。抗体（IgG、IgM）和细胞表面的相应抗原结合后，在补体、巨噬细胞、NK 细胞等参与下，引起细胞溶解和组织损伤为特征的病理性免疫应答。

一、发　生　机　制

（一）诱导Ⅱ型超敏反应的靶抗原

1. 同种异型抗原　如人类红细胞表面的 ABO 和 Rh 血型抗原、组织细胞表面的 HLA 抗原等。

2. 共同抗原　外源性抗原与正常组织细胞间的共同抗原如链球菌细胞壁成分与心脏瓣膜、关节组织间的共同抗原。

3. 变性的自身抗原　自身细胞受某些因素作用导致表面结构改变形成自身抗原，如长期应用某药物引起血细胞表面抗原变性。

4. 外来抗原　某些化学物质（如药物）进入易致敏机体，与体内细胞或蛋白质结合成完全抗原，刺激机体产生相应抗体。

（二）抗体的产生和病理性作用

参与Ⅱ型超敏反应的抗体主要是 IgG 和 IgM。除 ABO 血型抗体是天然存在外，一般情况下，均为变应原初次进入机体产生相应抗体使机体致敏。当变应原再次进入机体，抗体与靶细胞本身的表面抗原或靶细胞表面吸附的抗原、半抗原结合，继而可通过以下三个途径引起靶细胞损伤：①激活补体溶解靶细胞；②通过调理吞噬、免疫黏附作用吞噬靶细胞；③通过 NK 细胞 ADCC 杀伤破坏靶细胞（图 8-5 ）。

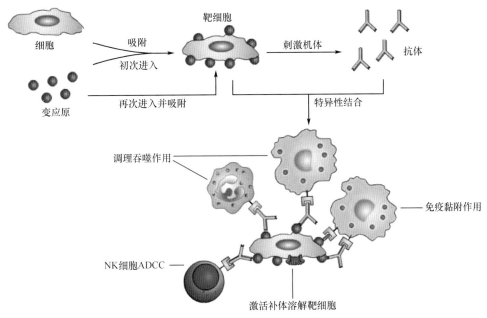

图 8-5　Ⅱ型超敏反应机制示意图

二、临床常见疾病

1. 输血反应　多发生于 ABO 血型不符的输血。人体内存在天然的血型抗体，故异型红细胞进入受血者体内与相应抗体结合，活化补体，可迅速发生血管内溶血，出现血红蛋白尿，严重者可危及生命。反复输血可诱导机体产生抗血小板或抗白细胞抗体，引起非溶血性输血反应。

2. 新生儿溶血症　多发生于母亲为 Rh⁻ 而胎儿为 Rh⁺ 的情况。当 Rh⁻ 母亲首次妊娠分娩时（或有胎盘早期剥离），少量胎儿 Rh⁺ 红细胞进入母体，刺激母体产生抗 Rh 的 IgG 类抗体。如再次妊娠仍为 Rh⁺ 胎儿时，母亲体内抗 Rh 抗体可通过胎盘进入胎儿体内，导致胎儿红细胞破坏，引起流产、死胎或新生儿溶血症。

3. 自身免疫性溶血性贫血　某些病毒感染或某些化学药品进入敏感机体，作用于红细胞，使其抗原性发生改变，诱导机体产生抗红细胞自身抗体，当反复感染或用药刺激机体，使抗体产生达到一定程度时，在补体参与下可引起溶血性贫血。

4. 药物过敏性血细胞减少症　青霉素、安替比林、奎尼丁、非那西丁及磺胺类药物等可与血细胞膜或血浆蛋白结合获得免疫原性，刺激机体产生针对药物的特异性抗体，当再次注入相应药物时可吸附到细胞上，与已产生的抗体结合，导致靶细胞的溶解损伤。临床上可出现溶血性贫血、粒细胞减少症或血小板减少性紫癜。

5. 肺出血 - 肾炎综合征　患者因病毒感染或吸入有机溶剂造成肺组织损伤，因抗原性改变而诱生自身抗体。由于肺泡壁基底膜与肾小球基底膜有共同抗原成分，抗基底膜的自身抗体通过交叉反应亦可造成肾小球损伤。临床表现为咯血、贫血及进行性肾衰竭，伴有明显的血尿和蛋白尿，严重者可因肺出血或尿毒症而死亡。

6. 甲状腺功能亢进（甲亢）　甲亢患者体内可产生针对甲状腺细胞表面促甲状腺激素受体的自身抗体，称为长时程作用甲状腺刺激物（LATS），该抗体不断刺激甲状腺素的分泌，导致甲亢。

第 3 节　Ⅲ型超敏反应

Ⅲ型超敏反应又称免疫复合物型（immune complex type）超敏反应或免疫复合物病（immune

complex disease），是由可溶性免疫复合物沉积于毛细血管基底膜而引起的血管病理性表现及其周围炎症，临床亦称血管炎型超敏反应。

一、发 生 机 制

免疫复合物（immune complex，IC）的形成是机体清除抗原物质的一种形式。在某些条件下，形成的中等大小 IC 不能及时被清除并沉积在组织中，激活补体，并在中性粒细胞、血小板、嗜碱性粒细胞等效应细胞的参与下，引起以充血水肿、局部坏死和中性粒细胞浸润为主要特征的炎症反应和组织损伤。

（一）可溶性免疫复合物的形成与沉积

1.IC 形成增多　主要与下列因素有关：①持久和反复的病原微生物感染，肿瘤细胞释放或脱落的抗原，系统性红斑狼疮的核抗原等持久存在，可造成抗原物质在体内的持续存在，形成一定数量的IC。②与抗原的物理性状有关，抗原为颗粒性、抗体亲和力高、抗原抗体比例合适时，易形成不溶性大分子 IC，被单核 / 巨噬细胞吞噬清除；抗原为可溶性抗原且浓度远高于抗体时，易形成小分子 IC，从肾小球滤除；当可溶性抗原量略多于抗体，而抗体为中等亲和力，则形成中等大小的可溶性 IC，此种 IC 既不易被吞噬，也不易被肾小球滤除，常沉积于组织而致病。

2. 机体清除 IC 能力下降　机体主要通过调理吞噬和免疫黏附作用清除 IC，当补体、补体受体或FcεR 缺陷时，机体清除 IC 的能力降低，导致血液中大量 IC 存在。

3. 血管通透性增加及血流动力学改变　① IC 可激活补体产生过敏毒素（C3a 和 C5a）及 C3b，活化肥大细胞、嗜碱性粒细胞和血小板，也可直接与血小板表面 Fc 受体结合使之活化，释放组胺等血管活性物质，使血管内皮细胞间隙增大，血管通透性增加，利于 IC 沉积。②肾小球基底膜和关节滑膜等处的毛细血管压较高，动脉交叉口、脉络膜丛和眼睫状体等处易产生涡流，血管内高压与涡流均有助于 IC 沉积。

（二）免疫复合物的致病作用

循环 IC 最常见的沉积部位为肾小球、关节、心肌等。IC 不直接损伤组织，而是通过：①活化补体，吸引中性粒细胞在局部浸润，释放溶酶体酶损伤邻近组织。②促使血小板局部聚集并活化，造成炎症性反应。③活化凝血系统导致微血栓形成。主要病变为局部中性粒细胞浸润、组织细胞破坏、充血、水肿、缺血、出血等炎症反应（图 8-6）。

二、临床常见疾病

（一）局部免疫复合物病

抗原物质在入侵局部与体内已产生的相应抗体结合形成 IC，导致组织病变。

1. 阿蒂斯（Arthus）反应　即向动物皮下多次注射相同的无毒性抗原，局部可出现炎症细胞浸润，并继发水肿、出血、坏死等剧烈炎症反应。抗原刺激机体产生大量抗体，后续注入的相同抗原由皮下向血管内渗透，而血流中相应抗体向血管外弥散，二者在血管壁相遇，所形成的 IC 沉积于血管壁基底膜，通过激活补体并在中性粒细胞和血小板参与下，发生局部炎症反应。

2. 人体局部免疫复合物病　反复使用胰岛素、生长激素及狂犬疫苗时，于注射后数小时内，局部也可发生类似阿蒂斯反应的现象，注射部位出现水肿、出血、坏死等。当反复吸入含有真菌孢子或动植物蛋白粉尘时，可激发机体产生抗体，在肺泡间形成 IC，引起过敏性肺泡炎。

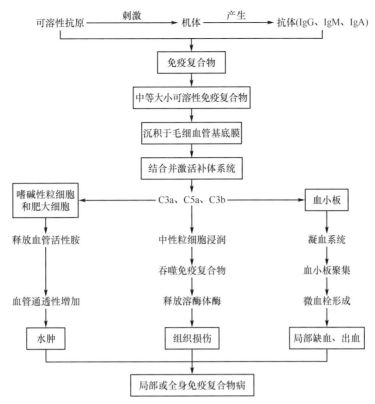

图 8-6　Ⅲ型超敏反应发生机制示意图

（二）全身免疫复合物病

全身免疫复合物病是由循环 IC 所致的疾病。

1. 血清病　初次接受大剂量异种动物免疫血清治疗，在注射后 7 ~ 14 天，出现局部红肿、皮疹、关节肿痛、淋巴结肿大、发热及蛋白尿等症状，称为血清病。这是由于体内产生的抗异种动物血清抗体，与循环中尚存的动物血清结合形成 IC，IC 沉积而致病。血清病具有自限性，停止注射抗毒素后疾病可自行消除。

2. 感染后肾小球肾炎　一般多发生于链球菌感染后 2 ~ 3 周，个别患者可发生急性肾小球肾炎，由链球菌细胞壁抗原与相应抗体形成的 IC 沉积于肾小球基底膜所致。链球菌、乙型肝炎病毒或疟原虫等感染均可引起类似的肾小球损伤。

3. 系统性红斑狼疮（SLE）和类风湿关节炎（RA）　在病程中均有 IC 形成并参与其病理过程。SLE 患者体内出现多种抗核抗体，与循环中核抗原结合成可溶性 IC，反复沉积于肾小球、关节、皮肤和其他器官的毛细血管壁，引起多部位免疫复合物性损伤。RA 患者体内经常出现抗自身变性 IgG 的抗体，称为类风湿因子（RF），多属 IgM 类。不断产生的 RF 与变性 IgG 形成 IC，沉积于关节滑膜，引起进行性关节炎。

第 4 节　Ⅳ型超敏反应

Ⅳ型超敏反应没有抗体和补体参与，是致敏 T 细胞受抗原再次刺激造成的免疫病理过程，所以也称细胞介导型（cell mediated type）超敏反应。该型超敏反应发生较为迟缓，一般需经 12 ~ 18 小时出现反应，48 ~ 72 小时达高峰，故又称迟发型超敏反应（delayed type hypersensitivity）。局部病理变化为单个核细胞浸润，并伴有细胞变性坏死的炎症反应。

一、发生机制

Ⅳ型超敏反应是由 T 细胞介导的病理性免疫应答。引起组织损伤的 T 细胞主要是 CD4⁺T 细胞（Th1 细胞）和 CD8⁺ 致敏 CTL。前者通过释放多种细胞因子而产生免疫效应，后者则能直接杀伤具有相应抗原的靶细胞。Ⅳ型超敏反应的发生机制与细胞免疫应答的机制基本相同。

（一）T 细胞致敏

使 T 细胞致敏的变应原通常为微生物、寄生虫和异体组织细胞等，也可为半抗原物质。当外来抗原进入机体后，经抗原提呈细胞的作用，以抗原肽 -MHC Ⅱ类 / Ⅰ类分子复合物的形式刺激具有相应抗原识别受体的 CD4⁺ Th1 细胞和 CTL，此阶段需要 1 ～ 2 周。

（二）致敏 T 细胞的效应阶段（图 8-7）

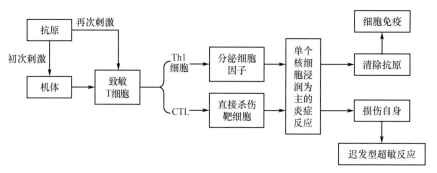

图 8-7 Ⅳ型超敏反应发生机制示意图

1. Th1 细胞的作用　已经致敏的 Th1 细胞再次与抗原提呈细胞表面抗原接触时，产生并释放 IL-2、IFN-γ 和 TNF-β 等多种细胞因子，在抗原存在部位形成以单个核细胞浸润和组织损伤为主要特征的炎症反应。

2. CTL 的作用　CTL 与具有相应抗原的靶细胞特异性结合，可通过分泌穿孔素、颗粒酶等细胞毒性物质使靶细胞溶解破坏，或通过 Fas L 使靶细胞凋亡。

二、临床常见疾病

1. 传染性超敏反应　机体针对某些胞内寄生感染病原微生物（如结核杆菌、麻风杆菌、伤寒沙门菌、病毒及某些真菌等）产生细胞免疫，从而导致Ⅳ型超敏反应的发生。这种变态反应是在传染性疾病中发生的，故称为传染性超敏反应。如机体再次感染这些病原微生物时，局部组织反应强烈，可发生炎症和坏死。

2. 接触性皮炎　一些小分子变应原，如油漆、染料、农药、某些化妆品或药物（磺胺类药、青霉素）等可与表皮细胞内角质蛋白结合，使机体致敏。当再次接触相同变应原时，经 24 小时后局部可出现红斑、丘疹、水疱等皮炎症状，48 ～ 72 小时达高峰，病因去除后可于 1 周左右恢复。此外，同种异体移植排斥反应和某些自身免疫病的组织损伤机制也与Ⅳ型超敏反应有关。

临床上不少超敏反应性疾病常非单一型别，可几型同时存在，而以某一型为主。在同一疾病过程的不同阶段，参与免疫损伤的机制也可能不同。例如，SLE 患者肾、皮肤等部位的血管炎病变主要由 IC 沉积所致（Ⅲ型），然而病程中也常出现由各种自身抗体所引起的贫血、粒细胞减少症等病理损伤，表明同时存在Ⅱ型超敏反应。另外，同一变应原在不同个体可引起不同反应。例如，青霉素除可引起过敏性休克（Ⅰ型）外，还可引起药物热（Ⅲ型），如发生溶血性贫血则属Ⅱ型，局部应用青霉素也可发生接触性皮炎（Ⅳ型）。因此在临床上应针对具体情况，具体分析。

第 5 节　超敏反应的防治原则

Ⅰ型超敏反应的防治原则主要针对变应原和机体免疫状态，一是尽可能查明变应原，避免再次接触；二是根据超敏反应的发生过程，设法切断或干扰其中某环节，以阻断反应的发生或减轻症状。

（一）查找变应原，避免再次接触

1.询问病史　了解患者所接触的可能变应原，询问有无过敏史和是否发生过过敏性疾病。

2.皮肤试验　对可疑变应原和待使用的药物（如青霉素）或动物免疫血清，在使用前，必须进行皮肤试验。常用的皮肤试验有青霉素皮肤试验、动物免疫血清皮肤试验、植物花粉点刺试验等。受试者皮内注射少量变应原，15～20分钟后观察结果，若局部皮肤出现风团，直径≥1cm则为阳性。

3.血清特异性IgE检测　是近年来临床上应用最为广泛的体外过敏反应辅助诊断方法。其原理是变应原能诱导B细胞产生此类变应原的特异性IgE抗体，应用抗原抗体检测方法可以定性或半定量地检测患者血清IgE的含量。缺点是对小分子变应原诱发的过敏反应（如食物过敏）的检出率较低。

（二）脱敏注射和减敏疗法

1.脱敏注射　动物免疫血清皮肤试验阳性者，可采用小剂量、短间隔、连续多次注射的方法，称为脱敏注射法。其原理为少量变应原进入体内，致使机体释放少量生物活性介质，后者迅速被体内相应酶分解，不易引起明显的临床症状，而短时间内连续多次注射，变应原可使体内致敏靶细胞分期分批脱敏，最终全部解除致敏状态，故脱敏后可以大量注射而不发生过敏反应。但脱敏是暂时的，经一定时间后仍可重建致敏状态。

2.减敏疗法　对已查明但难以避免接触的变应原（如花粉、尘螨等），可用小量多次皮下注射，以防疾病的复发，此称减敏疗法。其机制可能与改变抗原进入途径，诱导机体产生大量特异性IgG类抗体，而使IgE产生减少有关。

（三）药物防治

相当一部分患者的变应原不易查出，或难以避免再接触，因而药物治疗具有重要意义。用药物切断或干扰超敏反应中的某个环节，可防止或减轻超敏反应的发生。

1.抑制生物活性介质合成和释放的药物　色甘酸钠能稳定肥大细胞膜，阻止其脱颗粒和释放生物活性介质。肾上腺素、异丙肾上腺素、麻黄碱、氨茶碱等能提高细胞内环磷酸腺苷（cAMP）水平，抑制靶细胞脱颗粒及生物活性介质的释放。

2.拮抗生物活性介质的药物　氯苯那敏、苯海拉明、异丙嗪、特非那定等可与组胺竞争效应器官细胞膜上的组胺受体，从而发挥抗组胺作用。阿司匹林为缓激肽拮抗药，多根皮苷酊磷酸盐对白三烯有拮抗作用。

3.改善效应器官反应性的药物　葡萄糖酸钙、维生素C等可缓解平滑肌痉挛，降低毛细血管通透性，减少渗出。肾上腺素可解除支气管平滑肌痉挛、收缩毛细血管、升高血压，是抢救过敏性休克的首选药物。

4.免疫抑制剂的使用　肾上腺糖皮质激素及抗代谢药物等免疫抑制剂，如硫唑嘌呤、甲氨蝶呤、环磷酰胺等，对Ⅲ、Ⅳ型超敏反应有较好的疗效。IgG介导的超敏反应性炎症以糖皮质激素作用为佳。另外能选择性作用于Th1细胞亚群的新型免疫抑制剂，如环孢素A（CsA）和他克莫司（FK-506），二者均以抑制T细胞产生IL-2为主要机制，广泛应用于临床器官移植的排异反应和自身免疫病的治疗。

（四）免疫生物疗法

由于细胞因子可调控IgE的产生，而IgE又介导Ⅰ型超敏反应，可用人源化抗IgE单克隆抗体抑制肥大细胞和嗜碱性粒细胞释放介质，治疗持续性哮喘；应用抗 IL-5 抗体抑制 IL-5 的活性，用于治疗高嗜酸性粒细胞增多综合征和哮喘。

🎯 目标检测

一、单项选择题

1. 下列哪种疾病是由Ⅳ型超敏反应引起的（　　　）
   - A. 血清过敏性休克
   - B. 接触性皮炎
   - C. 类风湿关节炎
   - D. 新生儿溶血症
   - E. 急性荨麻疹

2. 引起 I 型超敏反应的抗体类型是（　　　）
   - A. IgM
   - B. IgG
   - C. IgE
   - D. IgD
   - E. IgA

3. 与 IgE 有高度亲和力的细胞是（　　　）
   - A. 单核细胞
   - B. 肥大细胞和嗜碱性粒细胞
   - C. 呼吸道平滑肌细胞
   - D. 嗜酸性粒细胞
   - E. 巨噬细胞

4. 查明变应原简单快速的方法是（　　　）
   - A. 询问病史
   - B. 血清特异性 IgE 检测
   - C. 凝集试验
   - D. 结核菌素试验
   - E. 皮肤试验

5. 关于 I 型超敏反应，错误的是（　　　）
   - A. 接触变应原数分钟甚至几秒钟出现
   - B. 无明显个体差异
   - C. 参与抗体主要是 IgE
   - D. 与肥大细胞或嗜碱性粒细胞有关
   - E. 肾上腺素是抢救过敏性休克的首选药

二、思考题

1. 四种类型超敏反应的主要区别是什么？
2. 超敏反应相关性临床疾病的发病机制是否仅局限于某一型？请举例说明。

（范海燕）

第**9**章
临床相关免疫

第1节 自身免疫病

正常情况下，机体免疫系统能精确地识别"自我"与"非我"，对自身物质不产生或只产生极弱的免疫应答，此为自身耐受。但在某些情况下，免疫耐受被打破，机体免疫系统对自身成分发生免疫应答，这种机体免疫系统对自身成分发生免疫应答的现象，称为自身免疫。在一定限度内，自身免疫发挥生理性免疫调节，维护自身稳定的作用，但当自身免疫超过一定强度，便会损伤正常组织细胞，引发自身免疫病。

➕ 案例 9-1

患者，女，35岁。因心胸部疼痛、憋闷气促、心慌10天入院。患者入院前间断发热，面部蝶形红斑，肘、膝关节疼痛1个月。查体：T 38.2℃，P 110次/分，R 28次/分，BP 123/80mmHg，叩诊心浊音界向两侧扩大。X线胸片示心影扩大，心包积液。诊断：系统性红斑狼疮、狼疮性心包炎。

问题：结合案例分析自身免疫病的发病机制。

一、致病因素

自身免疫病的发生，主要是由于自身耐受的破坏，机体产生自身抗体和（或）效应淋巴细胞，损伤表达相应抗原的靶器官或靶细胞，导致疾病。破坏机体自身耐受的因素很多，在不同的自身免疫病中不尽相同，各有侧重，主要包括以下几方面。

（一）抗原因素

1.免疫隔离部位抗原的释放　体内某些自身成分如甲状腺球蛋白、眼晶状体蛋白和葡萄膜色素、脑组织、精子等，在胚胎期开始就与免疫系统隔离，因此在免疫系统发育过程中，针对这些自身抗原的淋巴细胞克隆未被清除，而存在于外周免疫器官中。当外伤、感染或其他原因导致这些隐蔽抗原入血或淋巴系统时，便会引发免疫应答，导致自身免疫病。如手术、外伤等使精子释放入血，可以引起自身免疫性不育症。

2.自身抗原的改变　物理、化学或生物（尤其是病毒感染）等因素都可使自身抗原的性质发生改变，如暴露新的抗原表位、构象改变、发生降解等，成为修饰的自身抗原，机体免疫系统便会将其视为"异物"而加以排斥。例如，甲基多巴类药物可使红细胞表面抗原发生改变，刺激机体产生相应抗体，引起自身免疫性溶血性贫血。

3.分子模拟　某些微生物与自身组织成分存在共同表位，机体感染这些微生物后，所产生的抗体和致敏淋巴细胞除针对外来抗原外，也可与相应的自身组织发生交叉反应，引起组织损伤。例如，某些溶血性链球菌细胞壁成分与人肾小球基底膜、心肌组织等存在共同抗原表位，故溶血性链球菌感染后，可引起肾小球肾炎和风湿性心脏病等。

（二）免疫细胞和免疫调节异常

1. 自身反应性淋巴细胞清除异常　当胸腺或骨髓微环境基质细胞缺陷时，T 细胞在胸腺中的阴性选择过程发生障碍，使得可与自身组织反应的 T 细胞克隆未被排除或抑制而存活下来，从而引发自身免疫病。

2. 淋巴细胞多克隆激活　某些病原微生物成分或超抗原可多克隆激活淋巴细胞，产生自身抗体，引发自身免疫病。

3. 免疫忽视的打破　免疫忽视是指免疫系统对低水平或低亲和力抗原不发生免疫应答的现象。由于免疫忽视，针对低水平表达或低亲和力自身抗原的淋巴细胞克隆在胚胎发育的过程中没有被清除，进入外周免疫系统，成为保持对自身抗原反应性的淋巴细胞克隆。

4. MHC Ⅱ类分子表达异常　MHC Ⅱ类分子在大多数正常组织不表达。在某些因素作用下，组织细胞表面可异常表达 MHC Ⅱ类分子，从而可能将自身抗原递呈给 Th 细胞，导致自身免疫病发生。例如，桥本甲状腺炎、胰岛素依赖型糖尿病（1 型糖尿病）、多发性硬化症等相应病灶中的组织细胞表面，MHC Ⅱ类分子均高水平表达。

（三）生理因素

1. 年龄　自身免疫病的发病率随年龄增长而升高，老年人胸腺功能低下或衰老，导致免疫系统功能紊乱，体内自身抗体产生增多。

2. 性别　一般而言，女性比男性更易患自身免疫病，如系统性红斑狼疮，女性的发病率明显高于男性。有些自身免疫病则男性多发，如强直性脊柱炎等。

（四）遗传因素

HLA 等位基因的基因型和人类自身免疫病的发生关系密切。例如，HLA Ⅱ类分子中 PHLA-DR3 与重症肌无力、系统性红斑狼疮、胰岛素依赖型糖尿病，HLA-DR4 与类风湿关节炎，HLA-B27 与强直性脊柱炎等均有明显的相关性。

二、损伤机制

自身免疫病的组织损伤是由自身抗体和（或）自身反应性 T 细胞所致。其病理损伤机制与 Ⅱ、Ⅲ、Ⅳ 型超敏反应相似。例如，自身抗体与细胞膜或基底膜自身抗原结合，通过激活补体、调理作用、ADCC 等造成靶细胞裂解或基底膜损伤，导致 Ⅱ 型超敏反应；自身抗体与自身抗原在血循环中相遇，形成免疫复合物，在一定条件下，沉积于组织间隙，激活补体，并进一步活化中性粒细胞和血小板，导致局部发生炎症反应，引起 Ⅲ 型超敏反应。自身反应性致敏淋巴细胞攻击局部靶组织，引起局部炎症，即 Ⅳ 型超敏反应。

三、防治原则

自身免疫病系免疫耐受异常所引起的对自身抗原的免疫应答，因此免疫防治策略主要为去除引起免疫耐受异常的因素，抑制自身免疫应答，以及重建机体对自身抗原的特异性免疫耐受。

1. 糖皮质激素　对免疫应答的多个环节均有抑制作用，是目前最强的抗炎药物，可有效缓解自身免疫病症状。

2. 免疫抑制剂　可抑制细胞免疫及体液免疫，减轻组织损伤。常用的环孢素 A 和他克莫司均可抑制 T 细胞的分化、增殖，从而抑制自身免疫应答，达到治疗自身免疫病的目的。

3. 免疫净化　主要包括血浆净化和细胞净化，通过去除血循环中异常的抗体、免疫复合物、补体、免疫细胞等成分，减轻免疫应答，缓解临床症状。

4. 免疫生物治疗　免疫生物制剂可作用于自身免疫病的发生及发展的主要环节，抑制自身免疫的病理过程，目前主要有细胞因子治疗和单克隆抗体治疗。

第2节　免疫缺陷病

免疫缺陷病（immunodeficiency disease，IDD）是免疫系统中任何一个成分的缺失或功能不全而导致免疫功能障碍所引起的临床综合征。任何一种器官、组织、分子的缺陷或信号转导障碍，均可导致相应的免疫缺陷病。免疫缺陷病按病因不同分为原发性免疫缺陷病（primary immunodeficiency disease，PIDD）和获得性免疫缺陷病（acquired immunodeficiency disease，AIDD）两大类。

一、原发性免疫缺陷病

原发性免疫缺陷病是由于机体的免疫系统存在遗传缺陷或发育异常而引起的免疫功能缺陷。2011年 WHO 和国际免疫学联合会（IUIS）联合组织会议将 PIDD 分为八大类，即 T、B 细胞联合免疫缺陷病，以抗体缺陷为主的免疫缺陷病，吞噬细胞数量和（或）功能先天性免疫缺陷病，补体缺陷病，已经定义明确的免疫缺陷病，免疫失调性免疫缺陷病，固有免疫缺陷病及自身炎性反应性疾病引起的免疫缺陷病。目前发现的 PIDD 已超过 350 种。部分常见的原发性免疫缺陷病及发病机制见表 9-1。

表 9-1　常见原发性免疫缺陷病及发病机制

疾病名称	发病机制及特点
选择性 IgA 缺陷	常染色体显性或隐性遗传的体液免疫缺陷，可能是非免疫球蛋白基因区的某个基因异常所致，患者常伴有自身免疫病和超敏反应性疾病
迪格奥尔格（DiGeorge）综合征（先天性胸腺发育不全）	胸腺、甲状旁腺和大血管（如主动脉弓）等发育不全导致 T 细胞数量明显减少或缺如，患者出生后即出现以顽固性低钙抽搐、T 细胞缺陷为主的免疫缺陷，常伴有先天心脏畸形
重症联合免疫缺陷病（SCID）	T 细胞和 B 细胞系统明显缺陷，患者多为新生儿和婴幼儿，出生不久即可反复发生严重感染，某些感染可以威胁生命
毛细血管扩张性共济失调综合征	常染色体隐性遗传性疾病，临床特征为婴幼儿期起病的进行性小脑共济失调和球结膜、皮肤的显著毛细血管扩张，免疫缺陷、肿瘤（淋巴瘤）易感性增加，可能因 T 细胞受体和免疫球蛋白重链基因断裂，DNA 修复障碍所引起
慢性肉芽肿病（CGD）	机体编码还原型辅酶Ⅱ（NADPH）氧化酶系统的基因缺陷，致使中性粒细胞缺乏还原型辅酶Ⅱ氧化酶，杀菌功能下降
白细胞异常色素减退综合征（Chediak-Higashi）	中性粒细胞、单核细胞、淋巴细胞内含有由异常的溶酶体融合而成的巨大的胞浆颗粒，导致杀菌功能障碍
获得性 C1 抑制因子缺乏症（遗传性血管神经性水肿）	因 C1 抑制因子产生减少，使补体经典途径的负调节作用减弱，补体 C4 和 C2 裂解增加，C2a 的激肽样活性增强，导致血管通透性增加

二、获得性免疫缺陷病

 案例 9-2

患者，女，21 岁，在医院就诊时检测发现人类免疫缺陷病毒（HIV）抗体阳性。询问病史发现其曾交往过一位有吸毒经历的男友，并与其发生了无保护性性行为。

问题：结合艾滋病的传播途径思考我们在生活中应如何保护自己？

获得性免疫缺陷病是指出生后由于某些后天因素造成的，继发于某些疾病或使用药物后产生的免疫缺陷性疾病。引起获得性免疫缺陷病的原因复杂，常见的病因有：①感染，多种病毒（如 HIV、肝炎病毒、EB 病毒）、细菌（如结核杆菌、麻风杆菌）、寄生虫（如血吸虫、疟原虫）感染等；②重度营养不良或蛋白质丢失过多，如慢性消耗性疾病、大面积烧伤、肾病综合征等；③恶性肿瘤和造血系统疾病，如白血病、恶性淋巴瘤、再生障碍性贫血等；④免疫抑制剂（如糖皮质激素、环孢素 A）及抗癌药物的使用；⑤手术、放射线、自身免疫病、内分泌代谢性疾病及衰老等，均可引起继发性免疫缺陷。

本节重点介绍获得性免疫缺陷综合征。获得性免疫缺陷综合征（acquired immunodeficiency syndrome，AIDS）是一种以细胞免疫缺陷为主的免疫缺陷病，它是由人类免疫缺陷病毒（human immunodeficiency virus，HIV）感染所致。人类免疫缺陷病毒主要侵犯 $CD4^+T$ 细胞，引起以 $CD4^+T$ 细胞缺损为中心的严重免疫缺陷。

（一）HIV 的致病性

HIV 是有包膜的反转录病毒，可分为 HIV-1 和 HIV-2 两型。目前，世界范围的 AIDS 主要由 HIV-1 型所致，约占 95%。HIV 可通过包膜蛋白与细胞受体相互作用，直接杀伤参与免疫反应的关键细胞，使机体免疫功能严重障碍。

（二）HIV 感染的临床表现

HIV 感染引起的艾滋病从感染到发病有三个主要特点：潜伏期长、严重的免疫系统损伤、常合并各种类型的机会感染和肿瘤。根据感染后的临床表现，HIV 感染的全过程可分为三期，即急性期、无症状期和 AIDS 期。

1.急性期　通常发生在感染 HIV 的 6 个月内。部分感染者在急性期出现 HIV 病毒血症和免疫系统急性损伤相关的临床表现。临床表现以发热最为常见，可伴有咽痛、盗汗、恶心、呕吐、腹泻、皮疹、关节疼痛、淋巴结肿大及神经系统症状。大多数患者临床症状轻微，持续 1 ～ 3 周后自行缓解。

2.无症状期　可从急性期进入此期，或无明显的急性期症状而直接进入此期。持续时间一般为 4～8 年。其时间长短与感染病毒的数量和型别、感染途径、机体免疫状况的个体差异、营养条件及生活习惯等因素有关。在无症状期，由于 HIV 在感染者体内不断复制，免疫系统受损，$CD4^+T$ 细胞数量逐渐下降，可出现淋巴结肿大等症状或体征。

3.艾滋病期　为感染 HIV 后的终末阶段。此期主要表现为 HIV 相关症状、体征及各种机会性感染和肿瘤。

（三）AIDS 的免疫学诊断

AIDS 的免疫学诊断方法主要包括检测 HIV 抗原、HIV 抗体、HIV 核酸、免疫细胞数目和功能等。

1.HIV 抗体检测　HIV 抗体一旦产生，将在体内稳定表达，因此 HIV 抗体检测可用于 AIDS 的诊断、筛查及病情监测。

2.HIV 抗原检测　HIV 核心抗原在急性感染期和 AIDS 晚期可检出，但在潜伏期，该抗原检测常为阴性。

3.HIV 核酸检测　具有快速、有效、敏感和特异等优点，可用于 AIDS 的早期诊断、HIV 遗传变异监测、耐药性监测、病程监控及疗效判定等。

4.$CD4^+T$ 细胞和 $CD8^+T$ 细胞计数　HIV 对 $CD4^+T$ 细胞有直接杀伤作用，因此检测 $CD4^+T$ 细胞和 $CD8^+T$ 细胞的数量及两者比值可评价 HIV 感染者免疫状况，为疾病分期、病情进展、预后及药物疗效提供评价依据。

（四）AIDS 的防治

AIDS 目前尚无有效的疫苗问世，主要从宣传教育、控制并切断传播途径、防止医院交叉感染等方面进行防控（详见第 24 章反转录病毒）。20 世纪 90 年代中期开始应用的高效抗反转录病毒治疗（又称鸡尾酒疗法，即联用 3 种或 3 种以上的抗病毒药物来治疗艾滋病的方法），有效地降低了病毒载量及艾滋病的病死率。目前抗 HIV 药物主要分为四大类，分别为核苷酸反转录酶抑制剂、无核苷酸反转录酶抑制剂、蛋白酶抑制剂以及病毒与细胞融合的抑制剂。但由于 HIV 较强的潜伏性，当前的联合治疗尚无法完全清除病毒和治愈艾滋病，患者需终身服药。

第 3 节 肿瘤免疫

肿瘤免疫学（tumor immunology）是免疫学与肿瘤学交互渗透的分支学科，研究肿瘤的免疫原性、发生发展与机体免疫功能的关系，机体对肿瘤的免疫应答及肿瘤的免疫预防、诊断和免疫治疗。

一、机体抗肿瘤免疫效应的机制

机体抗肿瘤免疫效应包括非特异性免疫应答和特异性免疫应答，是体液免疫和细胞免疫综合作用的结果。细胞免疫在抗肿瘤免疫应答中占主导地位，体液免疫起协同作用。

（一）细胞免疫机制

1. CTL　是抗肿瘤免疫的主要效应细胞，具有高度的特异性和 MHC Ⅰ 类分子限制性，主要通过分泌穿孔素和颗粒酶直接杀灭肿瘤细胞，或通过 Fas 通路，启动肿瘤细胞的凋亡（图 9-1）。

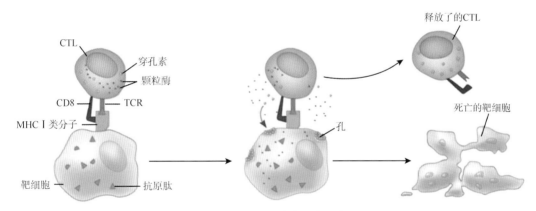

图 9-1　CTL 杀灭肿瘤细胞示意图

2. CD4[+] Th1 细胞　接受来自 APC 的肿瘤抗原肽 -MHC Ⅱ 类分子复合物的刺激而活化，在 CD8[+] T 细胞的激活中起辅助作用。CD4[+]T 细胞的抗肿瘤效应机制主要包括：①释放多种细胞因子增强 CTL、NK 细胞、巨噬细胞的杀瘤效应；②促进 B 细胞增殖分化并产生抗体，通过体液免疫机制发挥抗肿瘤效应。

3. NK 细胞　处于机体抗肿瘤的第一道防线，无需抗原刺激且先于 T 细胞发挥作用，对多种肿瘤细胞的杀伤效应不依赖抗体且不受 MHC 限制。某些不表达 MHC Ⅰ 类分子的肿瘤细胞，可逃避 CTL 的作用但可被 NK 细胞杀伤。

4. γ/δT 细胞　与 NK 细胞类似，为抗肿瘤免疫的第一道防线，可直接杀伤肿瘤细胞，其杀瘤活性不受 MHC 限制，并可杀伤对 NK 细胞不敏感的肿瘤细胞。

5. 巨噬细胞　巨噬细胞（MΦ 细胞）不仅是提呈肿瘤抗原的 APC，也是溶解肿瘤细胞的效应细胞。肿瘤灶中浸润性巨噬细胞的数量与肿瘤转移呈负相关，若肿瘤组织周围有明显的巨噬细胞浸润，则肿瘤扩散转移的发生率较低，预后较好，反之亦然。

（二）体液免疫机制

抗肿瘤细胞抗体与肿瘤细胞表面的特异抗原结合后，可通过下述途径发挥抗肿瘤效应。

1.激活补体系统　细胞毒性抗体（IgM）和某些 IgG 的亚类（IgG1、IgG3 等）与肿瘤细胞结合后，在补体参与下，导致肿瘤细胞的溶解。

2.ADCC　IgG 类抗体能使巨噬细胞、NK 细胞和中性粒细胞等各种免疫效应细胞通过 ADCC 杀伤肿瘤细胞并使肿瘤细胞溶解。

3.免疫调理　抗肿瘤抗体通过 Fc 段与吞噬细胞表面 FcR 结合，增强吞噬细胞对肿瘤细胞的吞噬。或可通过与肿瘤抗原结合使补体活化，借助 C3b 与吞噬细胞表面的 CR1 结合，调理其吞噬作用。

4.封闭肿瘤细胞表面的部分受体　抗体可通过封闭肿瘤细胞表面的某些受体来影响肿瘤细胞的生物学行为。例如，转铁蛋白可促进某些肿瘤细胞的生长，其抗体通过封闭肿瘤细胞表面的转铁蛋白受体来抑制肿瘤细胞的生长。

二、肿瘤的免疫逃逸机制

机体内虽存在多种抗肿瘤的免疫机制，但仍有肿瘤的发生与发展，这是由于肿瘤细胞也可通过多种机制逃避机体免疫系统的攻击，或者机体不能产生抗肿瘤免疫应答所致。

（一）肿瘤细胞自身因素

1.抗原缺失　肿瘤细胞不表达或低表达肿瘤抗原，不能诱导机体的抗肿瘤免疫效应。

2.MHC Ⅰ类分子表达异常　部分肿瘤细胞 MHC Ⅰ类分子表达低下，甚至不表达，致使肿瘤抗原不能很好地提呈给 $CD8^+T$ 细胞识别，使抗肿瘤性 $CD8^+T$ 细胞反应低下。

3.肿瘤细胞对免疫功能的抑制　肿瘤细胞可分泌 TGF-β、IL-10、前列腺素等多种细胞因子，抑制机体抗肿瘤免疫效应，促进肿瘤细胞的生长。

4.肿瘤细胞缺乏共刺激信号　T 细胞的活化需要双信号，肿瘤细胞表达肿瘤抗原，可提供 T 细胞活化的第一信号，但肿瘤细胞很少表达 B7 等共刺激分子，不能提供足够的 T 细胞活化的第二信号，无法有效诱导免疫应答。

5.肿瘤细胞主动诱导抑制性细胞的产生　肿瘤细胞可主动诱导荷瘤机体产生 Tr 细胞和髓样抑制性细胞（MDSC），抑制机体的抗肿瘤免疫应答。

（二）机体免疫功能异常

宿主免疫功能低下也是肿瘤细胞实现免疫逃逸的关键因素。如机体处于免疫抑制、免疫耐受状态，存在免疫缺陷，或者肿瘤患者血清中存在封闭因子，都会使肿瘤细胞免受致敏淋巴细胞的攻击，发生逃逸。

三、肿瘤的免疫诊断和治疗原则

（一）肿瘤的免疫诊断

1.肿瘤抗原　是指细胞癌变过程中出现的新抗原或肿瘤细胞过度或异常表达的蛋白和多肽分子的总称，大多存在于肿瘤细胞表面，少数在胞质和胞核内表达。根据肿瘤抗原与肿瘤的关系可分为肿瘤特异性抗原（tumor specific antigen，TSA）和肿瘤相关抗原（tumor associated antigen，TAA）。TSA 是指仅表达于某种特定的肿瘤细胞表面而不存在于其他肿瘤或正常组织细胞表面的抗原。TAA 不仅存在于肿瘤组织或细胞，也表达在正常组织或细胞，在肿瘤细胞与正常组织细胞之间只有量的变化。

2.肿瘤标志物（tumor marker，TM）　指在恶性肿瘤发生和发展过程中，由肿瘤细胞合成、分泌，或是由机体对肿瘤细胞反应而产生和（或）升高的、可预示肿瘤存在的一类物质，存在于血液、体液、细胞或组织中，可用于高危人群的筛查、肿瘤的辅助诊断、肿瘤的大小判断和临床分期、肿瘤诊疗监测、疗效判断。除了血清或其他体液内肿瘤标志物外，采用特异性单抗免疫组化或流式细胞术检测细胞表面的肿瘤标志物也愈发受到重视。

3.肿瘤的免疫诊断　是指通过生物化学和免疫学技术检测肿瘤抗原、抗肿瘤抗体或其他肿瘤标志物，有助于肿瘤的诊断及对患者免疫功能状态的评估。目前，检测肿瘤抗原是最常用的免疫学诊断方法。例如，甲胎蛋白（AFP）水平的升高对原发性肝细胞肝癌具有诊断价值，癌胚抗原（CEA）的升高有助于诊断结直肠癌，糖类抗原199（CA199）水平与胰腺癌发生相关，前列腺特异性抗原（PSA）的升高有助于前列腺癌的诊断等。

（二）肿瘤的免疫治疗原则

肿瘤免疫治疗是应用免疫学原理和方法，提高肿瘤的免疫原性和对效应细胞杀伤的敏感性，激发和增强机体的免疫功能，达到控制和杀灭肿瘤细胞的目的。

1.肿瘤的主动免疫治疗　给荷瘤宿主注射具有免疫原性的瘤苗，通过提高肿瘤细胞的免疫原性，使宿主的免疫系统产生针对肿瘤细胞抗原的抗肿瘤免疫应答。

2.肿瘤的被动免疫治疗　将体外扩增的具有特异性抗肿瘤能力的效应细胞回输患者，以杀灭肿瘤细胞，或者应用单克隆抗体进行肿瘤的导向治疗。

3.肿瘤的基因治疗　是指应用基因转移技术将表达主要组织相容性复合物、共刺激分子、细胞因子及受体、肿瘤抗原、病毒抗原等外源基因导入人体，直接修复或纠正肿瘤相关基因的结构与功能缺陷，从而达到抑制和杀伤肿瘤细胞的目的。

第 4 节　移植免疫

移植是将自体或异体的正常细胞、组织或器官从它所在的位置植入另一位置，是临床治疗多种终末期疾病的有效手段。移植免疫（transplantation immunity）主要研究受者接受异种或同种异体移植后出现的免疫应答和由此引起的移植排斥反应（transplantation rejection），以及延长移植物存活的措施与原理。在进行组织器官移植时，被移植的细胞、组织或器官称为移植物（graft）。提供移植物的个体称为供者或供体（donor），接受移植物的个体称为受者或受体（recipient）。根据移植物来源及供、受者遗传背景的差异，可将组织器官移植分为自体移植、同系移植、同种（异体）移植和异种移植。

一、移植排斥反应的类型和发生机制

移植排斥指受者免疫系统识别移植抗原后产生免疫应答，进而破坏移植物的过程。引起移植排斥反应免疫应答的抗原称为移植抗原，又称组织相容性抗原。MHC抗原是诱发移植排斥反应的主要抗原，可引起快而强的移植排斥反应。

根据排斥反应时免疫攻击的对象不同可分为两种：一种是受者针对移植物，称宿主抗移植物反应（host versus graft reaction，HVGR）；另一种是移植物针对宿主，称移植物抗宿主反应（graft versus host reaction，GVHR）。

（一）宿主抗移植物反应

宿主抗移植物反应指宿主免疫系统对移植物发动攻击，导致移植物被排斥。根据移植排斥反应发生的时间、强度、机制和病理表现，可分为超急性、急性和慢性三种类型。

1.超急性排斥反应（hyperacute rejection，HAR）　指移植术后数分钟至24小时内发生的排斥反应。多见于反复输血、多次妊娠、长期血液透析或再次移植的个体。发生机制为受者体内存在抗供者组织抗原（如ABO血型抗原、血小板抗原、HLA抗原）的抗体，抗体与移植物的相应抗原结合后，通过Ⅱ、

Ⅲ型超敏反应使移植器官发生不可逆性缺血、变性和坏死。

2. 急性排斥反应（acute rejection，AR）　是临床同种器官移植中最常见的一种类型，通常在移植术后数天至 2 周左右开始出现。除非在同一家庭内单卵孪生子间或两个单倍型都相同的同胞间进行移植，否则此类排斥反应难以避免。其发生机制主要为 CD4$^+$Th1 介导的Ⅳ型超敏反应。

3. 慢性排斥反应（chronic rejection，CR）　多发生于移植后 6～12 个月或更晚。慢性排斥反应的发生机制尚未完全阐明，常被看作急性排斥反应反复发作的后果。临床表现为移植器官功能逐渐减退，病理可见移植物组织内不同程度的闭塞性血管炎、间质性炎症、间质纤维化形成等。

（二）移植物抗宿主反应

移植物抗宿主反应是由于移植物中的免疫活性细胞对受者组织攻击所造成的损伤。GVHR 主要见于骨髓移植后，也可见于脾脏、胸腺、小肠的移植或免疫缺陷的新生儿大量输血时。其发生条件主要有：①供者、受者 MHC 不同。②移植物中含有足够数量能够识别受者移植抗原的免疫活性细胞，在被激活后发生增殖并引起针对受者组织的免疫应答。③受者处于免疫无能状态，供者淋巴细胞长期存活于受者体内而不被排斥。

二、移植排斥反应的防治原则

（一）正确合理的组织配型

选择合适的供者是移植成功的关键。一般需做下列配型试验。

1. ABO 血型及交叉配血　人红细胞血型抗原是重要的组织相容性抗原，移植前应检测供者与受者的血型是否相符，最佳选择是两者血型相同，或至少符合输血原则。

2. 淋巴细胞混合培养交叉试验　采用供者、受者混合淋巴细胞培养（MLC）技术做双向交叉试验，细胞增殖反应的水平与供者、受者间组织相容性程度呈负相关。若增殖反应过强，表示供者、受者抗原差异较大，不能用于移植。

3. HLA 配型　供者、受者 MHC 抗原不相容是导致移植后发生急性排斥反应的主要原因，故应尽可能选择 HLA 相同或近似的供者器官进行移植。HLA 型别一致性越高，移植预后越好。

4. mH 抗原分型试验　男性个体组织细胞表面表达与性别相关的次要组织相容性抗原（minor histocompatibility antigen，mH 抗原）。在 HLA 抗原匹配的情况下，女性受者可能排斥男性供者的移植物。因此，宜尽可能选择同性别的供者。

（二）移植物和受者的预处理

应选用健康新鲜的供体组织器官，对移植器官进行充分灌洗，清除移植物中的过路细胞以减轻或防止 HVGD 的发生。可术前给受者输注供者特异性血小板，通过血浆置换术去除受者体内天然抗 A 或抗 B 凝集素等。

（三）合理应用免疫抑制疗法

1. 化学类免疫抑制药　糖皮质激素、环孢素 A、他克莫司、硫唑嘌呤、环磷酰胺等是目前临床上广泛应用的免疫抑制药。糖皮质激素具有抗炎作用，可降低免疫细胞的活性和数量，阻断细胞因子的合成与释放，从而减少移植物局部的炎症反应和适应性免疫反应；但效果较差、副作用大。硫唑嘌呤、环磷酰胺属代谢抑制剂，可通过抑制造血干细胞，影响免疫细胞的生长发育。环孢素 A 对 Th 细胞具有很强的抑制效应，能选择性地抑制 Th 细胞活化增殖和 CTL 的分化成熟，抑制细胞免疫，减低 MHC 分子的表达。他克莫司主要针对活化 T 细胞，对处于休止期的 T 细胞影响较小。

2. 生物制剂　包括抗淋巴细胞球蛋白（ALG）、抗胸腺细胞球蛋白（ATG）、抗 T 淋巴细胞分化抗原（如抗 CD3 抗体、抗 CD4 抗体等）单克隆抗体、抗辅佐刺激分子（CD80/CD86）和某些细胞表面黏附分子（VCAM、ICAM）单克隆抗体等。这些抗体可造成淋巴细胞死亡或封闭淋巴细胞激活，是强有力的免疫抑制剂，主要用于急性排斥反应发作和难治性排斥反应。

3. 中药类免疫抑制剂　某些中草药如雷公藤、冬虫夏草等已用于抗移植排斥反应。

（四）移植后的免疫监测

急性移植排斥反应在同种器官移植中是最常见和难以避免的，但它却是可逆性的，若能及早诊断并采取有效的抗排斥措施，将有利于保护移植物功能并延长移植物存活时间。

（五）诱导免疫耐受

诱导免疫耐受是控制排斥反应的最佳途径。常采用的方法主要包括移植前输供者血或供体骨髓、胸腺内注射供者抗原、应用 T 细胞疫苗、移植物的预处理及免疫隔离等。目前仍处于实验研究阶段。

目标检测

一、单项选择题

1. 下列哪种情况与自身免疫病无关（　　）
   A. 隐蔽自身抗原的释放
   B. 机体免疫系统功能失常
   C. 营养不良
   D. 自身组织细胞异常表达 MHC Ⅱ类分子
   E. 不合理的抗生素应用

2. 某患者经诊断为自身免疫性溶血性贫血（AIHA），其病因为（　　）
   A. 免疫隔离部位抗原的释放
   B. 自身抗原的改变
   C. 分子模拟
   D. 自身反应性淋巴细胞清除异常
   E. 淋巴细胞多克隆激活

3. 引起继发性免疫缺陷病的原因通常不包括（　　）
   A. 营养不良　　　　　　B. 感染
   C. 肿瘤　　　　　　　　D. 药物
   E. 高血压

4. HIV 攻击的靶细胞为（　　）
   A. CD8$^+$T 细胞　　　　B. CD4$^+$T 细胞
   C. B 细胞　　　　　　　D. 巨噬细胞
   E. NK 细胞

5. 在机体抗肿瘤效应中发挥主要作用的是（　　）
   A. 巨噬细胞　　　　　　B. CD4$^+$T 细胞

C. γδ$^+$T 细胞　　　　　D. CD8$^+$T 细胞
   E. CTL

6. 抗肿瘤主动免疫治疗方法是给患者输入（　　）
   A. 特异性单克隆抗体
   B. 具有抗原性的瘤苗
   C. 淋巴因子激活的杀伤细胞
   D. 单克隆抗体和抗癌药
   E. 调节抗肿瘤免疫的细胞因子

7. GVHR 主要见于（　　）
   A. 心脏移植　　　　　　B. 肾脏移植
   C. 骨髓移植　　　　　　D. 脾脏移植
   E. 肺脏移植

8. 无血缘关系的同种器官移植，发生移植排斥反应，主要原因是（　　）
   A. 移植血供不足
   B. MHC 的高度多态性
   C. 移植物被细菌污染
   D. 受者免疫功能紊乱
   E. 受者体内有自身反应性 T 淋巴细胞

二、思考题

1. 原发性免疫缺陷病和获得性免疫缺陷病有哪些异同点？
2. 怎样理解肿瘤的发生是一个长期的过程？
3. 试分析 HLA 在移植排斥反应的发生与预防中的意义。

（范海燕）

第10章 免疫学应用

第1节 免疫学检测

人体感染病原微生物后，体内可产生特异性体液免疫或细胞免疫应答，采用免疫检测方法对免疫应答中的反应物在体内外进行检测即免疫学检测。免疫学检测具有高度的特异性和敏感性，在临床上常作为某些疾病的辅助诊断手段或进行流行病学调查、免疫机制的研究、激素和酶的微量测定等。常用的免疫学检测包括抗原或抗体检测、免疫细胞及其功能检测等。

一、抗原或抗体检测

抗原与抗体在体内或体外发生的特异性结合反应称为抗原抗体反应。在体内表现为体液免疫应答效应，即抗体特异性结合抗原所发生的溶细胞、杀菌、促进吞噬、中和病毒或引起免疫病理损伤等；在体外根据抗原性质差异和抗体类型及反应条件不同可表现为凝集、沉淀、细胞溶解和补体结合等可见反应。

（一）抗原抗体反应特点

1. 特异性　一种抗原一般只能与由它刺激机体所产生的抗体结合，这种抗原抗体结合反应的专一性，即为特异性。抗原与抗体结合反应的物质基础为表位与抗体的可变区存在结构的互补性，二者相互结合形成免疫复合物，在适宜的条件下，出现可见反应。

2. 可逆性　抗原与抗体结合成免疫复合物后，由于这种结合只是分子表面的非共价键结合，其本身的结构和生物学活性均未遭到破坏，所以并不牢固。在一定条件下，免疫复合物可解离为游离的抗原与抗体。解离后的抗原或抗体分子仍保持原有的理化性质和生物学活性。

3. 比例性　抗原抗体的结合能否出现肉眼可见反应，取决于两者的比例是否合适。若比例合适，抗原抗体相互交叉连接成网络状复合体，此时抗原抗体结合后形成大的复合物，称为等价带；若抗原抗体比例不合适，结合后形成小的复合物，肉眼不可见，称为抑制带。抗体过剩为前带，抗原过剩为后带。医学上用于表示抗原抗体反应浓度的单位称为效价或滴度，即抗体（或抗原）与一定量的对应物产生可见反应所需的最小量。

4. 阶段性　体外抗原抗体反应一般分为两个阶段：第一阶段为抗原抗体特异性结合阶段，不受外界因素影响，反应迅速但肉眼不可见；第二阶段为反应可见阶段，时间较长，出现可见反应，此阶段受外界因素影响较大，如电解质、温度和 pH 等。

（二）常见的抗原抗体反应种类

1. 凝集反应（agglutination reaction）　颗粒性抗原（细菌或细胞）与相应抗体结合，或可溶性抗原（或抗体）致敏载体颗粒与相应抗体（或抗原）结合，在一定电解质条件下，出现肉眼可见的凝集物，称凝集反应。凝集反应可定性检测也可半定量检测，分为直接凝集反应和间接凝集反应。

（1）直接凝集反应　包括玻片法和试管法。①玻片法为定性试验，操作方法为将含有已知抗体的诊断血清与待检菌液（或红细胞）在玻片上混合，数分钟后如出现凝集现象则为阳性。此法简便、快速，常用于细菌的鉴定和分型、人类 ABO 血型测定等。②试管法多为半定量试验，用于测定待检血清中某种抗体的相对含量。待检血清用生理盐水做倍比稀释，再加入等量已知抗原液，血清最高稀释度仍出现明显凝集者为血清效价，表示待检血清抗体的含量。此法常用于协助临床诊断或流行病学调查研究，如辅助诊断伤寒、副伤寒的肥达试验等。

（2）间接凝集反应　将可溶性抗原（或抗体）吸附于一种与免疫无关的颗粒状载体表面成为致敏颗粒（免疫微球），再与相应抗体（或抗原）结合出现凝集现象，称为间接凝集反应。常用的载体颗粒有人 O 型红细胞、绵羊红细胞、乳胶颗粒等。将可溶性抗原吸附到载体颗粒上用以检测标本中相应抗体，称为正相间接凝集试验。将抗体吸附到载体颗粒上成为抗体致敏颗粒，用以检测标本中相应抗原，称为反相间接凝集试验。

2. 沉淀反应（precipitation reaction）　可溶性抗原（血清蛋白、外毒素、组织浸出液、细菌滤液等）与相应抗体结合，在一定条件下，形成肉眼可见的沉淀物，称沉淀反应。

（1）单向琼脂扩散试验　将一定量的已知抗体与熔化的琼脂混匀制成琼脂板，在适当位置打孔后将待测抗原加入孔中，置于湿盒中扩散，当抗原与琼脂中的抗体比例合适形成大分子复合物时，可见以抗原孔为中心的白色沉淀环，环的直径与抗原含量呈正相关（图 10-1）。在检测标本的同时用标准品测定绘制标准曲线图，再根据标本出现沉淀环直径的大小可查出该待测抗原的含量。此法常用于检测各类免疫球蛋白和补体的含量。

（2）双向琼脂扩散试验　将抗原与抗体分别加入琼脂板的小孔内，置于湿盒中，抗原和抗体向四周自由扩散，18 ～ 24 小时后在比例适合处形成白色沉淀线，观察沉淀线的位置、形态及对比关系可对抗原抗体进行定性分析（图 10-1）。本法常用于抗原或抗体的定性检测、组成和两种抗原的相关性分析。

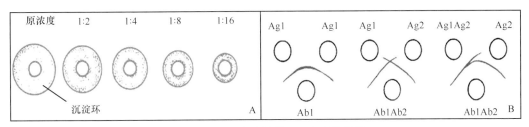

图 10-1　单向琼脂扩散和双向琼脂扩散

A. 单向琼脂扩散；B. 双向琼脂扩散

3. 对流免疫电泳　是双向琼脂扩散试验与电泳技术相结合的一种方法，是一种定向的免疫双扩散。在 pH8.6 的缓冲液中抗原带负电荷较多，向正极移动；抗体等电点较抗原高，带负电荷较少，且分子量较大，故向负极移动，电泳时将抗原放负极端、抗体放正极端，抗原、抗体相向运动，在两孔间相遇即形成白色沉淀线。由于电场的作用，限制了抗原、抗体多方向扩散，相对提高了各自的浓度，灵敏度比双向琼脂扩散试验敏感 10 ～ 16 倍，且可在 1 小时左右出现结果。本法可用于一些病原微生物抗原的检测，作为某些传染病早期的辅助诊断。

4. 免疫比浊分析　是在免疫沉淀反应的基础上建立的，分为透射免疫比浊和散射免疫比浊。原理是应用抗原、抗体在液相中特异性反应形成免疫复合物，复合物微粒对光线的干扰可经仪器检测，据此对可溶性抗原进行定量分析。自动化免疫比浊仪的开发和使用大大提高了检测的敏感性和效率，目前广泛运用于临床特定微量蛋白的检测。

5. 免疫标记技术（immunolabeling technique）　将酶、荧光素、放射性同位素、胶体金、化学发光剂等可微量或超微量测定的物质标记于已知抗原或抗体，与待测标本进行抗原抗体反应，通过检测标记物来间接定性或定量检测待测标本。根据标记物不同可分为酶免疫测定、化学发光免疫测定、免疫荧光技术、放射免疫分析、金免疫技术等。

（1）酶免疫测定（enzyme immunoassay，EIA）　是将抗原抗体反应的特异性与酶催化底物反应的高效性相结合的分析技术，用酶标记的抗原或抗体对待测标本中抗原或抗体进行定性、定位或定量分析。酶联免疫吸附试验（enzyme linked immunosorbent assay，ELISA）是酶免疫测定中应用最广的技术，用于测定可溶性抗原或抗体。基本原理是将已知抗体（或抗原）包被于固相载体上，待测抗原（或抗体）以及酶标记抗体（或抗原）与固相载体上已知抗体（或抗原）发生特异性结合，通过洗涤去除未结合物，加入酶的底物后显色，根据显色反应的深浅对受检物进行定性或定量分析（图 10-2）。

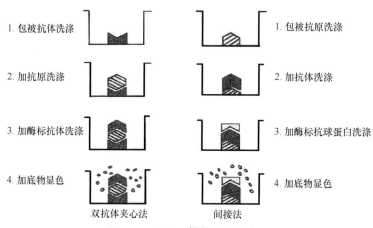

1. 包被抗体洗涤　　　　　　　　　　　　1. 包被抗原洗涤
2. 加抗原洗涤　　　　　　　　　　　　　2. 加抗体洗涤
3. 加酶标抗体洗涤　　　　　　　　　　　3. 加酶标抗球蛋白洗涤
4. 加底物显色　　　　　　　　　　　　　4. 加底物显色
双抗体夹心法　　　　　　　　　　　　　间接法

图 10-2　ELISA 操作原理示意图

（2）化学发光免疫测定（chemiluminescence immunoassay，CLIA）　是将化学发光分析的高灵敏性与抗原抗体反应的高度特异性相结合的新技术。CLIA 作为一种非放射标记的测定技术，克服了放射免疫测定法的诸多不足，而且可进行全自动化分析，现已广泛应用于各种激素、药物及其他微量生物活性物质的测定，成为目前临床的主流应用技术。

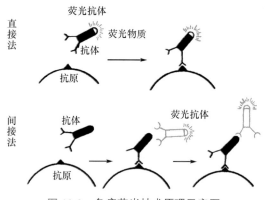

直接法　荧光抗体　荧光物质　抗体　抗原

间接法　抗体　抗原　荧光抗体

图 10-3　免疫荧光技术原理示意图

（3）免疫荧光技术（immunofluorescence technique）用荧光素与抗体连接成荧光素标记抗体，再与待检标本中的抗原反应，于荧光显微镜下观察，可见免疫复合物发出荧光，借此对标本中抗原进行鉴定和定位（图 10-3）。常用的荧光素有异硫氰酸荧光素（FITC）和藻红蛋白（PE），前者发黄绿色荧光，后者发红色荧光。可单独使用一种荧光素，也可同时用两种荧光素标记不同抗体，作双色染色检查两种抗原。

（4）放射免疫分析（radioimmunoassay，RIA）是用放射性同位素标记抗原抗体进行免疫检测的技术。RIA 将放射性同位素显示的高灵敏性和抗原抗体相结合，使检测的敏感度达皮克（pg）水平。

（5）金免疫技术　以胶体金为标记物进行的抗原抗体反应，包括金免疫渗滤试验和金免疫层析试验。金颗粒具有高电子密度特性，大量聚集时，形成肉眼可见的红色或粉红色斑点，由于结果判定只需数分钟，常用作快速检测技术。

二、免疫细胞及其功能检测

机体的免疫功能状态与体内不同免疫细胞及其亚群的数量和功能密切相关。正常情况下，各类细胞的数量和功能保持相对稳定，而许多疾病或生物及其他理化因素均可引起细胞数量和功能的改变。因此免疫细胞的检测对了解机体的免疫状态，某些疾病的辅助诊断、治疗、预后评估等具有重要意义。

（一）免疫细胞数量的检测

1. T 细胞数量的检测　主要依据 T 细胞表面标志（如 CD 抗原），利用荧光免疫技术、流式细胞术等测定外周血 T 细胞数量和亚群的变化。

检测方法为分离外周血单个核细胞，分别与小鼠抗人 CD3、CD4 和 CD8 的单克隆抗体进行结合，再用荧光素标记的兔抗鼠 IgG 做间接免疫荧光染色，细胞膜上发黄绿色斑点状荧光的细胞为阳性细胞。计数 $100 \sim 200$ 个淋巴细胞，计算出阳性细胞的百分率。外周血 T 细胞亚群平均正常值为 $CD3^+$ $60\% \sim 80\%$，$CD4^+$ $55\% \sim 60\%$，$CD8^+$ $20\% \sim 30\%$，$CD4^+/CD8^+$ 值一般为 $2 : 1$。

2. B 淋巴细胞数量的检测　现多通过检测膜型免疫球蛋白（mIg）来了解成熟 B 细胞的数量。将人单个核细胞用 FITC 标记的兔抗人免疫球蛋白做直接免疫荧光染色，出现荧光的细胞为 mIg^+ 细胞，即 B 细胞。正常人外周血 mIg^+ 细胞一般为 $8\% \sim 12\%$。

（二）免疫细胞功能的检测

1. T 细胞功能的检测

（1）淋巴细胞转化试验　又称淋巴细胞增殖试验。T 细胞在体外受抗原或丝裂原刺激后细胞代谢和形态发生变化，发生一系列增殖反应，并转变为淋巴母细胞。常用的丝裂原有植物血凝素（PHA）、伴刀豆球蛋白 A（Con A）等。做细胞涂片镜检，分别计数未转化的淋巴细胞和淋巴母细胞得到淋巴细胞转化率。正常人 T 细胞转化率为 $60\% \sim 80\%$。

（2）细胞毒试验　CTL 经抗原激活后，可特异性杀伤肿瘤细胞、同种异体细胞及半抗原修饰的同基因细胞等。体外检测 CTL 可用于肿瘤免疫、移植排斥反应、免疫性疾病及感染性疾病的诊断。

2. B 细胞功能检测　有两类方法。一类是测定体液中抗体，如测定血清中免疫球蛋白、血型抗体和特异性抗体。B 细胞功能降低或缺陷时，患者对外来抗原的应答能力减弱或缺失，仅产生少量或不产生特异性抗体，如患者血清中一种或多种 Ig 异常增高，则表明 B 细胞产生 Ig 的功能异常增高；另一类是以细胞为检测对象，如 B 细胞增殖试验。

3. 细胞因子的检测　细胞因子均为蛋白质或多肽，具有较强的抗原性。随着重组细胞因子的出现，可较方便地获得细胞因子的特异性抗血清或单克隆抗体，因此可利用抗原抗体特异性反应的特性，用免疫学技术定量检测细胞因子。常用的方法包括 ELISA、RIA 及免疫印迹法。

4. 检测细胞免疫功能的皮肤试验　包括特异性抗原皮肤试验和植物血凝素皮肤试验，前者常用。特异性抗原皮肤试验是将特异性抗原或丝裂原注入皮内，以检测体内 T 细胞的功能状态。正常机体对特定抗原产生细胞免疫应答后，再用相同抗原做皮肤试验，即出现以局部红肿为特征的迟发型超敏反应，细胞免疫正常者呈阳性反应，而细胞免疫低下者则呈阴性反应。主要有结核菌素纯蛋白衍生物（PPD）、白假丝酵母菌素、腮腺炎病毒等皮肤试验抗原。其中结核菌素应用最为普遍。特异性抗原皮肤试验简便易行，但受试者对所试抗原过去的致敏情况直接影响实验结果。若受试者从未接触过该抗原，则不会出现阳性反应，因此阴性者并不一定表示细胞免疫功能低下。为避免判断错误，往往需用两种或两种以上抗原进行皮肤试验，以对受试者的细胞免疫功能做出综合评价。

第 2 节　免疫学防治

免疫学防治是指应用各类生物或非生物制剂来建立、增强或抑制机体的免疫应答，调节免疫功能，达到预防或治疗疾病的目的。

一、免 疫 预 防

免疫预防（immunoprophylaxis）是指采用人工的方法将抗原或抗体制备成各种制剂，接种于人体使其产生特异性免疫功能，以达到预防疾病的目的。这种有计划、有目的地给人体接种抗原或输入免疫细胞（或抗体），使机体获得对某种传染病的特异性抵抗力，从而达到预防或治疗某些疾病的方法称为人工免疫（artificial immunization）。根据输入机体物质的不同，将人工免疫分为主动免疫和被动免疫两大类（表10-1）。

表 10-1　主动免疫、被动免疫的比较

比较项	主动免疫	被动免疫
输入物质	抗原	抗体
免疫力出现时间	1～4周后生效	注入后立即生效
免疫力维持时间	数月至数年	2～3周
用途	多用于预防	多用于治疗或紧急预防

（一）人工主动免疫

人工主动免疫（artificial active immunization）是指用人工的接种方法给机体输入抗原性物质（如疫苗、类毒素），刺激机体产生特异性免疫应答从而获得免疫力的方法，也称预防接种。这种免疫力是机体免疫系统受到抗原刺激后产生的，故需要一定诱导期，出现时间慢（1～4周）；因有免疫记忆，免疫力维持时间较长（数月至数年），多用于传染病的特异性预防。

1. 人工主动免疫生物制品　所有用减毒或杀死的病原生物（细菌、病毒、立克次体等）或其抗原性物质所制成，用于预防接种的生物制品，称为疫苗。

（1）灭活疫苗　选用免疫原性强的标准微生物人工培养后，用物理和化学的方法将其杀死或灭活后制成，也称死疫苗。常用的灭活疫苗包括冻干乙型脑炎灭活疫苗（Vero细胞）、流感全病毒灭活疫苗、Sabin株脊髓灰质炎灭活疫苗（Vero细胞）、甲型肝炎灭活疫苗（人二倍体细胞）等。灭活疫苗多采用皮下注射方式，免疫效果较差，且不持久；其优点为易于制备，较稳定，易保存，安全性高。灭活疫苗在体内不能增殖，对人体刺激时间短，但仍保持一定的免疫原性。因此，要获得强而持久的免疫力需要大剂量、多次接种（接种至少两次），引起的不良反应也较大。

（2）活疫苗　用人工定向诱导的方法或直接从自然界筛选出毒力减弱或基本无毒的病原微生物制成，又称减毒活疫苗。常用的活疫苗有乙型脑炎减毒活疫苗、麻疹减毒活疫苗、腮腺炎减毒活疫苗等。活疫苗进入人体后有一定的增殖能力，可引起类似轻型或隐性感染，故一般接种剂量小，接种次数少（1次），免疫效果良好、持久（可维持3～5年）。其缺点为保存条件较高，有效期短（表10-2）。

表 10-2　灭活疫苗和活疫苗的比较

区别点	灭活疫苗	活疫苗
制剂特点	死，强毒株	活，无毒或弱毒株
接种剂量及次数	量较大，2～3次	量较小，1次
保存及有效期	易保存，有效期约1年	不易保存，4℃冰箱内数周
免疫效果	较好，维持数月至2年	好，维持3～5年甚至更长

（3）类毒素　是用外毒素经0.3%～0.4%甲醛处理后，使其失去毒性，但仍保留免疫原性而制成。常用的类毒素有吸附白喉疫苗、吸附白喉破伤风联合疫苗等；也可与灭活疫苗混合制成联合疫苗，如百日咳疫苗原液和白喉类毒素原液加入氢氧化铝佐剂制成吸附百日咳白喉联合疫苗，用于预防百日咳、白喉，可加强免疫作用。类毒素一般接种两次，其吸收缓慢，免疫力出现也慢，故每次接种间隔4～6

周，接种后能诱导机体产生抗毒素，从而中和外毒素。

（4）亚单位疫苗 是将病原体中与激发保护性免疫无关的和有害的成分去除，保留有效免疫原成分制成的疫苗。例如，重组 B 亚单位 / 菌体霍乱疫苗（肠溶胶囊），系用霍乱毒素 B 亚单位基因重组质粒（pMM-CTB）转化大肠埃希菌 MM2，使其高效表达霍乱毒素 B 亚单位（CTB），经纯化、冻干制成干粉；O1 群霍乱弧菌经培养、灭活、冻干制成菌粉。将两者混合后加入适宜辅料制成肠溶胶囊，可用于预防霍乱和产毒性大肠埃希菌旅行者腹泻。此类疫苗既可提高免疫效果，又可减少因病原体中与免疫保护无关的成分所引起的不良反应。

（5）结合疫苗 如 b 型流感嗜血杆菌结合疫苗，系用纯化的 b 型流感嗜血杆菌（Hib）荚膜多糖抗原，通过己二酰肼与破伤风类毒素蛋白共价结合制成。用于预防 b 型流感嗜血杆菌引起的儿童感染性疾病，如脑膜炎、肺炎等。

（6）DNA 疫苗 也称核酸疫苗，指将编码某蛋白抗原的基因插入到细菌质粒中，经注射等途径进入宿主体内，在宿主体内表达相应抗原。其优点为不需要在体外表达纯化抗原，操作简便，可随病原体的变异快速更新。

（7）重组载体疫苗 指应用基因工程技术将天然的或人工合成的编码病原体免疫原的基因，借助载体转移并插入至另一生物体基因组中，接种后疫苗株在体内增殖，表达大量所需的抗原，再接种于人体。

2. 人工主动免疫的注意事项 预防接种时要严格按使用说明书的规定进行，因为不同生物制品所产生的制剂或不同批号可能要求不同。此外，应注意制品是否变质、过期或因保存不当而失效。

（1）接种对象 凡免疫防御能力低、与某些病原体接触机会多、疾病及并发症危害大、流行地区易感者均应免疫接种。

（2）接种剂量、次数及间隔时间 在一定剂量范围内，疫苗接种剂量较大，产生免疫应答越强，免疫效果也越好。但免疫注射的剂量不宜任意增减，剂量过大过小均可能造成免疫耐受。活疫苗一般接种 1 次即可达到免疫效果，灭活疫苗一般接种 2 ～ 3 次，每次间隔 7 ～ 10 天。类毒素一般接种 2 次，因吸收慢、产生免疫力所需时间长，间隔时间为 4 ～ 6 周。

（3）接种途径 灭活疫苗多采用皮下注射法，活疫苗则采用皮内注射和自然感染途径接种，尤以后者为佳。例如，脊髓灰质炎活疫苗以口服为佳；流感、麻疹、腮腺炎疫苗以气雾吸入者为佳。

（4）接种后反应 预防接种后有时会发生不同程度的局部或全身反应。常见为接种后 24 小时左右局部出现红肿、疼痛，淋巴结肿大，以及短时间发热、头痛、恶心等。一般症状较轻，1 ～ 2 天后即可恢复正常。极少数人会发生严重不良反应，甚至出现过敏性休克。

（5）禁忌证 为避免异常反应或使原有疾病恶化，有些情况不宜进行免疫接种，如高热，急性传染病，严重心血管或肝、肾疾病，活动性肺结核，严重高血压及糖尿病患者等。免疫缺陷患者或免疫抑制剂治疗中的患者则不宜接种活疫苗，以免出现严重疫苗反应。

（二）人工被动免疫

人工被动免疫（artificial passive immunization）是指给机体直接输入含有特异性抗体的免疫血清、细胞因子或效应性 T 细胞等制剂，使机体即刻获得免疫力的方法。这种免疫力是通过被动输入方式获得，而非由被接种者自身免疫系统产生，故维持时间较短（2 ～ 3 周），临床一般多用于治疗和紧急预防。

1. 人工被动免疫生物制品

（1）抗毒素（antitoxin） 用细菌类毒素多次免疫动物（马），待其体内产生大量抗毒素（抗体）后采血，经分离血清再纯化、浓缩而成。常用的抗毒素有破伤风抗毒素、白喉抗毒素、气性坏疽抗毒素等。抗毒素有中和细菌外毒素毒性的作用，主要用于治疗和紧急预防某些细菌外毒素所致疾病。应早期、足量才能发挥应有效果，同时也应注意 I 型超敏反应的发生。

（2）正常人丙种球蛋白　由健康人血浆或产妇胎盘血提取制成。前者称人血浆丙种球蛋白，后者称胎盘丙种球蛋白。常用于甲型肝炎、麻疹、脊髓灰质炎等病毒性疾病的紧急预防和治疗，可防止发病、减轻症状、缩短病程，还可以用于治疗丙种球蛋白缺乏症。

（3）特异性免疫球蛋白制剂　是由恢复期患者血清或经疫苗高度免疫的人血清提取制备而成。该类制剂特异性抗体含量较正常人丙种球蛋白制剂高，在体内滞留时间长，较异种动物免疫血清效果好，引起超敏反应的概率较小，但来源受限，影响其实际应用。

2. 人工被动免疫的注意事项

（1）注意防止超敏反应　在使用动物免疫血清或丙种球蛋白前，应仔细询问病史，做皮试，如阳性可使用脱敏方法。

（2）注意早期和足量　只有在毒素结合组织细胞之前使用抗毒素，才能发挥抗毒素的中和毒素作用。因此在使用时应注意遵循早期、足量原则。

（3）不滥用丙种球蛋白　丙种球蛋白对于受者而言是一种异体抗原，在使用时可能出现过敏反应，因此在使用时应慎重。

二、免疫治疗

免疫治疗（immunotherapy）是指利用免疫学原理，通过物理、化学或生物学手段抑制或增强免疫应答的过程，从而达到治疗疾病的目的。免疫治疗主要从分子、细胞和整体水平来调整机体的免疫功能。

（一）分子为基础的治疗

1. 分子制剂　是指给机体输入分子制剂，如抗体、细胞因子等，以调节机体的免疫应答。

2. 抗体　以抗体为基础的免疫治疗主要用于抗感染和抗肿瘤，包括多克隆抗体、单克隆抗体和基因工程抗体。

3. 细胞因子　参与机体多种生理过程，具有广泛的生物学作用，调整细胞因子的水平可有效干预机体生理状态或病理进展。

（二）细胞治疗

细胞治疗是指将自体或异体的造血干细胞、免疫细胞或肿瘤细胞经体外培养和诱导扩增后回输机体，以激活或增强机体的免疫应答。

1. 造血干细胞移植　免疫细胞来源于造血干细胞，通过造血干细胞移植可达到促进造血和重建免疫功能的目的，现已成为临床治疗肿瘤、造血系统疾病和自身免疫病的常用方法。

2. 免疫效应细胞过继疗法　是指自体淋巴细胞经体外激活、增殖后回输患者，直接杀伤肿瘤或增强机体抗肿瘤免疫效应的治疗方法。

3. 细胞疫苗

（1）树突状细胞疫苗　用肿瘤提取物或肿瘤抗原体外刺激树突状细胞，或将携带肿瘤相关抗原基因的病毒载体转染树突状细胞，再回输给患者，以增强机体免疫细胞的抗肿瘤效应。

（2）基因修饰瘤苗　采用基因修饰的方法将编码免疫细胞共刺激分子或细胞因子的基因转染肿瘤细胞，使肿瘤细胞表达这些免疫分子，从而增强免疫细胞对肿瘤细胞的识别能力，发挥抗肿瘤作用。

（3）肿瘤细胞疫苗　接种肿瘤抗原疫苗，可激发或增强患者的特异性抗肿瘤效应。目前已有多种疫苗包括基因修饰瘤苗、人工合成肿瘤多肽疫苗、重组病毒疫苗等处于临床试验阶段。

（三）药物为基础的治疗

药物免疫治疗主要采用免疫调节剂和免疫抑制剂。

1. 免疫调节剂 是增强、促进和调节机体免疫功能的一类生物或非生物制剂，包括微生物制剂、免疫组织提取物和细胞因子及某些化学合成制剂等。

2. 免疫抑制剂 是一类抑制机体免疫功能的生物或非生物制剂，常用于各种自身免疫病的治疗及预防器官移植发生的排斥反应。

目标检测

一、单项选择题

1. 不属于抗原抗体反应的是（ ）
   A. 酶联免疫吸附试验（ELISA）
   B. 免疫荧光技术
   C. 球蛋白试验
   D. 放射免疫分析（RIA）
   E. 淋巴细胞转化试验

2. 在抗原抗体反应中，下列哪项是错误的（ ）
   A. 抗原抗体特异性结合
   B. 抗原抗体结合稳定，不可逆
   C. 抗原抗体按一定比例结合
   D. 反应受温度影响
   E. 反应受 pH 影响

3. 细菌菌体抗原鉴定可采用（ ）
   A. 间接凝集试验
   B. 直接凝集试验
   C. 对流免疫电泳
   D. 酶联免疫吸附试验（ELISA）
   E. 单向琼脂扩散

4. 下列哪项属于人工主动免疫（ ）
   A. 注射丙种球蛋白预防麻疹
   B. 接种卡介苗预防结核
   C. 注射免疫核糖核酸治疗恶性肿瘤
   D. 静脉注射淋巴因子激活的杀伤细胞（LAK 细胞）治疗肿瘤
   E. 胎儿从母亲获得 IgG

5. 宿主的天然抵抗力（ ）
   A. 经遗传而获得
   B. 感染病原微生物而获得
   C. 接种菌苗或疫苗而获得
   D. 母体的抗体（IgG）通过胎盘传送给婴儿而获得
   E. 给宿主转输致敏淋巴细胞而获得

6. 下列可用于人工被动免疫的制剂是（ ）
   A. 抗毒素
   B. 类毒素
   C. 流行性乙型脑炎疫苗
   D. 脊髓灰质炎疫苗
   E. 卡介苗

二、思考题

1. 从接种人员的角度简述接种疫苗的流程和注意事项。
2. 回忆你所接种过的疫苗，试述疫苗的接种途径有哪些。

（范海燕）

第11章
微生物学概述

（一）微生物的概念及种类

微生物（microorganism）是存在于自然界的一大群体形微小、结构简单、肉眼不能直接看见，必须借助显微镜放大数百倍、数千倍甚至数万倍才能观察到的微小生物。基本特点概括为：个体微小、结构简单、种类繁多、分布广泛、繁殖迅速、容易变异等。根据其大小、结构、组成等差异，可分为三大类。

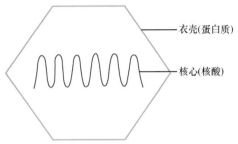

图 11-1　非细胞型微生物结构模式图

1.非细胞型微生物　最小的一类微生物，能通过滤菌器，没有细胞结构，缺乏产生能量的酶系统，只能在活细胞内增殖，病毒属于该类微生物（图 11-1）。

2.原核细胞型微生物　细胞核分化程度低，仅有原始核（拟核），无核膜和核仁，缺乏完善的细胞器。细菌、支原体、衣原体、立克次体、螺旋体和放线菌等属于该类微生物（图 11-2）。

3.真核细胞型微生物　细胞核分化程度较高，有核膜、核仁和染色体，胞质内有完善的细胞器，真菌属于该类微生物（图 11-3）。

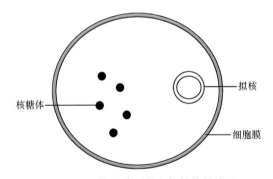

图 11-2　原核细胞型微生物结构模式图

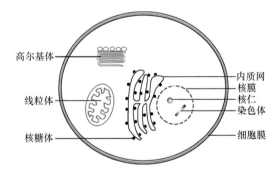

图 11-3　真核细胞型微生物结构模式图

医者仁心

微生物的发现

300 多年前，列文虎克凭着对微小事物的好奇，用自制显微镜首次发现了微生物世界。他 16 岁时，到荷兰阿姆斯特丹一家布店做学徒。一次偶然机会，他看到一个人在磨制镜片，他了解到该镜片能把物体放大，一下子就着迷了，从此有了目标——自制显微镜，看到更微小的世界。经过几十年努力探索，他发明了世界上第一台显微镜，打开了认识自然和微观世界的钥匙。1676 年，他采用自制显微镜观察到水滴内有许多"活的小动物"，并对其形态详细描述，成为世界上第一个微生物世界的发现者。美国学者哈特称赞"这是人类史上最具潜在力的伟大发现之一"。

（二）微生物与人类的关系

微生物广泛存在于自然界中，江河、湖泊、海洋、土壤、空气等中都有数量不等、种类不一的微生物存在，其中以土壤中的微生物最多。有些微生物可以寄生于宿主达到共生状态，绝大多数微生物对人和动植物是有益的，有些是必需的，少数微生物可引起人类和动植物的病害。

1. 微生物参与自然界的物质循环　例如，土壤中的微生物能将死亡动、植物的尸体及人、畜排泄物中的有机氮化物转化为无机氮化物，以供植物生长的需要，而植物又为人类和动物所食用。空气及环境中大量的游离氮，只有依靠固氮菌等作用后才能被植物吸收利用。由微生物降解有机物向自然界提供的碳元素每年高达 950 亿吨。正是因为有微生物的存在，地球上的各种生物材料和元素才得以周而复始。因此，没有微生物，物质就不能运转和循环，植物就不能进行代谢，人类和动物也将难以生存。

2. 微生物在工农业生产方面发挥重要作用　利用微生物发酵工程进行食品加工、酿酒、制醋、工业制革、石油勘探及废物处理等。例如，用化学水解方法生产 1 吨味精需 30 吨小麦，利用微生物发酵工艺只需 3 吨薯粉；再如，许多抗生素是微生物的代谢产物，还可利用微生物生产维生素和辅酶等药物；在环保工程中利用微生物降解塑料、甲苯等有机物，处理污水废气。在农业方面，应用微生物制造微生物饲料、微生物肥料、微生物农药、微生物食品、微生物能源和微生物环保制剂等，开辟了以菌造肥、以菌催长、以菌防病、以菌治病等农业增产新途径。

3. 微生物在基因工程技术中的作用　在生命科学中，微生物作为研究对象或模式生物，很多基因、遗传密码、基因调控等都是在微生物中发现和得到证实的，微生物不仅提供了必不可少的多种工具酶和载体系统，更可人为地定向创建有益的工程菌新品种，制造出多种多样的人类必需品。

4. 微生物与人体感染　定居在宿主体表和与环境相通部位、对宿主有益或无害的微生物称正常菌群，如定植在肠道中的大肠埃希菌等，能向宿主提供必需的维生素 B_1、维生素 B_2、烟酸、维生素 B_{12}、维生素 K 和多种氨基酸等营养物质。少数微生物具有致病性，能引起人和动物致病的微生物称为病原微生物，可引起人类的伤寒、结核、破伤风、麻疹、脊髓灰质炎、肝炎、艾滋病、出血热、脑炎等。有些微生物可在某些特定条件下具有致病性，该类微生物称为机会致病菌。例如，正常情况下大肠埃希菌在肠道不致病，在泌尿道或腹腔中可引起感染。

（三）未来医学微生物学的主要研究领域

1. 对新现和再现病原微生物病原学等的系列研究　新现和再现病原微生物引起的传染病时有发生，常会形成严重的公共卫生问题，因此应加强研究、高度重视和防范。新现的传染病或是由新病原微生物引起（如严重急性呼吸综合征、中东呼吸综合征、新型冠状病毒肺炎等），或是由动物传染给人而发生（如高致病性禽流感等）；而再现的传染病（如结核病、霍乱、鼠疫等）多由病原体变异或多重耐药，以及环境改变等引起。

2. 病原微生物的致病机制等研究　某些病原微生物的致病和免疫机制需要利用微生物基因组学和蛋白质组学的研究成果深入研究，即为感染性疾病的诊断、预防和治疗等提供重要理论基础，又可达到更有效防控和治疗感染性疾病的目的。

3. 研制开发更多、更有效的疫苗及新的抗微生物药物　某些微生物快速变异给疫苗设计和治疗造成很大障碍，不少感染性疾病尚缺乏有效的防治措施；病毒性疾病尚缺乏有效的药物治疗；大量广谱抗生素的滥用使许多菌株发生变异，导致耐药性的产生。因此，急需加强研制，控制传染病发生和流行。

4. 规范化微生物学诊断方法及技术的建立　依据最新指南（标准）及时加强现有微生物方法和技术的改进，同时不断建立新的检测、鉴定方法，提高对新现或再现病原微生物诊断的特异性和敏感性。

5. 肠道微生物群与健康的研究　近几年研究人员发现，众多因素诱导的肠道微生态体系失衡及核心功能基因组缺失与肥胖、2 型糖尿病等多种代谢性疾病的发生和发展有关。越来越多的证据显示肠道微生物在阿尔茨海默病发病机制中的重要作用。肠道微生物对大脑功能的调控也是一个热门的研究方向。

链接

人类的第二套基因组——肠道微生物组

健康人的胃肠道内栖居着数量庞大、种类繁多的微生物，这些微生物统称为肠道菌群。其数量大约为 10^{14} 左右，干重约为 1000g，是人体细胞总数的 10 倍，大部分为长期寄居的微生物，主要以专性厌氧菌为主，其含量约是兼性厌氧菌和需氧菌的 $100 \sim 1000$ 倍。肠道菌群之间，肠道菌群与宿主和环境之间始终处于动态平衡，形成一个相互依存、相互制约的系统，因而在机体防御功能正常时其对人体有益无害。肠道菌群的种类与数量因饮食、宿主的年龄、生活方式、体质量指数（BMI）及抗生素的使用等情况而变化。

目标检测

一、单项选择题

1. 不属于原核细胞型微生物的是（   ）
   A. 细菌　　　　　　B. 立克次体
   C. 支原体　　　　　D. 病毒
   E. 衣原体

2. 下列描述的微生物特征中，不是所有微生物共同特征的是（   ）
   A. 个体微小　　　　B. 分布广泛
   C. 种类繁多　　　　D. 可无致病性
   E. 只能在活细胞内生长繁殖

3. 属于真核细胞型微生物的是（   ）
   A. 细菌　　　B. 病毒　　　C. 真菌
   D. 衣原体　　E. 螺旋体

4. 只能在活细胞内生长繁殖的微生物是（   ）
   A. 细菌　　　B. 病毒　　　C. 真菌
   D. 衣原体　　E. 螺旋体

5. 以下为非细胞型微生物的是（   ）
   A. 病毒　　　　　　B. 立克次体
   C. 放线菌　　　　　D. 衣原体
   E. 支原体

6. 原核细胞型微生物是指（   ）
   A. 螺旋体　　　　　B. 放线菌
   C. 细菌　　　　　　D. 支原体
   E. 以上都是

7. 细菌属于原核细胞型微生物的主要依据是（   ）

A. 二分裂繁殖
B. 仅有原始核，无核膜和核仁
C. 单细胞
D. 对抗生素敏感
E. 有两种核酸

8. 微生物的基本特点概括为（   ）
   A. 个体微小　　　　　B. 结构简单
   C. 种类繁多、分布广　D. 繁殖迅速、容易变异
   E. 以上都是

9. 有关于微生物，下列说法错误的是（   ）
   A. 病毒只能在活细胞内生长繁殖
   B. 真菌属于真核细胞型微生物
   C. 绝大多数微生物对人和动植物是有益的，有些是必需的
   D. 细菌细胞核分化程度较高，有核膜、核仁和染色体
   E. 部分微生物可在某些特定条件下具有致病性，称为机会致病性微生物

10. 细胞核分化程度低，仅有原始核，无核膜和核仁，缺乏完善的细胞器的是（   ）
    A. 细菌　　　　B. 支原体　　　C. 衣原体
    D. 立克次体　　E. 以上都是

二、思考题

1. 简述微生物的特点和分类。
2. 简述微生物与人体关系。

（孟凡云）

第12章
细菌学总论

第1节 细菌的形态与结构

一、细菌的大小与形态

（一）细菌的大小

细菌是一类具有细胞壁、个体微小、以二分裂方式增殖的单细胞原核细胞型微生物。细菌的大小常以微米（μm）为单位，需要用显微镜放大数百上千倍才能观察到。各种细菌的大小不一，多数球菌的直径约 1μm，中等大小的杆菌长 2～5μm，宽 0.3～0.5μm。

（二）细菌的形态

根据细菌的形态特征可将其分为球菌、杆菌与螺旋菌三大类，细菌的各种形态模式图见图 12-1。

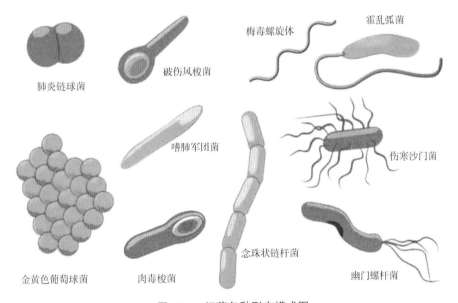

图 12-1 细菌各种形态模式图

1. 球菌（coccus） 呈圆球形或近似圆球形，有的呈矛头状或肾状。根据繁殖时细菌细胞分裂平面和分裂后菌体粘连程度及排列方式不同可分为以下几种。

（1）双球菌 在一个平面上分裂成对排列，如肺炎链球菌、脑膜炎奈瑟菌。

（2）链球菌 在一个平面上分裂成链状排列，如乙型溶血性链球菌。

（3）葡萄球菌 在几个不规则的平面上分裂，菌体多堆积在一起，而呈葡萄状排列，如金黄色葡萄球菌。

此外，还有沿两个互相垂直的平面分裂，分裂后每四个菌体排列在一起的四联球菌；沿三个互相垂直的平面分裂，分裂后八个菌体叠在一起的八叠球菌。

2. 杆菌（bacillus）　呈杆状或近似杆状。不同种类杆菌的大小、长度、粗细差别较大，有球杆菌、链杆菌、棒状杆菌和分枝杆菌等。

3. 螺旋菌（spirillum）　菌体弯曲，可分为以下几种。

（1）弧菌属　菌体只有一个弯曲，呈弧状或逗点状，如霍乱弧菌。

（2）螺菌属　菌体有数个弯曲，如小螺菌（又称鼠咬热螺旋体）。

（3）螺杆菌属　菌体连续弯曲成螺旋状，如幽门螺杆菌。

（4）弯曲菌属　呈 U 形或 S 形，如空肠弯曲菌。

二、细菌的结构

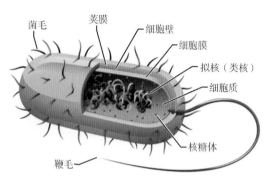

菌毛　荚膜　细胞壁　细胞膜　拟核（类核）　细胞质　核糖体　鞭毛

图 12-2　细菌结构模式图

细菌的结构分为所有细菌共有的基本结构和仅某些细菌才有的特殊结构。基本结构包括细胞壁、细胞膜、细胞质和拟核。细菌的特殊结构有荚膜、鞭毛、菌毛、芽孢（图 12-2）。

（一）细菌的基本结构

1. 细胞壁（cell wall）　位于细菌细胞最外层，是包绕在细胞膜外的一层坚韧有弹性的膜状结构。用革兰氏染色法可将细菌分为革兰氏阳性菌（G^+ 菌）和革兰氏阴性菌（G^- 菌），两类细菌细胞壁有显著差异。

（1）革兰氏阳性菌的细胞壁　主要由肽聚糖和磷壁酸组成。

1）肽聚糖：又称黏肽。可多达 50 层，由聚糖骨架、四肽侧链和五肽交联桥三部分组成。聚糖骨架由 N- 乙酰葡萄糖胺（G）和 N- 乙酰胞壁酸（M）交替排列，以 β-1, 4- 糖苷键连接而成。N- 乙酰胞壁酸上连接四肽侧链。四肽侧链由 4 个氨基酸组成，随菌种不同其组成不同。如葡萄球菌的四肽侧链的氨基酸依次为 L- 丙氨酸、D- 谷氨酸、L- 赖氨酸和 D- 丙氨酸，第三位的 L- 赖氨酸通过由 5 个甘氨酸组成的交联桥连接到相邻聚糖骨架四肽侧链末端的 D- 丙氨酸上，从而构成机械强度十分坚韧的三维立体结构（图 12-3）。

2）磷壁酸：是革兰氏阳性菌细胞壁的特有成分。按其结合部位可分为壁磷壁酸和膜磷壁酸。壁磷壁酸与肽聚糖上的胞壁酸共价连接，膜磷壁酸则与细胞膜连接（图 12-4）。磷壁酸的免疫原性很强，是革兰氏阳性菌的重要表面抗原。部分细菌的膜磷壁酸具有黏附宿主细胞的功能，与细菌致病性有关。

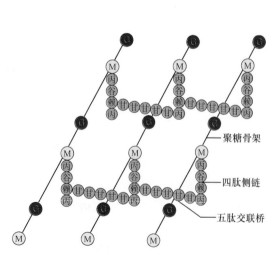

聚糖骨架　四肽侧链　五肽交联桥

图 12-3　革兰氏阳性菌的肽聚糖结构模式图

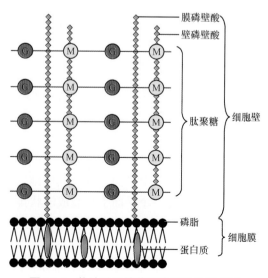

膜磷壁酸　壁磷壁酸　肽聚糖　细胞壁　磷脂　蛋白质　细胞膜

图 12-4　革兰氏阳性菌细胞壁结构模式图

此外，部分革兰氏阳性菌细胞壁表面尚有一些特殊的表面蛋白质，如金黄色葡萄球菌的 A 蛋白，A 群链球菌的 M 蛋白等。

（2）革兰氏阴性菌的细胞壁　由少量肽聚糖和复杂的外膜组成。

1）肽聚糖：有聚糖骨架和四肽侧链两部分，没有五肽交联桥。肽聚糖仅有 1 ~ 2 层。例如，在大肠埃希菌的四肽侧链中，第 3 位氨基酸是二氨基庚二酸（DAP），DAP 直接与相邻四肽侧链第 4 位的 D-丙氨酸相连，没有五肽交联桥连接，形成疏松的二维平面结构（图 12-5）。

2）外膜：是革兰氏阴性菌特有成分，位于肽聚糖外侧，由内向外依次为脂蛋白、脂质双层和脂多糖（图 12-6）。脂多糖是革兰氏阴性菌的内毒素，由脂质 A（内毒素的毒性部分）、核心多糖和特异性多糖三部分组成。

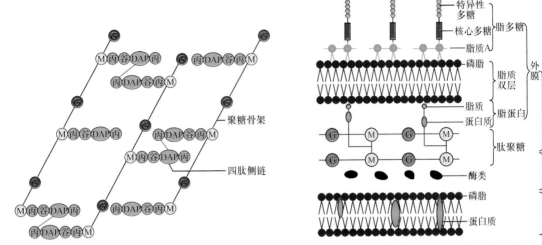

图 12-5　革兰氏阴性菌的肽聚糖结构模式图　　　图 12-6　革兰氏阴性菌细胞壁结构模式图

革兰氏阳性菌和革兰氏阴性菌细胞壁结构有显著差异（表 12-1），但肽聚糖是细胞壁共有成分，医学上可选择相应药物破坏肽聚糖的结构或抑制其合成，通过损伤细胞壁而杀伤细菌。例如，溶菌酶能裂解肽聚糖中 N- 乙酰葡萄糖胺和 N- 乙酰胞壁酸之间的 β-1, 4- 糖苷键，破坏聚糖骨架，引起细菌裂解。青霉素可抑制五肽桥与四肽侧链之间的连接，使细菌不能合成完整的细胞壁，在一般渗透压环境中，可导致细菌死亡。革兰氏阴性菌由于肽聚糖含量少，且有外膜的保护，溶菌酶和青霉素对其作用甚微。

表 12-1　革兰氏阳性菌和革兰氏阴性菌细胞壁结构比较

细胞壁	革兰氏阳性菌	革兰氏阴性菌
强度	较坚韧（三维立体结构）	较疏松（二维平面结构）
厚度	厚，20 ~ 80nm	薄，10 ~ 15nm
肽聚糖含量	占细胞壁干重50% ~ 80%	占细胞壁干重5% ~ 20%
磷壁酸	有	无
外膜	无	有

细胞壁的功能：①维持细菌形态，保护细菌在低渗透压环境下不易破裂。②与细胞膜共同参与细胞内外物质的交换。③具有免疫原性，是细菌重要的表面抗原。④某些细菌细胞壁的成分如脂多糖，是细菌的主要致病物质。

细菌细胞壁的肽聚糖结构在生物或理化因素作用下被破坏或合成受到抑制，形成细胞壁缺陷细菌后，在高渗环境下仍能存活者称为细菌细胞壁缺陷型或 L 型细菌。青霉素和溶菌酶是 L 型细菌最常用的诱导剂，在高渗透环境下这些细胞壁缺陷的细菌仍可存活。L 型细菌具有致病能力，可导致多种组织的间质性慢性炎症。临床症状明显而标本常规细菌培养阴性者，应考虑 L 型细菌感染的可能。

链接

细胞壁缺陷型细菌（L 型细菌）的由来

　　1935 年 Klieneberger Nobel 在英国 Lister 研究所研究念珠状链杆菌时发现，该菌培养物中有一种菌落形态类似支原体，他以研究所第一个字母将其命名为 L 型（L-form）细菌，或称细菌 L 型（bacterial L form）。现已发现几乎所有细菌、多种螺旋体和真菌均可产生 L 型。L 型有两种类型：G^+ 菌细胞壁缺失后，原生质仅被一层细胞膜包住，称为原生质体（protoplast）；G^- 菌肽聚糖层受损后尚有外膜保护，称为原生质球（spheroplast）。支原体是天然无细胞壁微生物，与 L 型细菌不同。

---

　　2. 细胞膜（cell membrane）　是位于细胞壁内侧、紧包着细胞质的一层柔软而有弹性的生物膜。由脂质双层构成，主要成分为磷脂和蛋白质，不含胆固醇，有些细菌细胞膜可向细胞质内折叠，形成中介体。

　　细胞膜主要功能：①细胞膜上的载体蛋白可以参与细胞内外物质转运；②参与肽聚糖、磷壁酸、脂多糖等多种物质合成；③其上有多种呼吸酶，参与细胞呼吸，能量产生、储存和利用；④形成中介体，参与细菌呼吸、生物合成及分裂。

　　3. 细胞质（cytoplasm）　是细胞膜包裹的无色透明溶胶状物质，主要由水、蛋白质、脂类、核酸、少量糖和无机盐组成。细胞质中含有许多重要的结构。

　　（1）质粒（plasmid）　为闭合环状双链 DNA，是细菌染色体外的遗传物质，控制细菌某些特定的遗传性状，质粒非细菌生命所必需，可自我复制传给子代，也可丢失或通过接合和转导作用将有关性状传递给另一个细菌。医学上重要的质粒有致育质粒（F 质粒）、耐药性质粒（R 质粒），分别决定细菌的性菌毛及耐药性等生物学性状。

　　（2）核糖体（ribosome）　由 RNA 和蛋白质组成，是蛋白质合成的场所，数量可达数万个。链霉素、红霉素可与之结合干扰蛋白质的合成而导致细菌死亡。

　　（3）胞质颗粒　又称内含物（inclusion），多为细胞质内细菌储存的营养物质，包括多糖、脂类和磷酸盐。异染颗粒是较为常见的一种胞质颗粒，主要成分是 RNA 和多偏磷酸盐，嗜碱性强，用亚甲蓝染色时着色较深呈紫色。异染颗粒主要见于白喉棒状杆菌，有助于细菌鉴别。

　　4. 拟核（nucleoid）　又称类核或原核，是细菌的遗传物质，由单一闭合环状 DNA 分子反复回旋卷曲组成松散网状结构，决定细菌遗传特征，无核膜和核仁。

（二）细菌的特殊结构

　　1. 荚膜（capsule）　是某些细菌生长时合成并分泌到细胞壁外的一层黏液性物质。厚度 ≥ 0.2μm，边界明显者称为荚膜，厚度 < 0.2μm 者称为微荚膜。一般在人体和动物体内及营养丰富的培养基中形成，在普通培养基培养容易消失。荚膜对碱性染料亲和力低，普通染色法不易着色（图 12-7），用荚膜染色法可染上颜色。多数菌体荚膜化学成分为多糖，如肺炎链球菌；少数为多肽，如炭疽杆菌；个别为透明质酸，如链球菌。

　　荚膜的功能：①荚膜具有免疫原性，可作为鉴别细菌的依据。②荚膜与细菌的致病性有关，可黏附于组织细胞或无生命物体表面，参与形成生物被膜，引起机体感染。③荚膜能抵抗吞噬细胞的吞噬与消化作用。④可以保护菌体，避免或减少抗体、药物等杀菌物质对菌体的损伤，从而增强细菌的侵袭力。

　　2. 鞭毛（flagellum）　是附着在某些细菌细胞膜上，并游离于菌体外的细长且呈波浪状弯曲的丝状物，常见于弧菌、螺菌、多数杆菌和个别球菌。鞭毛长 5 ～ 20μm，直径 12 ～ 30nm。鞭毛不易着色，鞭毛形态可以直接在电子显微镜下观察，也可用特殊染色法使鞭毛增粗后在普通光学显微镜下观察。

鞭毛化学成分主要是蛋白质，具有很强的抗原性，称为鞭毛抗原（H 抗原），可用来鉴别细菌。根据鞭毛数量和生长位置的差异可将鞭毛菌分为单毛菌、双毛菌、丛毛菌和周毛菌（图 12-8）。

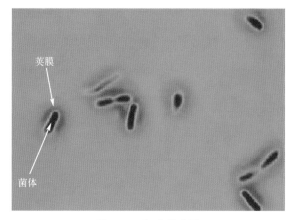

图 12-7　细菌的荚膜

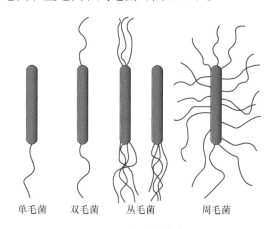

单毛菌　　双毛菌　　丛毛菌　　　周毛菌

图 12-8　鞭毛菌模式图

鞭毛为菌体的运动器官，有鞭毛的细菌能活泼运动；有些菌体鞭毛与致病性有关，鞭毛运动可以使菌体迅速到达并黏附于易感组织细胞表面，产生毒性物质而致病，如霍乱弧菌；根据细菌能否运动、鞭毛生长的数量、部位和 H 抗原的抗原性，可对细菌进行鉴别分型。

3. 菌毛（pilus）　是许多革兰氏阴性菌与少数革兰氏阳性菌表面存在的比鞭毛细、短而直的蛋白质丝状物（图 12-9）。菌毛必须在电子显微镜下才可以被观察到。菌毛化学成分是蛋白质，称为菌毛素，具有抗原性，与细菌运动无关。菌毛分为普通菌毛和性菌毛两种。普通菌毛数目多，可达数百根，遍布整个菌体，具有很强的黏附性，与细菌致病性有关，能与宿主呼吸道、消化道或泌尿生殖道黏膜上皮细胞的特异性受体结合并定植，是细菌感染的第一步，若菌毛消失，菌体侵袭力也随之丧失；性菌毛是中空的管状物，比普通菌毛长而粗，一个细菌只有 1～4 根，有性菌毛的细菌称为 F⁺ 或雄性菌，无性菌毛的细菌称为 F⁻ 菌或雌性菌。F⁺ 菌可通过性菌毛将 F 质粒或 R 质粒等传递给 F⁻ 菌，使 F⁻ 菌获得性菌毛或耐药性等性状。

4. 芽孢（spore）　是某些革兰氏阳性菌在营养缺乏等不利条件下，细胞质脱水浓缩，在菌体内形成的具有多层膜包裹、通透性低、折光性很强、不易着色的圆形或椭圆形小体（图 12-10）。

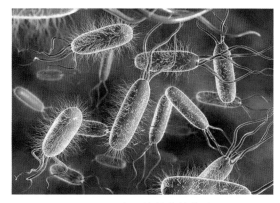

图 12-9　大肠埃希菌的菌毛

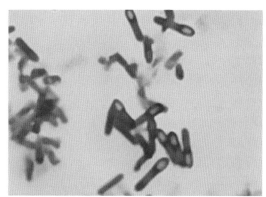

图 12-10　细菌的芽孢

芽孢壁厚，不易着色，常规染色时，光镜下可见菌体有一个无色透明的小体。不同芽孢菌形成芽孢的大小、形态和位置不同，因而芽孢可用来鉴别细菌。

芽孢的形成受遗传因素控制和环境因素影响。芽孢保存了细菌生命必需的全部物质，当环境条件适宜时，水分与营养进入，芽孢可发芽，形成新的菌体。芽孢是细菌的休眠体，不是细菌的繁殖体，一个细菌只能形成一个芽孢，一个芽孢发芽只生成一个菌体。与芽孢相对而言，未形成芽孢而具有繁殖能力的细菌体，称为繁殖体。

芽孢不能直接引起疾病,当条件适宜时,芽孢出芽转变为细菌繁殖体大量繁殖后才能导致疾病发生。例如,外伤形成的深部创口,若被泥土中破伤风梭菌芽孢污染,创面上的芽孢出芽形成繁殖体,可产生毒素引起破伤风。芽孢对热力、干燥、辐射及化学消毒剂等有很强抵抗力,可在自然界中存活几年甚至数十年,一般细菌繁殖体在80℃水中迅速死亡,而有的细菌芽孢可耐100℃沸水数小时。由于芽孢抵抗力强,用一般方法不易将其杀死。杀死芽孢最可靠的方法是高压蒸汽灭菌法。当进行消毒灭菌时,应以芽孢是否被杀死作为判断灭菌效果的指标。

三、细菌的形态学检查

细菌的形态、排列、结构、染色是鉴别细菌种类的重要依据之一。细菌形态检查一般分为不染色标本检查法和染色标本检查法两种。

(一)不染色标本检查法

不染色标本检查法是指细菌标本不经过染色直接镜检。常用悬滴法或压滴法将标本置于普通光学显微镜、暗视野显微镜或相差显微镜下观察细菌的形态及其动力。但要想更清楚地观察细菌大小和形态,需经染色后观察。

(二)染色标本检查法

染色标本检查法是将细菌染色后置于显微镜下观察的一种方法。细菌的等电点为 2.0～5.0,在中性环境中多带负电荷,易与带正电的碱性染色剂结合而着色,故多用碱性染料染色。常用方法有以下几种。

1. 单染色法　只用一种染料染色,如亚甲蓝、碱性品红(复红)等。可观察细菌形态、大小和排列,但所有细菌均被染成一种颜色,故不能鉴别细菌。

2. 负染法　酸性染色剂不能使细菌着色,但能使背景着色后与菌体形成反差,故称为负染。

3. 复染色法　使用两种以上染料染色,可将细菌染成不同颜色。此方法可以鉴别细菌,如革兰氏染色法、抗酸染色法。此外,还有用于荚膜、芽孢、鞭毛等的特殊染色方法。最常用的是革兰氏染色法。

革兰氏染色法由丹麦细菌学家革兰于 1884 年创建,是细菌学中最为经典的染色方法。细菌涂片标本固定后,先用结晶紫初染;再加碘液媒染,使之生成结晶紫 - 碘的复合物,此时细菌均被染成深紫色;然后用95% 乙醇脱色,有的菌体可被脱色,有的则仍为深紫色;最后用稀释碱性品红或沙黄复染。此方法可将细菌分为两大类:呈现紫色者为革兰氏阳性菌,呈现红色者为革兰氏阴性菌。

革兰氏染色法临床意义:①鉴别细菌,指导临床合理使用抗生素,如大多数革兰氏阳性菌对青霉素、红霉素等比较敏感,而革兰氏阴性菌对链霉素、庆大霉素等比较敏感;②了解细菌的致病性。革兰氏阳性菌主要以外毒素致病,革兰氏阴性菌主要以内毒素致病。

链接

细菌细胞壁结构与革兰氏染色的关系

革兰氏阳性菌细胞壁中肽聚糖网层较多且致密,脂质含量少,脱色时乙醇不易透过,结晶紫与碘复合物牢牢保留在细胞壁内,使菌体呈紫色;革兰氏阴性菌细胞壁结构比较疏松,肽聚糖层薄,含大量脂质,乙醇易渗入,溶解外膜中脂质成分,稀薄的细胞壁不能阻挡结晶紫与碘复合物的溶出,因此通过乙醇脱色后呈无色,再经红色染料复染后菌体呈红色。

此外,还可用电子显微镜将细菌放大几万至数十万倍,不仅能清楚地看到细菌外形,还能看到普通光学显微镜下看不到的结构,如细菌菌毛及菌体内部超微结构。

第 2 节　细菌的生理

一、细菌的生长与繁殖

（一）细菌的化学组成

细菌细胞化学组成与其他生物细胞相似，水占 80% 左右，固体成分仅占 15% ～ 20%。固体成分包括蛋白质，占固体总重的 50% ～ 80%；糖类占 10% ～ 30%；脂类占 1% ～ 7%；无机盐占 3% ～ 10% 等。细菌尚含有一些原核细胞型微生物所特有的化学成分，如肽聚糖、胞壁酸、磷壁酸、D- 型氨基酸、二氨基庚二酸和吡啶二羧酸等。

（二）细菌生长繁殖的条件

细菌种类繁多，生长繁殖所需条件各不相同，但必须具备以下几个基本条件。

1. 充足的营养物质　可以为细菌新陈代谢及生长繁殖提供必要的原料和充足的能量。细菌所需营养物质有水、碳源、氮源、无机盐和生长因子等。

（1）水　是细菌菌体的重要组成成分，细菌所需的营养物质必须先溶于水，营养物质的吸收与代谢均需有水才能进行。

（2）碳源　各种含碳的无机物或有机物都能被细菌吸收和利用，合成菌体组分和作为获得能量的主要来源。病原菌主要从糖类获得碳。

（3）氮源　细菌对氮源的需要量仅次于碳源，氮源是菌体成分的原料。病原微生物主要从氨基酸、蛋白胨等有机氮化物中获得氮。少数病原菌还可利用硝酸盐甚至氮气，但利用率较低。

（4）无机盐　细菌需要钾、钠、钙、镁、铁、硫、磷等无机盐和微量元素钴、锌、锰、铜等。其主要功能：①构成菌体成分；②作为酶的组成部分，维持酶活性；③参与能量储存和转运；④调节菌体内外渗透压；⑤某些元素与细菌生长繁殖和致病作用密切相关，如白喉棒状杆菌在含有 0.14mg/L 铁的培养基中白喉外毒素产量最高，与其致病性有关。

（5）生长因子　许多细菌生长还需一些自身不能合成的生长因子。通常为有机化合物，如维生素、某些氨基酸、嘌呤、嘧啶等。少数细菌还需特殊生长因子，如流感嗜血杆菌需要 X、V 两种因子，X 因子是高铁血红素，V 因子是辅酶 Ⅰ 或辅酶 Ⅱ，两者为细菌呼吸所必需。

2. 氢离子浓度（pH）　每种细菌都有一个可生长的 pH 范围及最适生长 pH。大多数嗜中性细菌生长的 pH 范围是 6.0 ～ 8.0，嗜酸性细菌最适生长 pH 可低至 3.0，嗜碱性细菌最适生长 pH 可高达 10.5。多数病原菌最适生长 pH 为 7.2 ～ 7.6，但霍乱弧菌在 pH 8.4 ～ 9.2 生长最好，而结核分枝杆菌生长最适 pH 为 6.5 ～ 6.8。

3. 合适的温度　各类细菌对温度要求不一。嗜冷菌最适生长温度为 10 ～ 20℃，嗜温菌最适生长温度为 20 ～ 40℃，嗜热菌最适生长温度为 50 ～ 60℃。病原菌在长期进化过程中逐步适应人体环境，均为嗜温菌，最适生长温度为人的体温，即 37℃。

4. 必要的气体环境　根据细菌代谢时对分子氧需要与否，可以分为四类。

（1）专性需氧菌　具有完善的呼吸酶系统，需要分子氧作为受氢体以完成需氧呼吸，仅能在有氧环境下生长，如结核分枝杆菌。

（2）微需氧菌　在低氧压（5% ～ 6%）生长最好，氧浓度＞ 10% 对其有抑制作用，如幽门螺杆菌。

（3）兼性厌氧菌　兼有需氧呼吸和无氧发酵两种功能，不论在有氧或无氧环境中都能生长，但以有氧时生长较好。大多数病原菌属于此类。

（4）专性厌氧菌　缺乏完善的呼吸酶系统，利用氧以外其他物质作为受氢体，只能在低氧分压或无氧环境中进行发酵，如破伤风梭菌。有游离氧存在时，不但不能利用分子氧，还将受其毒害，甚至死亡。主要是由于细菌在有氧环境中进行物质代谢常产生超氧阴离子（$O_2^-\cdot$）和过氧化氢（H_2O_2），两者都有强烈的杀菌作用。

另外，CO_2 对细菌的生长也很重要。大部分细菌在新陈代谢过程中产生的 CO_2 可满足其需要。有些细菌如脑膜炎奈瑟菌和布鲁氏菌，在从标本初次分离时，需人工供给 5% ～ 10% 的 CO_2，可促进细菌迅速生长繁殖。

（三）细菌的生长繁殖规律

1. 细菌个体的生长繁殖　细菌一般以简单的二分裂方式进行无性繁殖。球菌可从不同的平面分裂为双球菌、链球菌和葡萄球菌等，杆菌则沿着横轴分裂，个别细菌可呈分枝状分裂，如结核分枝杆菌。细菌分裂数量倍增所需要的时间称为代时，多数细菌为 20 ～ 30 分钟。个别细菌繁殖速度较慢，如结核分枝杆菌的代时达 18 ～ 20 小时。

2. 细菌群体的生长繁殖　细菌生长速度很快，如大肠埃希菌约 20 分钟分裂一次。若按此速度计算，一个细胞经 10 小时后可达 10 亿个以上，随着时间的延长细菌群体将会庞大到难以想象的程度。但是，由于细菌繁殖中营养物质的逐渐耗竭，有害代谢产物的逐渐积累，细菌不可能始终保持高速度的无限繁殖。经过一段时间后，细菌繁殖速度渐减，死亡菌数增多，活菌增长率随之下降并趋于停滞。

将一定数量的细菌接种于适宜的液体培养基中，连续定时取样检查活菌数，可发现其生长过程的规律性。以培养时间为横坐标，培养物中活菌数的对数为纵坐标，可绘制出细菌的生长曲线（图 12-11）。

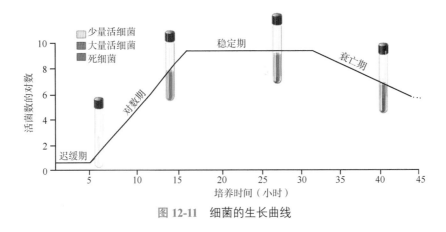

图 12-11　细菌的生长曲线

根据生长曲线，细菌的群体生长繁殖可分为四期。

（1）迟缓期　是细菌进入新环境后的短暂适应阶段。该期菌体增大，代谢活跃，为细菌分裂繁殖合成并积累充足的酶、辅酶和中间代谢产物；但分裂迟缓，繁殖极少。按菌种、接种菌的菌龄和菌量，以及营养物等不同而异，一般为 1 ～ 5 小时。

（2）对数期　又称指数期。细菌在该期生长迅速，活菌数以恒定的几何级数增长，生长曲线图上活菌数的对数迅速上升，达到顶峰状态。此期细菌形态、染色性、生理活性等都较典型，对外界环境因素作用敏感。因此，研究细菌生物学性状应选用该期细菌。一般细菌对数期在培养后 8 ～ 18 小时。

（3）稳定期　由于培养基中营养物质消耗，有害代谢产物积聚，该期细菌繁殖速度渐缓，死亡数逐渐增加，两者大致平衡，因此该期活菌数大致恒定，总细菌数缓慢增加，细菌形态、染色性和生理性状常有改变。一些细菌芽孢、外毒素和抗生素等代谢产物大多在稳定期产生。

（4）衰亡期　稳定期后细菌繁殖越来越慢，死亡数越来越多，并超过活菌数。该期细菌形态显著改变，出现衰退型或菌体自溶，难以辨认；生理代谢活动也趋于停滞。因此，陈旧培养细菌难以鉴定。

革兰氏阴性细菌在衰亡期大量死亡裂解后释放出细胞壁组分，形成内毒素。

细菌生长曲线只有在体外人工培养条件下才能观察到。在自然界或人类、动物体内繁殖时，受多种环境因素和机体免疫因素多方面影响，不会表现出在培养基中那种典型的生长曲线。掌握细菌生长规律，可有目的地控制病原菌生长，发现和培养对人类有用的细菌。

二、细菌的代谢产物

（一）细菌的新陈代谢

细菌的新陈代谢是指细菌细胞内分解代谢与合成代谢的总和，其特点是代谢旺盛和代谢类型多样化。

细菌代谢过程通过胞外酶水解外环境中的营养物质，产生氨基酸、葡萄糖和脂肪酸等小单体构件分子，经主动或被动转运进入胞质内，这些分子在一系列酶催化下，转变为共同通用的中间产物丙酮酸；再由丙酮酸进一步分解产生能量或合成新的糖类、氨基酸、脂类和核酸。在上述过程中，底物分解和转化为能量的过程称为分解代谢；所产生的能量和少数几种简单的前体用于细胞组分的合成，这一过程称为合成代谢；将分解代谢与合成代谢紧密结合在一起的过程称为中间代谢。

（二）分解代谢产物和细菌的生化反应

各种细菌所具有的酶不完全相同，对营养物质分解能力亦不一致，因而其代谢产物有别。根据此特点，利用生物化学方法来鉴别不同细菌称为细菌的生化反应试验。

1. 糖发酵试验　不同细菌分解糖类的能力和代谢产物不同。例如，大肠埃希菌能发酵葡萄糖和乳糖；而伤寒沙门菌能发酵葡萄糖，但不发酵乳糖。即使两种细菌均可发酵同一糖类，其结果也不尽相同，如大肠埃希菌有甲酸脱氢酶，能将葡萄糖发酵生成的甲酸进一步分解为 CO_2 和 H_2，故产酸并产气；而伤寒沙门菌缺乏该酶，发酵葡萄糖仅产酸不产气。细菌产酸使培养基pH降低，使指示剂颜色发生改变，产气则可见气泡。

2. 伏 - 波试验（VP试验）　产气杆菌能使丙酮酸脱羧生成中性的乙酰甲基甲醇，此物质在碱性溶液中被氧化生成二乙酰，二乙酰与含胍基化合物反应，生成红色化合物，为伏 - 波试验阳性。大肠埃希菌不能生成乙酰甲基甲醇，为伏 - 波试验阴性。

3. 甲基红试验（methyl red test）　产气杆菌分解葡萄糖产生丙酮酸，后者经脱羧转变为中性的乙酰甲基甲醇，故最终的酸含量不高，培养液 pH > 5.4，甲基红指示剂呈橘黄色，为甲基红试验阴性。而大肠埃希菌分解葡萄糖产生的丙酮酸不能转变为乙酰甲基甲醇，使培养液酸性增强，pH < 4.5，甲基红指示剂呈红色，为甲基红试验阳性。

4. 枸橼酸盐利用试验（citrate utilization test）　产气肠杆菌利用铵盐作为唯一氮源，并利用枸橼酸盐作为唯一的碳源时，可在枸橼酸盐培养基上生长，分解枸橼酸盐生成碳酸盐，并分解铵盐生成氨，使培养基变为碱性，为枸橼酸盐利用试验阳性。大肠埃希菌不能利用枸橼酸盐为唯一碳源，故在该培养基上不能生长，为枸橼酸盐利用试验阴性。

5. 吲哚试验（indole test）　有些细菌如大肠埃希菌、变形杆菌等能分解培养基中的色氨酸生成吲哚（又名靛基质），经与试剂中的对二甲基氨基苯甲醛作用，形成红色的玫瑰吲哚，此为靛基质试验阳性。

6. 硫化氢试验　有些细菌如变形杆菌、沙门菌等能分解培养基中的含硫氨基酸（如胱氨酸、甲硫氨酸）生成硫化氢，硫化氢遇到铅或亚铁离子生成黑色硫化物，为硫化氢试验阳性。

7. 尿素酶试验　变形杆菌含有尿素酶，能分解尿素产生氨，使培养基变碱性，酚红指示剂变红色，为尿素酶试验阳性。

吲哚试验（I）、甲基红试验（M）、伏 - 波试验（V）、枸橼酸盐利用试验（C）四种试验常用于鉴定肠道杆菌，合称为 IMViC 试验。这四种实验结果大肠埃希菌是 ++－－，产气杆菌为 －－++。

（三）合成代谢产物及意义

细菌利用分解代谢中的产物和能量不断合成菌体自身成分，同时还能合成一些医学上有重要意义的代谢产物。

1. 热原质　是细菌合成的一种注入人或动物体内能引起发热反应的物质。产生热原质的细菌大多为革兰氏阴性菌，热原质是细胞壁中的脂多糖，耐高温，不被高压蒸汽灭菌法破坏。用吸附剂和特殊石棉滤板可除去液体中的大部分热原质，蒸馏法及反渗透效果更好。因此，在制备和使用注射药品过程中应严格无菌操作，防止细菌污染。

2. 毒素和侵袭性酶　细菌产生的毒素有外毒素和内毒素两种。外毒素（exotoxin）是细菌在生长繁殖过程中释放到菌体外的毒性蛋白质；内毒素（endotoxin）是革兰氏阴性菌细胞壁的脂多糖，细菌死亡崩解后释放出来。有些细菌还能产生侵袭性酶，损伤机体组织，促使细菌扩散，是细菌的重要致病物质，如链球菌的透明质酸酶、产气荚膜梭菌的卵磷脂酶等。

3. 色素　某些细菌能产生不同颜色的色素，有助于鉴别细菌。分为水溶性色素和脂溶性色素。前者能弥散到培养基或周围组织，如铜绿假单胞菌产生的绿色色素使培养基和脓汁呈绿色，后者不溶于水，只存在于菌体，使菌落显色而培养基颜色不变，如金黄色葡萄球菌产生的金黄色色素。

4. 抗生素　是某些微生物在代谢过程中产生的一类能抑制或杀死某些其他微生物或肿瘤细胞的物质。抗生素大多由放线菌和真菌产生，细菌只产生多黏菌素和杆菌肽等。

5. 细菌素　是某些菌株产生的一类具有抗菌作用的蛋白质。其抗菌谱比抗生素窄，仅对与产生菌有近缘关系的细菌有杀伤作用，如大肠埃希菌产生的大肠菌素。细菌素可用于细菌的分型及流行病学调查。

6. 维生素　细菌能合成某些维生素，除供自身所需外，还能分泌到周围环境中。例如，人体肠道内的大肠埃希菌能合成 B 族维生素和维生素 K，除供自身需要外，也可被人体吸收利用。

🔥 医者仁心

弗莱明发现青霉素

1928 年夏季的一天，英国细菌学家亚历山大·弗莱明实验时发现了一支被污染的培养皿，上面一种来自空气的绿色霉菌已开始繁殖，且该霉菌周围原来生长的葡萄球菌全部消失了。他把这一奇怪现象记录下来，并小心地将这种霉菌培养起来。他推断这种霉菌一定产生了某种具有杀菌作用的物质。于是，他和助手进行了更深入研究，终于获得了令人振奋的结果。他把该霉菌产生的物质命名为青霉素。但当时的条件还不能将青霉素大量分离出来，他的发现被人们忽略了。十多年后，澳大利亚病理学家弗洛里和德国化学家钱恩合作，重新提取了青霉素并肯定了其治疗价值。1944 年，医用青霉素正式问世，挽救了无数个生命。

三、细菌的人工培养

在掌握细菌生长繁殖规律的基础上，可用人工方法提供细菌所需要的条件来培养细菌。

（一）培养基

培养基（culture medium）是由人工方法配制而成的，专供微生物生长繁殖使用的混合营养物制品。根据其营养组成和用途不同，分为以下几类。

1. 基础培养基　含有多数细菌生长繁殖所需的基本营养成分。它是配制特殊培养基的基础，也可作为一般培养基使用，如营养肉汤、营养琼脂、蛋白胨水等。

2. 营养培养基　在基础培养基中加入葡萄糖、血液、血清等营养物质配制而成，可供营养要求较高的细菌生长，如血琼脂平板。

3. 选择培养基　在基础培养基中加入某些化学物质，使之抑制某些细菌生长，而有利于另一些细菌生长，从而将后者分离出来的培养基。例如，分离肠道致病菌的 SS 琼脂，其中的胆盐能抑制革兰氏阳性菌，枸橼酸钠和煌绿能抑制大肠埃希菌，因而使致病的沙门菌和志贺菌容易分离出来。

4. 鉴别培养基　是用于培养和区分不同细菌种类的培养基。根据各种细菌对糖和蛋白质的分解能力及其代谢产物不同，在基础培养基中加入特定作用的底物和指示剂，观察细菌生长后对底物的分解情况，从而鉴别细菌，如糖发酵管、克氏双糖铁培养基等。

5. 厌氧培养基　是专供分离、培养和鉴别厌氧菌的培养基。培养基内部为无氧环境，氧化还原电势低，营养丰富，如疱肉培养基、硫乙醇酸盐肉汤等。

此外，也可按培养基物理性状分为液体、半固体和固体培养基三大类。在液体培养基中加入 2%～3% 的琼脂即凝固成固体培养基，琼脂含量在 0.3%～0.5% 时，则为半固体培养基。琼脂在 96℃时呈液体状态，当冷却到 40℃时凝固成固体，在培养基中仅起到赋形剂的作用，对细菌不具有营养意义。液体培养基用于纯种细菌的增菌培养，固体培养基常用于细菌的分离和纯化，半固体培养基则用于观察细菌动力和短期保存细菌。

（二）细菌在培养基中的生长现象

1. 液体培养基　大多数细菌在液体培养基生长繁殖后呈现均匀浑浊状态；少数链状细菌则呈沉淀生长；结核分枝杆菌等专性需氧菌呈表面生长，常形成菌膜。

2. 固体培养基　通过分离培养，细菌在固体培养基上形成菌落。细菌种类不同，其菌落的形状、大小、颜色、透明度、边缘性状、表面光滑度、湿润度及在血平板上是否溶血等情况亦不相同，这有助于识别和鉴定细菌。多个菌落融合成一片称为菌苔。分离培养是检查、鉴定细菌的重要步骤。

3. 半固体培养基　有鞭毛的细菌沿穿刺线呈羽毛状或云雾状浑浊生长，无鞭毛的细菌只能沿穿刺线呈明显的线状生长。

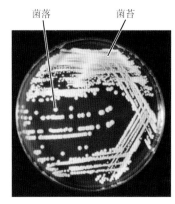

菌落　　　　菌苔

图 12-12　固体培养基上生长的细菌

（三）人工培养细菌的意义

细菌培养对疾病的诊断、预防、治疗和科学研究等都具有重要作用。例如，研究细菌的生物学性状，明确感染性疾病的病原菌，指导临床用药的药物敏感试验（药敏试验），以及制备供防治用的疫苗、类毒素、抗毒素、免疫血清及供诊断用的菌液、抗血清等生物制品，均需要培养细菌。

此外，利用细菌发酵过程中的代谢产物可制成抗生素、维生素、酒、酱油和味精等；将插入外源性基因的重组 DNA 转化给受体菌，使其在菌体内能获得表达，从而获得大量基因表达产物，应用于基因工程等。

> **细菌与基因工程**
>
> 　　细菌种类和代谢类型多种多样，易于获得各类突变株，细菌最显著特征是生长速度快、对环境因子敏感、便于大规模培养和容易进行遗传操作等。基因重组技术首先在细菌中获得成功并得到广泛应用。1973 年波依尔和科恩首次完成外源基因在大肠埃希菌中的表达，在实验室里实现了基因转移，为基因工程开启了通向现实应用的大门，使人们有可能按照自己的意愿利用重组 DNA 技术改造和设计新的生命体。几年后，第一个基因工程产品——利用构建基因工程菌生产人胰岛素获得成功，由此开启了生物技术的产业时代。

第3节　细菌的分布

细菌种类繁多，广泛分布在土壤、水、空气中，在人体体表及与外界相通的腔道中也存在多种细菌。了解细菌的分布有利于促使医学生加强无菌观念，严格无菌操作及预防医院感染等。

一、细菌在自然界的分布

1. 土壤中的细菌　土壤具备细菌生长繁殖所必需的营养物质、温度、pH 及气体等适宜的生长条件，因此，土壤中细菌的种类和数量较多。多数为非致病菌，在自然界的物质循环中起着重要作用。土壤中的病原菌主要来自人和动物排泄物及死于传染病的人畜尸体，某些细菌能形成芽孢，如破伤风梭菌、产气荚膜梭菌、炭疽芽孢杆菌等。芽孢抵抗力强，存活时间长，污染伤口可引起感染。

2. 水中的细菌　主要来自于土壤和人、动物的排泄物等。水中可含有伤寒沙门菌、痢疾志贺菌、霍乱弧菌等病原菌。水源被污染可引起多种消化系统传染病，甚至暴发流行。

3. 空气中的细菌　空气中缺乏细菌生存所需的营养物质和水分，且受日光照射和干燥影响，细菌不易繁殖。但由于人群和各种动物的呼吸道及口腔中细菌可随唾液、飞沫散布到空气中，极易造成疾病传播。在人口密集的公共场所或医院，空气中细菌种类和数量显著增多，细菌可随尘埃飘浮在空气中。常见病原菌如金黄色葡萄球菌、铜绿假单胞菌、链球菌、结核分枝杆菌、白喉棒状杆菌及脑膜炎奈瑟菌等，可引起伤口或呼吸道感染。另外，空气中的非致病菌也可造成生物制品、药物制剂及培养基的污染。

二、细菌在正常人体的分布

（一）正常菌群

正常菌群是指正常寄居在宿主体内，对宿主无害而有利的微生物，是宿主微生物群的重要构成部分。寄生于人体各部位的正常菌群见表 12-2。

表 12-2　人体各部位常见的正常菌群

部位	主要微生物
皮肤	葡萄球菌、类白喉棒状杆菌、铜绿假单胞菌、丙酸杆菌、白假丝酵母菌、非致病性结核分枝杆菌
口腔	表皮葡萄球菌、甲型和丙型链球菌、肺炎链球菌、奈瑟菌、乳杆菌、类白喉棒状杆菌、白假丝酵母菌、放线菌、类杆菌
鼻咽腔	葡萄球菌、甲型和丙型链球菌、肺炎链球菌、奈瑟菌、类杆菌、梭杆菌、腺病毒、真菌、支原体
外耳道	葡萄球菌、类白喉棒状杆菌、铜绿假单胞菌、非致病性结核分枝杆菌
眼结膜	葡萄球菌、结膜干燥杆菌、类白喉棒状杆菌
肠道	大肠埃希菌、产气肠杆菌、变形杆菌、铜绿假单胞菌、葡萄球菌、粪链球菌、类杆菌、破伤风梭菌、双歧杆菌、乳杆菌、白假丝酵母菌
前尿道	葡萄球菌、棒状杆菌、非致病性结核分枝杆菌、大肠埃希菌、白假丝酵母菌
阴道	乳杆菌、大肠埃希菌、类杆菌、白假丝酵母菌

在正常情况下，人体与正常菌群之间、体内微生物与微生物之间相互制约、相互依存，对构成微生态平衡起着重要的作用。其生理作用如下。

1. 生物拮抗作用　正常菌群通过竞争营养或产生细菌素等方式拮抗病原菌，从而构成一个防止外来细菌侵入与定居的生物屏障。例如，肠道中大肠埃希菌产生的大肠菌素能抑制痢疾志贺菌的生长。

2. 营养作用　正常菌群参与机体的物质代谢、营养物质转化及合成。例如，肠道内大肠埃希菌可产生维生素 K 和 B 族维生素供人体吸收利用。

3.免疫作用　正常菌群作为抗原，既能促进机体免疫器官的发育也可刺激机体免疫系统的成熟与免疫应答。机体产生的免疫效应物质对具有交叉抗原组分的致病菌有一定程度的抑制或杀灭作用。

4.抗衰老和抗肿瘤作用　正常菌群中双歧杆菌、乳杆菌及肠球菌等许多细菌具有抗衰老作用。此外，正常菌群还有一定的抗肿瘤作用。

（二）机会致病菌

寄居在人体一定部位的正常菌群相对稳定，但在特定条件下，正常菌群与宿主之间，正常菌群中的各种细菌之间的生态平衡可被破坏而使机体致病。只有在寄居部位发生改变、机体免疫功能下降或其他条件改变时，才能引起疾病的细菌或真菌称为机会致病菌或条件致病菌。机会致病菌致病的条件如下。

1.机体免疫功能低下　如大面积烧伤，慢性消耗性疾病及使用大剂量糖皮质激素、抗肿瘤药物等，造成机体免疫功能低下，从而正常菌群中的某些细菌可引起局部组织或全身性感染，严重者可因败血症而死亡。

2.细菌寄居部位发生变迁　如外伤或手术、留置导尿管等使局部免疫力受损，而使细菌进入腹腔、泌尿道或血液等，可引起相应病症。

3.菌群失调　是指由于某些因素的影响，正常菌群中各种微生物的种类、数量和比例发生较大的变化。严重菌群失调而使宿主出现一系列临床症状，称为菌群失调症。菌群失调的诱因主要是长期大量使用抗生素、激素，接受放射性核素治疗，以及手术、侵入性医疗器械检查等。菌群失调症往往是在抗菌药物治疗原有疾病过程中产生的另一种新感染，故临床上又称二重感染或重叠感染。引起二重感染的细菌以金黄色葡萄球菌、革兰氏阴性杆菌多见，临床表现为肠炎、鹅口疮、肺炎、尿路感染或败血症。因此，在临床护理工作中，对长期使用抗生素、免疫抑制剂、激素等的患者，应注意口腔护理，密切观察病情，防止发生二重感染。

第 4 节　消毒与灭菌

 案例 12-1

　　1855 年，法国里尔的酒厂常为啤酒变酸而苦恼，他们去请教里尔大学的教授巴斯德。巴斯德发现导致啤酒变酸的是酒里的乳酸杆菌。于是，他用加热灭菌的方法杀死乳酸杆菌，保证啤酒不变酸，由此发明了巴氏消毒法。

　　问题：什么是消毒灭菌？消毒灭菌方法有哪些？

一、消毒灭菌的常用术语

1.消毒（disinfection）　是指用化学、物理或生物的方法消除可能致病或产生有害作用的微生物的过程。用于消毒的化学药物称为消毒剂。

2.灭菌（sterilization）　采用理化方法，使任何物体内外一切微生物永远丧失其生长繁殖能力或死亡的方法。

3.无菌（asepsis）　是指机体组织、物体上或环境中不存在任何微生物的状态。防止微生物进入机体或物体的操作技术，称为无菌操作。

4.防腐（antisepsis）　是指防止微生物在各种器材或食品上大量生长引发腐败的方法，但不一定杀死微生物。用于防腐的化学药物称为防腐剂。许多化学制剂在低浓度时是防腐剂，在高浓度时则为消毒剂。

5.清洁（cleaning） 是指通过除去尘埃和一切污秽以减少微生物数量的过程。

二、物理消毒灭菌法

（一）热力灭菌法

热力灭菌法根据灭菌过程有无水分参与分为干热灭菌和湿热灭菌两类。在同一温度下湿热灭菌效果比干热好，其原因：①湿热比干热穿透力强，能较快提高被灭菌物体内部温度；②湿热时细菌快速吸收水分，菌体蛋白质易于凝固变性；③湿热蒸汽由气态变为液态时放出大量的潜热，可迅速提高被灭菌物体的温度。

1.干热灭菌法

（1）焚烧 适用于废弃物品或尸体的灭菌。

（2）烧灼 适用于实验用的接种器、试管口、瓶口等的灭菌。

（3）干烤 利用电热干烤箱灭菌，通常加热至160~170℃ 2小时，可达到灭菌目的。适用于高温下不变质、不损坏、不蒸发的物品，如玻璃器皿、瓷器等的灭菌。

2.湿热灭菌法

（1）高压蒸汽灭菌法 是一种最常用、最有效的灭菌方法。利用密闭蒸汽锅，加热产生蒸汽，不使之外溢，容器内随着蒸汽压力的不断增加，温度会随之增高。通常加压至103.4kPa（1.05kg/cm^2），温度达到121.3℃，维持15~30分钟，可杀灭所有微生物（包括芽孢）。凡耐高温、不怕潮湿的物品，如培养基、手术器械和敷料等，均可用此方法灭菌。灭菌时，应注意将锅内冷空气排尽，物品放置不宜过于紧密，否则会影响灭菌效果。

（2）煮沸法 在1个大气压下，将水煮沸100℃ 5分钟，可杀灭细菌繁殖体，细菌芽孢需煮沸1~2小时才能杀灭。若水中加入2%碳酸氢钠，可提高沸点至105℃，既可促进杀灭芽孢又能防止金属器械生锈。在高原地区海拔每增加300m，消毒时间应延长2分钟。此法常用于饮水、食具及一些医疗器械（刀剪、注射器等）的消毒。

（3）流通蒸汽消毒法 又称常压蒸汽消毒法，是利用蒸笼或阿诺蒸锅进行消毒的一种方法。在一个大气压下，100℃的水蒸气经15~30分钟可杀灭细菌的繁殖体，但不能杀灭全部细菌芽孢。

（4）巴氏消毒法 是一种较低温度杀灭液体中病原微生物或特定微生物，而不影响其营养成分及香味的消毒法。此法因巴斯德首创而得名。加热61.1~62.8℃ 30分钟或71.7℃ 15~30秒即可。常用于不耐高温的食品如牛奶、酒类等的消毒。

（二）紫外线与电离辐射灭菌法

1.日光与紫外线 日晒是有效的杀菌方法。衣服、被褥、书籍等经日光直接暴晒数小时，可杀死大部分微生物。日光的杀菌作用主要靠紫外线，紫外线的波长在200~300nm时具有杀菌作用，其中以265~266nm杀菌力最强，其杀菌原理是紫外线易被核蛋白吸收，改变DNA的构型，干扰DNA的复制，导致细菌死亡或变异。紫外线穿透能力弱，玻璃、纸张、尘埃等均能阻挡紫外线，故只适用于物体表面及手术室、病房、无菌实验室等的空气消毒。应用人工紫外线灯进行空气消毒时，有效距离为2~3m，照射时间为1~2小时。杀菌波长的紫外线对人体皮肤、眼睛有损伤作用，使用时应注意防护。

2.电离辐射 包括高速电子、X射线和γ射线等。在足够剂量时，电离辐射对各种细菌均有致死作用。其杀菌机制是干扰DNA合成，破坏细胞膜，引起酶系统紊乱及水分子经辐射后产生游离基和新分子，如过氧化氢等。常用于大量的一次性医用塑料制品的消毒，如注射器、试管、导管和手套等；亦能用于食品、药品和生物制品的消毒而不破坏其营养成分。

（三）滤过除菌法

滤过除菌法是用致密的过滤材料将液体或空气中的细菌、真菌除去，以达到无菌的目的。主要适用于一些不耐高温血清、毒素、抗生素、药液等的消毒。其除菌效能与滤菌器滤孔孔径的大小以及滤菌器的电荷等因素有关。常用的滤菌器有蔡氏滤菌器、玻璃滤菌器、薄膜滤菌器三种。

空气除菌是通过初、中、高三级过滤器（层流净化），除掉空气中直径 0.5 ～ 5.0μm 的尘埃微粒。细菌通常附着在尘埃上，通过空气过滤可达到除菌目的。超净工作台、生物安全柜、现代医院的手术室、烧伤病房、无菌制剂室及生物安全实验室均采用高效滤菌器，可除去空气中直径小于 0.3μm 的微粒。

链接

干燥法与低温抑菌法

干燥法常用于保存食物，浓盐或糖渍食品可使细菌体内水分逸出，造成生理性干燥，使细菌的生命活动停止，从而防止食物变质。低温可使细菌的新陈代谢减慢，故常用作保存细菌菌种。当温度回升至适宜范围时，细菌又能恢复生长繁殖。为避免解冻时对细菌的损伤，可在低温状态下真空抽去水分，此方法称为冷冻真空干燥法。该法是目前保存菌种的最好方法，一般可保存微生物数年至数十年。

三、化学消毒灭菌法

（一）消毒剂

消毒剂对细菌和人体细胞都有毒性作用，所以主要用于人体体表、医疗器械和周围环境消毒。常用消毒剂的种类很多，见表 12-3。

1. 化学消毒剂的杀菌机制　主要分为三类：①使菌体蛋白质变性或凝固，如氧化剂、醛类、染料和酸碱等。②干扰细菌的酶系统和代谢，如重金属盐类、氧化剂。③改变细胞膜通透性，如表面活性剂、酚类及醇类。

2. 化学消毒剂的主要种类　消毒剂按其杀菌能力可分为三大类。

（1）高效消毒剂　能杀死包括细菌芽孢在内的所有微生物。因杀菌能力强、灭菌谱广，又称为灭菌剂。常用的主要有：①含氯消毒剂，如次氯酸钠和含氯石灰等。②过氧化物消毒剂，如过氧化氢和过氧乙酸。③醛类消毒剂，如戊二醛。④烷化剂消毒剂，如环氧乙烷。

（2）中效消毒剂　不能杀灭细菌芽孢，但能杀灭细菌繁殖体（包括结核分枝杆菌）、真菌和大多数病毒。常用的主要有：①含碘消毒剂，如碘酊和碘伏。②醇类消毒剂，如 70% ～ 75% 乙醇。

（3）低效消毒剂　能杀灭多数细菌繁殖体，但不能杀灭芽孢、结核分枝杆菌及某些抵抗力较强的真菌和病毒。常用的主要有：①表面活性剂，如苯扎溴铵（新洁尔灭）。②双胍类消毒剂，如氯己定（洗必泰）。③氧化剂，如高锰酸钾。

表 12-3　常用消毒剂的适用范围、剂量和作用时间

消毒剂	适用范围	剂量	作用时间
含氯石灰（漂白粉）	饮水消毒	有效氯含量 0.4%	≥30 分钟
次氯酸钠、二氯异氰酸尿酸钠	皮肤、物品表面、排泄物、污水	溶液有效氯含量 0.01% ～ 0.10%	10 ～ 30 分钟
过氧乙酸	皮肤、物品表面、空气	0.1% ～ 0.5%	10 ～ 30 分钟
过氧化氢	皮肤、物品表面、空气	3%	30 分钟
戊二醛	医疗器械	2%	≥ 4 小时
乙醇	医疗器械、皮肤	70% ～ 75%	5 ～ 10 分钟

续表

消毒剂	适用范围	剂量	作用时间
碘酊	皮肤、黏膜、物品表面	2% 碘（用 75% 乙醇溶液配制）	1 ～ 10 分钟
碘伏	皮肤、黏膜、物品表面	0.3% ～ 0.5% 有效碘溶液	10 ～ 30 分钟
苯扎溴铵（新洁尔灭）	皮肤、黏膜、物品表面	0.05% ～ 0.10% 溶液	10 ～ 30 分钟
氯己定（洗必泰）	皮肤、黏膜、物品表面	0.02% ～ 0.05% 溶液	10 ～ 30 分钟
高锰酸钾	皮肤、黏膜、食（饮）具、蔬菜、水果	0.1%	10 ～ 30 分钟

3. 影响消毒剂消毒灭菌效果的因素　①消毒剂的性质、浓度与作用时间：各种消毒剂的理化性质不同，对微生物的作用大小各异。一般浓度越大，作用时间越长，消毒效果也越强，但乙醇例外。②微生物的种类、数量和状态：不同细菌对消毒剂抵抗力不同。细菌芽孢比繁殖体抵抗力强；幼龄菌比老龄菌对消毒剂敏感；细菌数量越多，所需消毒时间越长。③环境因素的影响：环境中有机物的存在影响消毒剂消毒效果。排泄物、分泌物中病原菌受到有机物的保护，而影响消毒效果，故在消毒皮肤及器械前应先清洁再消毒；对痰液、粪便等的消毒，宜选择受有机物影响较小的消毒剂如含氯石灰（漂白粉）及酚类化合物，也可使用高浓度的消毒剂或适当延长消毒时间。④温度、酸碱度：升高温度可提高消毒剂杀菌效果，酸碱度变化可影响消毒剂效果。例如，戊二醛在碱性环境中杀灭微生物效果较好；酚类和次氯酸盐则在酸性条件下杀灭微生物的作用较强。

（二）防腐剂

某些低浓度消毒剂可用作防腐剂。某些生物制品如疫苗、类毒素等中常加入防腐剂，以抑制杂菌生长。常用的防腐剂有 0.01% 硫柳汞、0.5% 苯酚和 0.1% ～ 0.2% 甲醛等。

第 5 节　细菌的遗传变异与耐药性

和其他生物一样，细菌也具有遗传和变异的生命特征。遗传是指亲代的特性可通过遗传物质传递给子代。遗传使细菌的性状代代相传，保持其种属特性的稳定性。

亲代与子代间或群体内不同个体间基因型或表型的差异称为变异。细菌的变异分为遗传变异和表型变异两种类型。遗传变异只发生在少数个体，能稳定传给后代，可导致变种或新种产生，有利于物种进化；表型变异则由外界因素所致，常波及同一环境中大多数个体，因遗传物质结构未改变，其变化为可逆，表型变异不能遗传。

一、细菌的变异现象

（一）形态与结构变异

1. 细菌的形态变异　许多细菌在青霉素、免疫血清、补体和溶菌酶等因素影响下，细胞壁合成受阻，成为细胞壁缺陷菌细菌（L 型细菌），其形态呈高度多形性。

2. 细菌的结构变异　细菌特殊结构，如荚膜、鞭毛和芽孢等也可发生变异。

（1）荚膜变异　从患者体内分离的肺炎链球菌基本都有荚膜，致病性较强，但在普通培养基中培养传代后荚膜逐渐消失，致病性也随之减弱。而一些荚膜消失、丧失毒力的肺炎链球菌通过小鼠腹腔传代后可重新产生荚膜并恢复毒力。

（2）鞭毛变异　有鞭毛的沙门菌在含 1g/L 苯酚琼脂培养基上培养可失去鞭毛，如果再移种于不含苯酚的半固体培养基上，鞭毛又可恢复。细菌鞭毛从有到无的变异称为 H-O 变异。

（3）芽孢变异　某些可形成芽孢的细菌如炭疽芽孢杆菌在 42℃培养 10 ～ 20 天后，细菌失去形成芽孢的能力，毒力也相应减弱。

（二）菌落变异

光滑型（S 型）菌落表面光滑、湿润、边缘整齐；粗糙型（R 型）菌落表面粗糙、干燥而有皱纹，边缘不整齐。一般情况下，光滑型容易向粗糙型变异（S-R 变异），细菌的毒力、生化反应、抗原性等往往发生改变。光滑型菌落的致病性强，故从标本中分离致病菌时应挑取光滑型菌落做纯培养。少数细菌如炭疽芽孢杆菌、结核分枝杆菌，其典型有毒力的菌落为 R 型，而变异的无毒力的菌落为 S 型。

（三）毒力变异

1. 毒力减弱变异　卡介苗（BCG）是经过毒力变异后的弱毒变异菌株，接种后对人不致病，却可使人获得免疫力。

2. 毒力增强变异　无毒的白喉棒状杆菌被 β- 棒状杆菌噬菌体感染发生溶原化，产生白喉外毒素而致病。

（四）耐药性变异

细菌对某种抗菌药物由敏感的细菌变成耐药性的菌株，这种变异现象称为耐药性变异。目前由于抗生素的滥用，耐药菌株和多重耐药菌株不断增加。为了更合理地使用抗生素，建议用药前尽量进行药敏试验，并根据药敏试验结果选择敏感药物。

二、细菌遗传变异的物质基础

（一）染色体

多数细菌染色体为一条环状双螺旋双链 DNA（dsDNA），细菌基因主要位于染色体。染色体是细菌存活所必需的遗传物质，控制着细菌代谢、繁殖、遗传和变异等主要遗传性状。

（二）质粒

质粒是位于细胞质中除染色体以外的遗传物质，多为共价环状闭合的双链 DNA 分子。质粒的主要特征如下。

1. 有自我复制的能力。能随细菌分裂传给子代细菌。

2. 能编码细菌一些特定性状，如致育性、耐药性和致病性。带有致育质粒（F 质粒）的细菌有性菌毛，为雄性菌，无 F 质粒的细菌无性菌毛，为雌性菌；耐药性质粒（R 质粒）与细菌耐药性产生有关；毒力质粒（Vi 质粒）与毒力因子编码有关。

3. 质粒并非细菌生命活动不可缺少的遗传物质，可自行丢失与消除。随着质粒的丢失与消除，质粒所赋予细菌的性状随之消失。

4. 质粒能在细菌间进行转移，转移的方式包括接合、转化和转导。

（三）转位因子

转位因子是存在于细菌染色体或质粒 DNA 分子上的一段特异性核苷酸序列片段，它能在 DNA 分子中移动，不断改变其在基因组中的位置，从一个基因组转移到另一个基因组中。转位因子除携带与转位有关的基因外，还携带耐药性基因、毒素基因及其他结构基因等，与细菌的多重耐药性有关，在细菌遗传物质转移过程中还可起载体作用。

（四）噬菌体

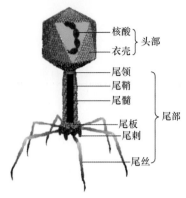

图 12-13　噬菌体结构模式图

噬菌体是感染细菌、真菌、放线菌或螺旋体等微生物的病毒。噬菌体具有病毒的基本特性。

1. 生物学性状　噬菌体有三种基本形态，即蝌蚪形、微球形和细杆形。大多数噬菌体呈蝌蚪形，由头部和尾部两部分组成，头部为六棱柱体，由蛋白质衣壳包绕核酸组成。尾部为细管状，由一个中空的尾髓和外面包裹的尾鞘组成，尾部末端由尾板、尾刺和尾丝构成。头部和尾部以尾领相连（图 12-13）。噬菌体有严格的宿主特异性，并具有一定的抗原性，可以刺激机体产生特异性抗体。

2. 噬菌体与宿主菌的相互关系

（1）毒性噬菌体　在宿主菌细胞内复制增殖，产生许多子代噬菌体，并最终裂解细菌的噬菌体称为毒性噬菌体。毒性噬菌体在宿主菌内以复制方式进行增殖，增殖过程包括吸附、穿入、生物合成、成熟与释放等阶段。从噬菌体吸附开始至宿主菌裂解释放出子代噬菌体为止，称为噬菌体的复制周期或溶菌周期。

（2）温和噬菌体　感染菌体细胞后并不马上引起细胞裂解，而是以原噬菌体方式将噬菌体基因组整合于宿主菌染色体中，随宿主菌基因组复制而复制，并随宿主菌分裂而分配至子代宿主菌的基因组中，又称为溶原性噬菌体。

整合在细菌染色体上的噬菌体基因称为前噬菌体。带有前噬菌体的细菌称为溶原性细菌。前噬菌体偶尔可自发或在紫外线或 X 射线等诱导下脱离宿主菌染色体进入溶菌周期，产生成熟的子代噬菌体，导致细菌裂解。温和噬菌体具有的这种产生成熟子代噬菌体颗粒和裂解宿主菌的潜在能力，称为溶原性。温和噬菌体既有溶原性周期也有溶菌性周期，毒性噬菌体只有溶菌性周期。

三、细菌变异的实际意义

（一）在诊断和防治疾病中的应用

细菌的生物学特性受外界环境因素或基因突变的影响发生变异而失去典型特性，包括细菌结构和形态变异、菌落的变异等。例如，临床检验中发现，在 β- 内酰胺类抗生素、抗体、补体等作用下，细菌很容易失去细胞壁成为 L 型细菌，如果采用常规培养基分离培养，结果往往是阴性，如果采用含血清的高渗培养基进行分离培养，可以得到变异菌株。因此，临床工作人员必须充分了解细菌形态结构变异规律，才能进行正确诊断；抗生素的广泛使用造成耐药性细菌不断增加，临床常采用药敏试验筛选合适抗生素，达到合理用药的目的，尽量降低细菌耐药性突变；临床应用细菌毒力减弱的变异制备疫苗，用于预防疾病，如卡介苗等。

（二）在基因工程方面的应用

基因工程是一种 DNA 体外重组技术，其基本过程是在生物体外用人工方法将目的基因与载体（质粒或噬菌体）重组，将重组载体转入受体细胞，使受体细胞表达出目的基因的性状。目前通过基因工程已能使工程菌大量生产胰岛素、干扰素、生长激素和凝血因子等制品。

四、细菌的耐药性及预防

细菌的耐药性是指细菌对某种药物（抗生素或消毒剂）的相对抵抗性。细菌的耐药程度可以用某种药物对细菌的最小抑菌浓度（MIC）表示。临床上有效药物治疗剂量在血清中浓度大于最小抑菌浓度称为敏感，反之称为耐药。

（一）细菌的耐药机制

1. 细菌耐药的遗传机制　包括固有耐药性和获得耐药性两类。

（1）固有耐药性　是指细菌对某种药物天然不敏感，也称为天然耐药性。这是由来自亲代的耐药基因所致，其存在于细菌的染色体上，是细菌种属的特性。

（2）获得耐药性　是指原先对药物敏感的细菌出现了对抗菌药物的耐药性，是由细菌 DNA 发生改变而获得的耐药的表型。这种耐药基因来源于基因的突变或获得新基因，作用方式为接合、转导或转化。

2. 细菌耐药的生化机制

（1）产生钝化酶　钝化酶是指一类由耐药菌株产生的具有破坏或灭活抗菌药物活性的某种酶类。重要的钝化酶包括 β- 内酰胺酶、氨基糖苷类钝化酶、氯霉素乙酰转移酶等。

（2）改变药物作用的靶位　细菌能改变抗生素作用靶位的蛋白质结构或数量，导致其与抗生素结合的有效位点发生改变，使药物不能发挥作用。

（3）阻碍抗菌药物的渗入　细菌通过改变细胞壁或细胞膜的通透性，阻碍药物到达作用位点而影响药物性能。

（4）主动排出药物　某些革兰氏阴性菌外膜上有特殊的药物外排系统，将药物外排而使得菌体内药物浓度不足而导致耐药。

（二）细菌耐药性的预防

1. 合理使用抗菌药物　用药前进行病原体检测，并进行药敏试验，根据试验结果参考使用抗生素，避免抗菌药物的滥用。

2. 严格消毒隔离　感染耐药菌患者应隔离，避免交叉感染。严格医务人员消毒与隔离，保持手与物品的清洁是避免耐药菌由医务人员传给患者的有效方法。

3. 加强细菌耐药性的监测　建立细菌耐药监测网，掌握本地区重要致病菌和抗菌药物的耐药性变迁资料，及时为临床提供信息。

4. 研制新的抗菌药物　根据细菌耐药性机制及其与药物结构的关系，寻找和研制具有抗菌活性，尤其对耐药菌有活性的新型抗菌药物。

第 6 节　细菌的致病性

病原体能够使宿主致病的性能称为致病性。不同种类的细菌致病性不同，会引起不同的疾病，具有致病性的细菌称为致病菌或病原菌。病原菌侵入机体并生长繁殖引起的病理反应及对机体造成的损害称为感染。病原菌能否引起感染取决于病原菌的致病能力与机体抗菌免疫力的强弱，且受环境因素的影响。细菌的致病性主要取决于细菌的毒力、侵入数量和侵入途径（图 12-14）。

一、细菌的毒力

细菌的毒力是指细菌致病能力的强弱程度，一般用半数致死量（LD_{50}）或半数感染量（ID_{50}）作为判定细菌毒力大小的指标。LD_{50} 或 ID_{50} 指在一定条件下，导致半数实验动物死亡或半数实验动物感染所需要的最小细菌量或毒素量。细菌的毒力主要由细菌的侵袭力和毒素所决定。

（一）侵袭力

侵袭力是指细菌具有突破宿主的免疫防御功能，在体内定居、繁殖及扩散的能力。侵袭力与细菌菌体表面结构和侵袭性酶有关。

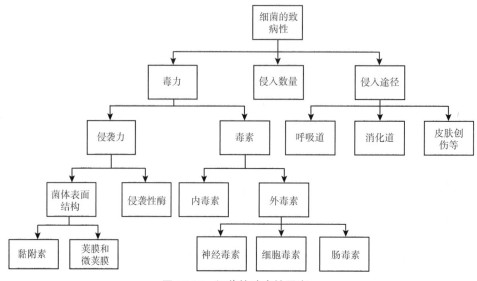

图 12-14 细菌的致病性因素

1. 菌体表面结构

（1）菌毛和黏附素　黏附是细菌感染的第一步。具有黏附作用的细菌结构有普通菌毛及有关物质，又称黏附因子或黏附素。细菌通过普通菌毛与宿主表面受体相互作用而立足，获得定植机会，因此，普通菌毛又称为定居因子，主要存在于革兰氏阴性菌表面，如志贺菌、淋病奈瑟菌等均有普通菌毛。普通菌毛黏附作用具有组织选择性，这种选择性取决于宿主易感细胞表面的相应受体。黏附素是细菌细胞表面与侵袭力有关的蛋白质，多见于革兰氏阳性菌，它使细菌黏附于宿主细胞上，如 A 群链球菌的膜磷壁酸、M 蛋白、鼠疫耶尔森菌的外膜蛋白等。

（2）荚膜和类荚膜　细菌的荚膜具有保护细菌抗吞噬及抗体液中杀菌物质损伤的作用，使病原菌突破机体防御，在宿主体内生存并迅速繁殖，产生病变。例如，将无荚膜肺炎链球菌注射至小鼠腹腔，细菌易被吞噬细胞吞噬杀灭，小鼠不发病；若接种有荚膜的菌株，则细菌大量繁殖，小鼠常于注射后24 小时内发病死亡。有些细菌表面有类似荚膜的物质，称类荚膜，如链球菌 M 蛋白、沙门菌 Vi 抗原和致病性大肠埃希菌的 K 抗原等，具有抗吞噬作用和保护菌体抵抗相应抗体和补体的作用。

2. 侵袭性酶　是细菌在代谢中产生的具有侵袭力的酶类物质。例如，致病性金黄色葡萄球菌产生的血浆凝固酶，能加速人或兔血浆凝固，保护细菌不被吞噬或体内杀菌物质损伤；A 群链球菌产生的透明质酸酶可溶解结缔组织中的透明质酸，导致组织疏松，通透性增加，有利于细菌及其毒素在组织中扩散，易造成感染扩散。

链接

细菌生物被膜

细菌生物被膜是指大量细菌附着在有生命或无生命材料表面，分泌多种胞外多聚物（如多糖、蛋白质）将自身包绕其中而形成的膜状物，是细菌的群体结构。生物被膜是细菌在生长过程中为了适应周围环境而形成的一种保护性生存状态，对抗生素和机体免疫系统具有很强的抵抗力。当细菌在体内黏附于黏膜表面或各种人工植入的医用材料时，均易形成生物被膜。被膜菌之间易发生毒力基因和耐药基因的转移和传递，一方面增强了细菌的致病力，另一方面也给疾病的治疗带来了较大的困难。

（二）细菌的毒素

毒素是细菌在生长繁殖过程中产生并释放或死亡裂解后释放的对机体有毒害作用的毒性物质。可直接或间接损伤宿主细胞、组织或器官，干扰其生理功能。按其来源、性质和作用机制的不同，分为外毒素和内毒素两大类。

1. 外毒素　主要由革兰氏阳性菌和部分革兰氏阴性菌产生。多数革兰氏阳性菌产生的外毒素在细菌细胞内合成后释放至细胞外，如破伤风梭菌、金黄色葡萄球菌、白喉棒状杆菌等；少数革兰氏阴性菌产生的外毒素存在于菌体内，当细菌细胞破裂后释放出来，如痢疾志贺菌、铜绿假单胞菌等。外毒素化学成分是蛋白质，性质不稳定，对蛋白酶敏感。多数不耐热，60～80℃ 30 分钟即可被破坏。外毒素免疫原性强，在甲醛作用下失去毒性，保留免疫原性，可制成类毒素，用于疾病预防，如百白破三联疫苗。刺激机体可产生抗毒素，用于疾病紧急预防和治疗，如破伤风抗毒素血清（TAT）。外毒素毒性作用强，如 1mg 纯化的肉毒毒素可杀死 2 亿只小鼠，是目前毒性最强的毒素。外毒素对组织器官具有高度选择性，通过与特定靶器官的受体结合，引起特殊临床病变。例如，破伤风梭菌与肉毒梭菌虽然都产生外毒素致病，但临床症状却截然不同，破伤风梭菌产生的痉挛毒素引起全身骨骼肌强直性痉挛，出现牙关紧闭、苦笑面容、颈项强直、角弓反张等症状；肉毒梭菌产生的肉毒毒素则引起骨骼肌的迟缓性麻痹，出现眼睑下垂、复视斜视、吞咽困难，甚至呼吸肌麻痹等症状。

根据外毒素对靶细胞的亲和性及作用机制的不同，可分为神经毒素、细胞毒素和肠毒素三大类（表 12-4）。

表 12-4　外毒素的作用特点

类型	外毒素名称	产生细菌	作用机制	临床表现	所致疾病
神经毒素	痉挛毒素	破伤风梭菌	阻断神经元之间抑制性神经冲动传导	骨骼肌强直性痉挛	破伤风
	肉毒毒素	肉毒梭菌	抑制胆碱能神经末梢释放乙酰胆碱	肌肉松弛性麻痹	肉毒中毒
细胞毒素	白喉毒素	白喉棒状杆菌	抑制细胞蛋白质合成	心肌损伤、肾上腺皮质出血、外周神经麻痹	白喉
	致热外毒素	A 群链球菌	破坏毛细血管内皮细胞	发热、皮疹、咽峡炎	猩红热
肠毒素	—	霍乱毒素	激活腺苷酸环化酶，使环磷酸腺苷（cAMP）水平升高，肠液过量分泌	剧烈呕吐、腹泻、脱水、酸中毒、电解质紊乱	霍乱
		产肠毒素型大肠埃希菌	耐热肠毒素使细胞环磷酸鸟苷（cGMP）水平升高，不耐热肠毒素同霍乱肠毒素	呕吐、腹泻	腹泻
		金黄色葡萄球菌	作用于呕吐中枢	呕吐、腹泻	食物中毒
		产气荚膜梭菌	同霍乱肠毒素	呕吐、腹泻	食物中毒

2. 内毒素　是革兰氏阴性菌细胞壁成分，只有细菌死亡裂解后才释放出来，化学成分是脂多糖（LPS），脂质 A 是内毒素的毒性中心。螺旋体、衣原体、立克次体等的细胞壁中也含有脂多糖，亦具有内毒素活性。

内毒素性质较稳定，耐热，加热 100℃ 1 小时不被破坏，加热 160℃ 2～4 小时或用强碱、强酸或强氧化剂加温煮沸 30 分钟才能灭活。内毒素抗原性弱，能刺激机体产生具有中和内毒素活性的抗体，但无保护作用；不能用甲醛脱毒制成类毒素。内毒素毒性相对较弱，且无选择性。其毒性作用大致相似，引起相似的临床症状。其生物学作用如下。

（1）发热　内毒素可直接作用于下丘脑体温调节中枢或作为外源性致热原，作用于单核 / 巨噬细胞等，使之释放内源性致热原 IL-1、TNF-α 及 IFN-β 等，作用于下丘脑体温调节中枢，引起发热。极微量（1～5ng/kg）内毒素入血即可引起发热反应。

（2）白细胞反应　内毒素进入血循环后，中性粒细胞大量黏附于组织毛细血管壁，白细胞急剧减少，数小时后骨髓中的中性粒细胞大量释放入血，使血循环中白细胞数增高。

（3）内毒素血症与内毒素休克　内毒素入血可引起内毒素血症。在内毒素作用下，机体全身小血管舒缩功能紊乱而出现微循环衰竭和低血压，表现为血液淤滞于微循环，有效循环血量减少，组织器官（肾、心、肝、肺与脑）毛细血管灌注不足、缺氧，酸中毒等，严重者可出现内毒素休克。

（4）弥漫性血管内凝血（DIC）　内毒素能激活凝血系统，使纤维蛋白原转变为纤维蛋白，形成微血栓，引起 DIC。广泛凝血消耗大量凝血因子和血小板；内毒素激活纤溶系统，继发出血，表现为皮肤黏膜出血点及内脏器官出血，严重者可导致死亡。

外毒素与内毒素的主要区别见表 12-5。

表 12-5　外毒素与内毒素的主要区别

比较项	外毒素	内毒素
来源	多数 G^+ 菌分泌，少数 G^- 菌裂解后释放	G^- 菌细胞壁成分，菌体裂解后释放
化学组成	蛋白质	脂多糖
稳定性	不稳定，$60 \sim 80℃$ 30 分钟破坏	较稳定，$160℃$ $2 \sim 4$ 小时灭活
免疫原性	强，刺激机体产生抗毒素，甲醛脱毒可制成类毒素	较弱，可产生抗毒素但中和作用弱，不能经甲醛脱毒制成类毒素
毒性作用	强，对组织的毒性作用有高度选择性，引起特殊临床症状	较弱，作用大致相同，引起发热、白细胞反应、内毒素血症、内毒素休克、DIC

二、细菌侵入的数量

大多数病原菌引起感染需要一定的数量。通常细菌毒力越强，引起感染的菌数越少，反之亦然。有些毒力极强的病原菌，极少量侵入即可引起疾病，如鼠疫耶尔森菌，只需数个细菌即可引起鼠疫；而毒力较弱的沙门菌则需食入数亿个才能引起食物中毒。

三、细菌侵入的途径

有一定毒力和足够数量的病原菌，只有经过特定途径侵入，并在特定部位定居繁殖，才能引起感染。例如，伤寒沙门氏菌必须经口侵入，定居于结肠内，才能引起疾病；破伤风梭菌只有经伤口侵入，厌氧条件下在局部组织生长繁殖，产生痉挛毒素，才能引发疾病，若经口食入则不能引起感染。少数病原菌可多途径侵入，如结核分枝杆菌可经呼吸道、消化道和皮肤创伤等侵入引起多部位的感染。

第 7 节　细菌的感染

一、感染的来源

在外环境中存在的致病性病原体，通过某种途径侵入人体而引起的感染称为外源性感染，包括从其他患者、患者陪伴人员、医务人员及医院环境等处获得的感染。患者自身皮肤或腔道等处定植的机会致病菌，或从外界获得的定植菌由于数量或定植部位改变而引起的感染称为内源性感染，又称自身性感染，这是由于患者抵抗力降低，对自身现有的细菌感受性增加。

二、感染的类型

宿主的抗菌免疫力与病原菌的致病作用在一定条件下相互作用的结果可出现以下类型。

（一）隐性感染

当机体免疫力较强，或入侵的病原菌数量不多、毒力较弱时，感染后损害较轻，不出现明显的临床症状，称为隐性感染或亚临床感染。隐性感染可以使患者获得特异性免疫力，同时，患者作为传染源也可把病原菌传染给其他人，因此，对隐性感染者要及时发现并隔离治疗。

（二）显性感染

当机体免疫力较弱，或入侵的病原菌毒力较强、数量较多时，病原菌可在机体内大量生长繁殖，并引起不同程度的组织细胞损伤，导致病理生理改变，出现明显的临床症状和体征，为显性感染。内源性感染引起的疾病一般不具有传染性。

1. 按病情缓急分为急性感染和慢性感染

（1）急性感染　起病急，病程较短，一般只有数日到数周，病愈后病原菌即从体内消失，如流行性脑脊髓膜炎、霍乱等疾病。

（2）慢性感染　发病缓慢，常持续数月至数年。多见于细胞内寄生菌引起的感染，如结核病、麻风病等。

2. 按感染的部位分为局部感染和全身感染

（1）局部感染　病原菌仅在侵入局部生长繁殖引起局部病变，一般不向全身扩散，如化脓性球菌引起的疖、痈、脓肿等。

（2）全身感染　病原菌侵入机体后，病原菌或其毒性代谢产物进入血流向全身播散引起全身性症状。主要有以下几种类型。

1）毒血症：病原菌仅在局部生长繁殖，不侵入血循环，血循环中存在大量毒素和炎症介质并引起全身中毒反应，如白喉、破伤风引起的毒血症等。

2）菌血症：病原菌在感染部位生长繁殖，不断入血做短暂停留，并不出现明显的临床症状。即血液中存在活菌，可能为暂时性、自限性，也可能引起毒血症，如伤寒沙门菌早期的菌血症期。

3）败血症：病原菌侵入血循环，持续存在和繁殖，其组分、毒素及代谢产物等在体内诱生大量炎症介质，引起全身中毒症状。表现为寒战、高热、呼吸急促、心动过速、皮疹、出血、淋巴结及肝脾肿大、白细胞增高等，如铜绿假单胞菌引起的败血症。

4）脓毒血症：有局部化脓性病灶伴毒血症，病原菌尚未进入血液时的病症。通常是短暂的过渡过程，很快演变为典型的脓毒败血症。

5）脓毒败血症：化脓菌感染或伴有局部化脓性病灶的败血症。即化脓菌先在局部感染引起化脓性炎，而后在血液内大量繁殖、播散到全身各器官组织，形成多发性的转移性化脓病灶，如金黄色葡萄球菌引起的脓毒败血症。

（三）带菌状态

机体在显性或隐性感染后，病原菌并未立即从体内消失，而是在体内继续存留一定时间，与机体免疫力处于相对平衡状态，称为带菌状态，例如，伤寒、白喉等病后可出现带菌状态。处于带菌状态的人称为带菌者。带菌者有健康带菌者和恢复期带菌者两种。带菌者经常或间歇性排出病原菌，但没有临床症状，不容易引起注意，是最危险的传染源，所以带菌者不宜从事饮食服务及保育工作。

感染过程的发生、发展与结局，除与上述病原菌和机体等因素有关外，还受自然因素和社会因素的影响。

三、医院感染

医院感染（hospital infection）也称医院内感染（nosocomial infection，NI），是指住院患者在医院内获得的感染，包括在住院期间发生的感染和在医院内获得而出院后发生的感染，但不包括入院前已存在或入院时已处于潜伏期的感染。医院工作人员在医院内获得的感染也属医院感染。门诊患者、探视者、陪护家属及其他流动人员由于在医院内停留的时间短暂，院外感染因素较多，其感染常难以确定是否来自医院。

（一）医院感染的分类

1. 按感染来源分类

（1）内源性医院感染　是指患者在医院内由于正常微生物群的寄居部位改变、机体局部和全身免疫功能下降或缺损、菌群失调等原因而使自身的正常菌群和潜伏的致病性微生物大量繁殖而导致的感染。正常菌群是内源性医院感染的主要病原体。近年来，抗生素的滥用，侵入性诊疗手段的增多，慢性病、危重患者的增加，使内源性感染发生率不断提高。

（2）外源性医院感染　亦称交叉感染，是指患者遭受医院内非自身存在的病原体侵袭而发生的感染。这种感染是由于病原微生物通过一定的传播方式或途径进入易感宿主体内引起的感染，包括患者之间及患者与医院工作人员之间通过咳嗽、谈话，特别是经手等方式密切接触而发生的直接感染，或通过生活用品等发生的间接感染。此外，通过污染医护用品或设备及外环境如通过微生物气溶胶获得的感染，即所谓环境感染，也属于外源性医院感染。

2. 按感染部位分类　医院感染按感染部位可分为呼吸系统感染、术后伤口感染、泌尿系统感染、血液系统感染、皮肤软组织感染、消化系统感染等，以肺部、泌尿系统、手术切口感染最常见。

医院感染中病原生物主要是细菌，还包括病毒、真菌、支原体、衣原体及原虫。以革兰氏阴性菌最常见，如铜绿假单胞菌、大肠埃希菌、金黄色葡萄球菌等，既有致病性微生物，也有机会致病性微生物。

（二）医院感染的预防与控制

病原微生物、易感人群及环境是导致医院感染的主要因素。控制医院感染的危险因素是预防和控制医院感染最有效的措施。

1. 医院感染的监测

（1）医院感染监测的目的　对整个医院感染分布情况、感染发生率、诱发因素进行全面系统的调查分析，包括各科室感染率、感染部位、基础疾病及病原菌的耐药性等，从而发现问题，提出防治措施，减少危险因素和降低发病率。

（2）医院感染监测的重点部门　医院的临床科室及医技科室几乎都可能发生医院感染，特别如新生儿科、重症监护病房（ICU）、血液透析科、消毒供应室、手术室、血库等，更应给予重视并采取有关措施，加强管理，以减少医院感染的发生。

2. 医院感染的控制措施　预防和控制感染的具体做法主要是消毒灭菌、隔离预防、净化及对媒介因素与易感人群等采取相应措施。

（1）消毒灭菌　在医院的常规诊疗过程中，必须严格执行无菌操作技术，加强对中心供应室和临床科室的消毒。对污物和污水的处理要进行监管，其中尤其要注意以下几个方面。①进入人体组织或无菌器官的医疗用品必须灭菌，接触皮肤、黏膜的器械和用品必须消毒。提倡使用一次性注射器、输液器和血管内导管。②污染的医疗器材和物品均应先消毒后清洗，再消毒或灭菌。③医务人员要了解消毒剂的性能、作用及使用方法，配制时，应注意有效浓度、作用时间及影响因素，要警惕有耐消毒剂的病原微生物存在。④连续使用中的氧气湿化瓶、雾化器、呼吸机及其管道等，应定期消毒；湿化液应每日更换灭菌水；用毕需终末消毒并干燥保存。⑤消毒灭菌后，应进行效果监测。⑥强调经常洗手，注意手部皮肤清洁和消毒。接触传播是导致医院感染的最重要因素，应注意避免。

（2）隔离预防　是防止病原生物从患者或带菌者传给其他人的一种保护性措施。医院感染的隔离预防应以切断感染的传播途径作为制订措施的依据，同时考虑病原生物和宿主因素的特点。

（3）合理使用抗菌药物　抗菌药物使用不当是造成医院感染的重要原因，合理使用抗菌药物是降低医院感染率的有效手段。

医务人员应高度重视医院感染，制订具体防治计划，同时需要加强宣传教育，最终达到控制传染源、切断传播途径及减少医院感染发生的目的。

目标检测

一、单项选择题

1. 测量细菌大小的单位是（　　）
   A. μm　　　　B. mm　　　　C. cm
   D. dm　　　　E. nm

2. 以下不属于细菌基本结构的是（　　）
   A. 细胞壁　　B. 细胞膜　　C. 细胞质
   D. 菌毛　　　E. 拟核

3. 细菌的运动器官是（　　）
   A. 芽孢　　　B. 性菌毛　　C. 鞭毛
   D. 荚膜　　　E. 普通菌毛

4. 革兰氏阴性菌对青霉素、溶菌酶不敏感的原因是（　　）
   A. 细胞壁含肽聚糖少
   B. 革兰氏阴性菌细胞内渗透压低于革兰氏阳性菌
   C. 细胞壁含糖类少
   D. 在肽聚糖层外含有脂蛋白、外膜、脂多糖
   E. 细胞壁中没有磷壁酸

5. 可作为灭菌指标的是（　　）
   A. 荚膜　　　B. 鞭毛　　　C. 菌毛
   D. 芽孢　　　E. 繁殖体

6. 下列对细菌生长稳定期的哪项描述正确（　　）
   A. 细菌繁殖数和死亡数大体相等
   B. 细菌代谢速度最快
   C. 细菌不形成芽孢
   D. 细菌的形态、染色性、生理活性较典型
   E. 细菌极少繁殖

7. 下列哪项不属于细菌的代谢产物（　　）
   A. 内毒素　　B. 外毒素　　C. 抗毒素
   D. 抗生素　　E. 细菌素

8. 细菌代谢产物中哪项与致病性无关（　　）
   A. 外毒素　　B. 内毒素　　C. 侵袭性酶
   D. 色素　　　E. 热原质

9. 多数细菌繁殖一代所需的时间（代时）为（　　）
   A. 20 ～ 30 分钟　　B. 30 ～ 40 分钟
   C. 45 ～ 55 分钟　　D. 1 小时
   E. 2 小时

10. 研究细菌的生物学性状最好选用细菌生长繁殖期中的（　　）
    A. 迟缓期　　B. 对数期　　C. 稳定期
    D. 衰亡期　　E. 以上都不是

11. 下列哪项属于细菌分解性代谢产物（　　）
    A. 热原质　　B. 硫化氢　　C. 外毒素
    D. 维生素　　E. 抗生素

12. 对普通培养基灭菌，宜采用（　　）
    A. 煮沸法　　　　　　B. 巴氏消毒法
    C. 流通蒸汽灭菌法　　D. 高压蒸汽灭菌法
    E. 间歇灭菌法

13. 关于紫外线，下述哪项不正确（　　）
    A. 能干扰 DNA 合成
    B. 消毒效果与作用时间有关
    C. 常用于空气、物品表面消毒
    D. 对眼和皮肤有刺激作用
    E. 穿透力强

14. 判断灭菌是否彻底的依据是（　　）
    A. 细菌繁殖体被完全杀死
    B. 细菌菌毛蛋白变性
    C. 芽孢被完全杀死
    D. 鞭毛蛋白被破坏
    E. 细菌的荚膜被破坏

15. 去掉液体中的热原质用下列哪种方法（　　）
    A. 高压蒸汽灭菌法　　B. 煮沸法
    C. 蒸馏法　　　　　　D. 滤过法
    E. 巴氏消毒法

16. 适用于紫外线消毒的是（　　）
    A. 手术敷料　　　　　B. 外科器械
    C. 抗血清　　　　　　D. 平皿
    E. 无菌室空间

17. 基因转移与重组的方式不包括（　　）
    A. 接合　　　　B. 转导　　　　C. 突变
    D. 转换　　　　E. 转化

18. 卡介苗是发生什么变异的结果（　　）
    A. 形态变异　　　　　B. 结构变异
    C. 耐药性变异　　　　D. 毒力变异
    E. 菌落变异

19. 噬菌体的生物学特性与下列哪种微生物相似（　　）
    A. 细菌　　　　B. 病毒　　　　C. 支原体
    D. 衣原体　　　E. 立克次体

20. S-R 变异是指细菌的（　　）
    A. 形态变异　　　　　B. 结构变异
    C. 耐药性变异　　　　D. 抗原变异
    E. 菌落变异

21. 细菌产生的具有抗吞噬作用的酶是（　　）
    A. 链激酶　　　　　　B. 链道酶
    C. 血浆凝固酶　　　　D. 透明质酸酶
    E. 卵磷脂酶

22. 病原菌致病性的强弱主要取决于细菌的（　　）
    A. 基本结构　　　　　B. 特殊结构
    C. 毒力　　　　　　　D. 侵入门户
    E. 侵入数量
23. 关于内毒素的叙述，错误的是（　　）
    A. 对组织有选择性毒害作用
    B. 主要由革兰氏阴性菌产生
    C. 是细菌细胞壁成分
    D. 化学成分主要是脂多糖
    E. 能引起发热反应
24. 类毒素与外毒素的区别在于前者（　　）
    A. 有免疫原性，但无毒性
    B. 无免疫原性，但有毒性
    C. 无免疫原性，也无毒性
    D. 有免疫原性，也有毒性

E. 仅有半抗原性，但无毒性
25. 在疾病的流行中，一种容易被忽视的重要传染源是（　　）
    A. 急性期患者　　　　B. 健康带菌者
    C. 恢复期患者　　　　D. 患病的动物
    E. 带菌动物

二、思考题

1. 简述细菌的特殊结构及功能。
2. 简述革兰氏染色的方法及临床意义。
3. 细菌合成代谢过程中，产生的对机体有害的代谢产物有哪些？
4. 培养基按其功能可分为几类？各有何意义？
5. 我们生活中常用的消毒灭菌方式有哪些？
6. 为什么细菌会产生耐药性？

（万清峰　张琼宇　丁朋晓）

第13章
化脓性细菌

化脓性细菌是指能够感染人体引起化脓性炎症的一类细菌。其种类较多，有球菌，也有杆菌；有革兰氏阳性菌也有革兰氏阴性菌；有需氧菌、兼性厌氧菌，也有厌氧菌。临床最常见的是病原性球菌，又称化脓性球菌。

第1节　葡萄球菌属

葡萄球菌属（*Staphylococcus*）是化脓性球菌中最常见者，因其常堆积成葡萄串状而得名。葡萄球菌广泛分布于自然界中。葡萄球菌属包括30多个种和亚种，在人类，金黄色葡萄球菌引起的感染占化脓性感染的80%左右；人类对该菌带菌率高，正常人带菌率为20%～50%，医务人员鼻咽部带菌率高达70%，是引起医院内交叉感染的重要传染源。

一、生物学性状

（一）形态与染色

葡萄球菌呈球形或略呈椭圆形，平均直径1.0μm，在固体培养基上生长的细菌呈典型的葡萄串状排列（图13-1），但在液体或脓液中生长的葡萄球菌多成双或呈短链状排列。无鞭毛和芽孢，某些菌株可形成荚膜。革兰氏染色阳性。

（二）培养特性

葡萄球菌为需氧或兼性厌氧菌，营养要求不高，在普通琼脂培养基上即可生长。最适生长温度为37℃，最适宜pH为7.4。在20%的CO_2环境中有利于毒素的产生。在肉汤培养基中经37℃培养18～24小时，呈均匀浑浊

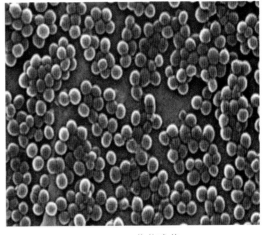

图 13-1　葡萄球菌

生长，管底稍有沉淀。在普通琼脂平板上形成圆形、凸起、边缘整齐、表面光滑、湿润、有光泽、不透明的菌落，菌落因种不同而呈金黄色、白色或柠檬色，直径2～3mm。在血平板上，致病菌株可形成透明溶血环。该菌耐盐，故可用高盐培养基分离葡萄球菌。

葡萄球菌多能分解葡萄糖、麦芽糖、蔗糖，产酸不产气，致病菌能分解甘露醇。致病性葡萄球菌凝固酶试验多为阳性。

案例 13-1

患者，女，18岁，军训时饮水过少，口唇干裂。第5天发现上唇左侧偏口角处红肿、灼热、胀痛，并有小硬结形成。3天后，小硬结肿大，呈锥形隆起，结节中央逐渐变软，隐约可见黄白色小脓栓。患者用力挤压患部，排出少许黄色黏稠带血的脓液。当日夜间，患者感觉患侧眼部周围进行性红肿，

伴疼痛和压痛，继而出现头痛、寒战、高热，体温 39.2℃。

问题：患者发病的主要原因是什么？如何预防？

（三）分类

葡萄球菌的分类见表 13-1，其中金黄色葡萄球菌多为致病菌，表皮葡萄球菌为机会致病菌，腐生葡萄球菌一般不致病。

表 13-1 三种葡萄球菌的主要性状

性状	金黄色葡萄球菌	表皮葡萄球菌	腐生葡萄球菌
菌落色素	金黄色	白色	白色或柠檬色
凝固酶	+	−	−
溶血素	+	−	−
甘露醇分解	+	−	−
葡萄球菌 A 蛋白	+	−	−
耐热核酸酶	+	−	−
致病性	强	弱或无	无

（四）抗原构造

1. 葡萄球菌 A 蛋白（SPA）　存在于细胞壁表面的蛋白质，为完全抗原，有种属特异性。90% 金黄色葡萄球菌有此抗原。葡萄球菌 A 蛋白具有抗吞噬、促细胞分裂、引起超敏反应等作用，可与人类 IgG 分子中的 Fc 段发生非特异性结合，而 Fab 段仍能与相应的抗原发生特异性结合，故常用含 SPA 的葡萄球菌作为载体，结合特异性抗原后，用于多种微生物抗原的检测，称为协同凝集试验。

2. 荚膜抗原　宿主体内金黄色葡萄球菌多有荚膜多糖抗原，有利于细菌黏附到细胞或生物合成材料（如人工关节、生物性瓣膜等）表面，引起感染。

（五）抵抗力

葡萄球菌对外界抵抗力强于其他无芽孢菌。在干燥脓液、痰液中可存活 2 ～ 3 个月；加热 60℃ 1 小时或 80℃ 30 分钟可被杀死；耐盐性强，在含 10% ～ 15% NaCl 的培养基中仍可生长；对结晶紫敏感，1/10 万的结晶紫溶液可抑制其生长；在 2% 苯酚中 15 分钟或 1% 氯化汞（升汞）中 10 分钟死亡；对红霉素、链霉素和氯霉素均敏感。但本菌易产生耐药性，目前金黄色葡萄球菌对青霉素 G 耐药株占比高达 90% 以上。

二、致病性与免疫性

（一）致病物质

金黄色葡萄球菌能产生多种侵袭性酶类和毒素，致病力较强。主要毒力因子如下。

1. 血浆凝固酶　是能使含枸橼酸钠或肝素抗凝剂的人或兔血浆发生凝固的酶，可作为鉴定葡萄球菌有无致病性的重要指标。血浆凝固酶可使血浆中纤维蛋白原变成纤维蛋白，沉积在菌体表面，阻碍巨噬细胞对菌体吞噬及杀菌物质的杀伤作用，同时病灶处细菌不易扩散，故葡萄球菌引起的感染易于局限化和形成血栓，脓液黏稠。

2. 葡萄球菌溶血素　葡萄球菌能产生 α、β、γ、δ、ε 五种溶血素，对人有致病作用的主要是 α 溶血素。α 溶血素是一种外毒素，化学成分为蛋白质，不耐热，对多种哺乳类动物的红细胞、白细胞、血小板、肝细胞、成纤维细胞等均有损伤作用。α 溶血素经甲醛脱毒可制成类毒素。

3. 杀白细胞素　只破坏中性粒细胞和巨噬细胞。杀白细胞素含有两种蛋白质，两者必须协同作用才能通过改变细胞膜的通透性破坏细胞；能抵抗宿主巨噬细胞的吞噬，增强细菌的侵袭力。

4. 肠毒素　是一组对热稳定的可溶性蛋白质，耐热，亦不受胃肠液中蛋白酶的影响。误食污染肠毒素的食物如牛奶、肉类、鱼、蛋类后，毒素可作用于肠道神经受体，传入中枢神经系统后，刺激呕吐中枢，引起以呕吐为主要症状的急性胃肠炎，即食物中毒。

5. 表皮剥脱毒素　也称表皮溶解毒素，能引起剥脱性皮炎。化学成分为蛋白质，具有抗原性，可制成类毒素。

6. 中毒休克综合征毒素 -1　可引起机体发热、休克及脱屑性皮疹，并增加机体对内毒素的敏感性。

（二）所致疾病

金黄色葡萄球菌所致疾病有侵袭性疾病和毒素性疾病两种类型。

1. 侵袭性疾病　葡萄球菌可通过多种途径侵入机体，引起化脓性感染。

（1）局部感染　主要有皮肤软组织感染，如疖、痈、甲沟炎等。感染特点是脓液呈黄色、黏稠无臭味，病灶局限。

（2）全身感染　常由用力挤压疖或过早切开未成熟的脓肿所致，细菌向全身扩散，在机体免疫力低下时，可大量增殖引起败血症；或随血流进入肝、脾、肾等器官，引起多发脓肿，即脓毒血症。

2. 毒素性疾病

（1）食物中毒　食入污染肠毒素食物后经 1 ～ 6 小时潜伏期，出现恶心、呕吐、腹痛、腹泻等急性胃肠炎症状，以呕吐最为突出。1 ～ 2 天内可恢复。

（2）烫伤样皮肤综合征　开始皮肤出现红斑，1 ～ 2 天表皮起皱，继而出现含清亮液体的水疱，易破溃，最后表皮上层脱落。多见于新生儿、婴儿和免疫力低下的成人。

（3）中毒休克综合征　主要表现为急性高热，低血压、猩红热样皮疹伴脱屑，严重时出现休克。

表皮葡萄球菌一般不致病，主要引起免疫力低下者和儿童感染。常见有：①泌尿系统感染，为年轻女性急性膀胱炎的常见致病菌，仅次于大肠埃希菌；②细菌性心内膜炎，主要为心瓣膜修复术后感染；③败血症，仅次于大肠埃希菌和金黄色葡萄球菌；④术后及植入医疗器械引起的感染已成为瓣膜修复术或胸外科手术中的严重问题。

葡萄球菌引起感染后，机体可获得一定的免疫力，但难以防止再次感染。

三、微生物学检查

1. 标本采集　根据不同疾病，可采集脓液、渗出液、血液、剩余食物、呕吐物、粪便等。

2. 直接涂片镜检　根据镜下细菌形态、排列和染色性做出初步诊断。

3. 分离培养与鉴定　将标本接种于血平板，37℃培养 18 ～ 24 小时后，选取可疑菌落染色镜检。根据色素、溶血环、血浆凝固酶试验、甘露醇分解试验、耐热核酸酶等可鉴定是否为致病性葡萄球菌。

四、防治原则

注意个人卫生，保持皮肤清洁，创伤应及时消毒处理。切忌挤压疖，特别是危险三角区的疖。加强食品卫生管理。严格无菌操作，防止医源性感染。皮肤有化脓性感染者，未治愈前不宜从事食品制作或饮食服务行业。合理使用抗生素，根据药敏试验结果选择药物。

第 2 节　链球菌属

链球菌属（*Streptococcus*）细菌是化脓性球菌中另一大类常见的革兰氏阳性球菌，排列呈长短不一的链状。目前有 69 个种和亚种，广泛分布于自然界、人及动物的粪便和健康人口腔、鼻咽部，大多数为正常菌群，不致病。本节主要介绍链球菌属中主要对人类致病的 A 群链球菌和肺炎链球菌。

一、A 群链球菌

 案例 13-2

  患儿，男，8 岁，咽痛伴发热 2 天。体温 39.5℃，畏光、头痛、肌肉酸痛，精神和食欲欠佳，大小便正常。发病前，同学中患咽峡炎者较多。查体：患儿全身弥散性充血潮红，可见散在针尖大小密集的点状充血性斑丘疹，触之有沙粒感。口周苍白圈，杨梅舌，咽部充血，扁桃体Ⅱ°肿大，有少许分泌物。血常规示白细胞增高，咽拭培养分离出乙型溶血性链球菌。

问题：该患儿的临床诊断是什么？其致病物质和传播途径是什么？如何防治？

  A 群链球菌（group A streptococcus）是与人类疾病密切相关的化脓性链球菌，也是链球菌中对人致病力最强的细菌。

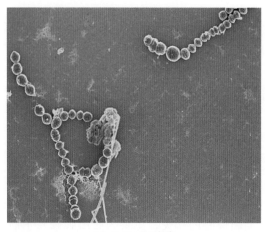

图 13-2　链球菌

（一）生物学性状

1. 形态与染色　链球菌呈球形或卵圆形，直径 0.6 ~ 1.0μm，常呈链状排列。链的长短与菌种和生长环境有关，在液体培养基中易形成长链，在固体培养基上和脓液标本中多为短链，成双或单个散在排列。无鞭毛和芽孢，多数菌株可形成荚膜。细胞壁外有菌毛样结构，含特异性的 M 蛋白。革兰氏染色呈阳性（图 13-2）。

2. 分类

（1）根据溶血现象分类　①甲型溶血性链球菌：血平板上菌落周围形成 1 ~ 2mm 宽的草绿色溶血环，称甲型溶血或 α 溶血，多为机会致病菌。②乙型溶血性链球菌：血平板上菌落周围形成 2 ~ 4mm 宽、界限分明、完全透明的无色溶血环，称乙型溶血或 β 溶血，这类链球菌致病力较强，人类和动物多种疾病由该菌引起。③丙型链球菌：又称为不溶血性链球菌，一般不致病。

（2）根据抗原构造分类　依据链球菌细胞壁中多糖抗原不同，链球菌可分为 A、B、C、D、E、F、G、H、K、L、M、N、O、P、Q、R、S、T、U、V 共 20 群，对人类致病的链球菌 90% 属 A 群。

3. 培养特性　链球菌兼性厌氧，少数为专性厌氧。营养要求较高，在含血液、血清、葡萄糖的培养基中能生长。最适生长温度 37℃，最适 pH7.4 ~ 7.6。在血清肉汤培养基中呈絮状沉淀生长；在血平板上，形成灰白色、表面光滑、边缘整齐、直径 0.50 ~ 0.75mm 的细小菌落，不同菌株形成的菌落周围可出现不同的溶血环。

4. 抗原和抵抗力　抗原构造主要有三种：①多糖抗原，有群特异性，是分群依据。②蛋白抗原，有型特异性，与致病有关的是 M 蛋白。③核蛋白抗原，无特异性。

链球菌抵抗力较弱，60℃ 30 分钟即可被杀死。链球菌对常用消毒剂敏感，在干燥的痰中可存活数周。对青霉素、红霉素、四环素及磺胺类药物均敏感。

（二）致病性与免疫性

1. 致病物质　A 群链球菌是链球菌中致病力最强者，致病物质主要有三大类——细菌胞壁成分、外毒素及侵袭性酶类。

（1）细菌胞壁成分　①脂磷壁酸：与 M 蛋白一起构成菌毛结构，增强细菌对细胞的黏附性。②M 蛋白：可抵抗巨噬细胞的吞噬和杀菌作用。与心肌、肾小球基底膜有共同抗原，某些超敏反应性疾病的发生与 M 蛋白有关。③F 蛋白：是 A 群链球菌重要的黏附素成员，有利于细菌在宿主体内定植和繁殖。

（2）外毒素

1）链球菌溶血素：有两种，即链球菌溶血素 O（SLO）和链球菌溶血素 S（SLS）。SLO 为含—SH 的蛋白质，对氧敏感，遇氧时，—SH 易被氧化为—S—S—，失去溶血活性。但加入还原剂，溶血作用可逆转。SLO 对中性粒细胞、血小板、巨噬细胞、神经细胞及心肌细胞有毒性作用。SLO 免疫原性强，可刺激机体产生抗链球菌溶血素 O 抗体（ASO）。在链球菌感染 2 ～ 3 周至一年内，85% ～ 95% 患者血清中可检出 ASO。活动性风湿热患者中的血清 ASO 显著增高，故临床常以测定 ASO 含量作为风湿热及其活动性的辅助诊断。SLS 对氧稳定，对热和酸敏感，不宜保存，无免疫原性。链球菌在血平板上的 β 溶血是由 SLS 所致。

2）致热外毒素：又称红疹毒素，是人类猩红热的主要毒性物质。其化学成分为蛋白质，有 A、B、C 三种血清型，较耐热，96℃ 45 分钟才能被完全破坏。此毒素使巨噬细胞释放内源性致热原，作用于下丘脑的体温调节中枢而引起发热，此外，此毒素与猩红热的皮疹形成有关。

（3）侵袭性酶类　A 群链球菌可产生多种侵袭性酶类，均是扩散因子，主要有以下 3 种。

1）透明质酸酶：能分解细胞间质的透明质酸，有利于细菌扩散，故又称扩散因子。

2）链激酶（SK）：又称溶纤维蛋白酶。能使血液中纤维蛋白酶原变成纤维蛋白酶，可溶解血块或阻止血浆凝固，有助于细菌扩散。

3）链球菌 DNA 酶（SD）：又称链道酶，能分解脓液中具有高度黏稠性的 DNA，使脓液稀薄，促进病原菌扩散。故链球菌引起的化脓性感染病灶界限不清，脓液稀薄，感染易扩散。

2. 所致疾病　A 群链球菌引起的疾病分为化脓性感染、毒素性疾病和超敏反应性疾病。

（1）化脓性感染　如蜂窝织炎、丹毒、扁桃体炎、淋巴管炎、脓疱疮、败血症等。

（2）毒素性疾病　猩红热是由产生红疹毒素的 A 群链球菌引起的急性呼吸道传染病。10 岁以下儿童多发，潜伏期 2 ～ 3 天，主要临床表现为发热、咽炎、全身弥漫性鲜红色皮疹及疹退后明显的脱屑、口周苍白圈和杨梅舌等。

（3）超敏反应性疾病

1）风湿热：常继发于 A 群链球菌感染引起的咽炎或扁桃体炎，潜伏期 2 ～ 3 周，临床表现为发热、关节炎、心肌炎等。

2）急性肾小球肾炎：多见于儿童和青少年，临床以发热、血尿、蛋白尿、水肿、高血压为主要表现。其发病机制属于 II 型或 III 型超敏反应。

甲型溶血性链球菌是机会致病菌。拔牙或扁桃体摘除时，口腔中的甲型溶血性链球菌可侵入血液，患者若有先天性心脏缺陷或风湿性心脏病，细菌可在该处停留繁殖，引起亚急性细菌性心内膜炎。变异链球菌与龋齿的发生密切相关。

链球菌感染后，机体可建立牢固的型特异性免疫，但因型别多，型间无交叉免疫，易反复感染。猩红热病后机体可建立牢固的同型抗毒素免疫。

（三）微生物学检查

1. 标本采集　根据所致疾病不同，可采集脓液、咽拭子、血液等标本送检。

2. 直接涂片镜检　在脓性分泌物中发现链状排列的革兰氏阳性球菌，可初步诊断。

3. 分离培养与鉴定　用血平板分离培养，18 ～ 24 小时后根据菌落特点、溶血特点及涂片染色结果可确诊。

4. 抗链球菌溶血素 O 试验　简称抗 O 试验，常用于风湿热的辅助诊断。风湿热患者 ASO 较正常显著增高，大多在 250U 左右；活动性风湿热患者 ASO 一般超过 400U。

二、肺炎链球菌

肺炎链球菌（*S. pneumoniae*）俗称肺炎双球菌、肺炎球菌（pneumococcus），常寄居在正常人的鼻咽腔内，多不致病，只形成带菌状态，仅少数有致病力，主要引起大叶性肺炎等。

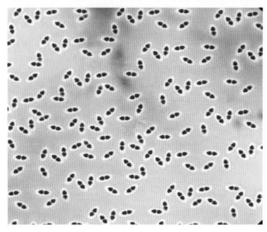

图 13-3 肺炎链球菌

肺炎链球菌菌体呈矛头状，多成双排列，钝端相对，尖端相背，无鞭毛和芽孢，在机体内可形成厚荚膜，革兰氏染色阳性（图 13-3）。营养要求较高，在血平板上形成细小、灰白色、圆形略扁、半透明、有草绿色溶血环的菌落。培养超过 24 小时，因产生自溶酶，细菌自溶，菌落中央下陷呈脐窝状。自溶酶可被胆汁或胆盐激活，促进培养物中细菌自溶，借此可与甲型链球菌鉴别。该菌对外界抵抗力较弱，对一般消毒剂敏感。

肺炎链球菌的主要致病物质是荚膜，有抗吞噬作用。此外，肺炎链球菌溶素 O、脂磷壁酸、神经氨酸酶与肺炎链球菌的黏附、定植、繁殖及扩散有关。

肺炎链球菌主要通过呼吸道感染，可引起大叶性肺炎。肺炎后可继发胸膜炎、脓胸、中耳炎、脑膜炎、败血症等。病后可建立较牢固的型特异性免疫。同型病菌再次感染少见。

接种荚膜多糖疫苗可有效预防肺炎链球菌感染。

第 3 节　奈瑟菌属

奈瑟菌属（*Neisseria*）是一群革兰氏阴性球菌，常成双排列。无鞭毛，无芽孢，有荚膜和菌毛。人类是奈瑟菌属细菌的自然宿主，对人致病的只有脑膜炎奈瑟菌和淋病奈瑟菌。

一、脑膜炎奈瑟菌

脑膜炎奈瑟菌（*N. meningitidis*）俗称脑膜炎球菌（meningococcus），是流行性脑脊髓膜炎（流脑）的病原菌。仅存在于人体，可于带菌者和患者鼻咽部检出，通过飞沫传播。

（一）生物学性状

1. 形态与染色　菌体呈肾形或豆形，成双排列，凹面相对，直径 0.6～0.8μm，无芽孢和鞭毛。在患者的脑脊液中，细菌多位于中性粒细胞内，形态典型（图 13-4）。新分离的菌株多有荚膜和菌毛。革兰氏染色阴性。

2. 培养特性　专性需氧。营养要求较高，常用巧克力（色）血琼脂平板培养（80℃以上加热的血琼脂平板，色似巧克力，故名），初次分离需 5%～10% 的 CO_2。最适生长温度 35℃，低于 30℃或高于 40℃则不生长。最适 pH7.4～7.6。在巧克力（色）血琼脂平板上培养，形成圆形、略凸起、光滑、边缘整齐、半透明、湿润、蓝灰色菌落。

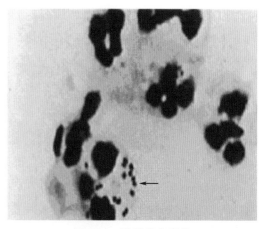

图 13-4 脑膜炎奈瑟菌

脑膜炎奈瑟菌多能分解葡萄糖和麦芽糖，产酸不产气，不分解蛋白质。

3. 抗原结构与分类

（1）荚膜多糖抗原　脑膜炎奈瑟菌分 13 个血清群，以 C 群致病力最强。

（2）外膜蛋白抗原 有型特异性，据此将各血清群（A 群除外）分为若干血清型。

（3）脂多糖抗原 是脑膜炎奈瑟菌的主要致病物质。

4.抵抗力 较弱，对冷、热、干燥及消毒剂极敏感，在生理盐水中仅存活数小时，加热 60℃ 5 分钟即死亡。可产生自溶酶。故采集标本后应保温、保湿、立即送检。

（二）致病性与免疫性

1.致病物质 ①荚膜：有抗吞噬作用，能增强细菌的侵袭力。②菌毛：与鼻咽部黏膜细胞结合，有利于细菌进一步侵入。③内毒素：是主要致病物质，可作用于小血管和毛细血管，引起坏死、出血，表现为皮肤瘀斑和微循环障碍。

2.所致疾病 脑膜炎奈瑟菌是引起流行性脑脊髓膜炎（流脑）的病原菌。传染源是患者和带菌者。多在冬春季流行，流脑流行期间，正常人群带菌率达 70% 以上，带菌者是重要的传染源。易感者主要为 15 岁以下儿童。因侵入病原菌毒力、数量和机体免疫力不同，流脑的病情轻重不一。临床分普通型、暴发型和慢性败血症型。

3.免疫性 以体液免疫为主。显性感染、隐性感染或接种疫苗后 2 周，血清中群特异性抗体水平提高。6 个月以内的婴儿可通过母体获得抗体，故具有一定的免疫力，6 个月至 2 岁儿童因免疫力弱，发病率较高。

（三）微生物学检查

1.病原学检查 ①瘀点（斑）组织液、脑脊液涂片检测，可在多形核白细胞内或细胞外见到革兰氏阴性的肾形双球菌。②脑脊液、血液、瘀点（斑）组织液培养脑膜炎奈瑟菌阳性。③脑脊液、血液、瘀点（斑）组织液脑膜炎奈瑟菌特异性核酸检测阳性。

2.免疫学检查 急性期患者脑脊液样品脑膜炎奈瑟菌特异性多糖抗原检测阳性。恢复期患者血清脑膜炎奈瑟菌特异性 IgG 抗体检测，其效价较急性期呈 ≥ 4 倍以上升高。

（四）防治原则

患者须早隔离、早治疗以尽快消除传染源。对儿童接种流脑疫苗进行特异性预防，流行期间可服用磺胺类药物预防，治疗可选青霉素类。

二、淋病奈瑟菌

淋病奈瑟菌（*N. gonorrhoeae*）俗称淋球菌（gonococcus），是淋病的病原菌，主要引起人类泌尿生殖系统黏膜的化脓性感染。淋病是目前我国流行的发病率最高的性传播疾病。

（一）生物学性状

1.形态与染色 菌体呈肾形或咖啡豆形，成双排列，直径 0.6 ~ 0.8μm。脓液标本中，大多数淋病奈瑟菌常位于中性粒细胞内，慢性淋病患者的淋病奈瑟菌多分布在中性粒细胞外。无芽孢和鞭毛，有荚膜和菌毛。革兰氏染色呈阴性（图 13-5）。

2.培养特性 专性需氧，初次分离培养时须提供 5% 的 CO_2。营养要求高，常用巧克力（色）血琼脂平板培养。最适生长温度 35℃，低于 30℃ 或高于 36℃ 不生长。最适 pH7.5。在巧克力（色）血琼脂平板上经 24 小时培养，可形成圆形、凸起、直径 0.5 ~ 1.0mm、灰白色 S 型菌落。

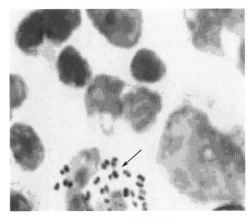

图 13-5 淋病奈瑟菌

3.抗原结构与分类 ①菌毛蛋白抗原，存在于有毒菌株。②脂多糖抗原，有致热作用，易发生变异。③外膜蛋白抗原，包括 PⅠ、PⅡ、PⅢ。PⅠ是主要外膜蛋白，是淋病奈瑟菌的分型基础。

4.抵抗力 对热、冷、干燥和消毒剂极度敏感。在干燥的环境中仅能存活 1 ～ 2 小时，湿热 55℃ 5 分钟或 100℃立即死亡；在不完全干燥的情况下，附着在衣裤或被褥上可生存 18 ～ 24 小时；1%硝酸银、1% 苯酚可迅速杀死该菌。

（二）致病性与免疫性

1.致病物质

（1）菌毛 有菌毛的菌株可黏附在人类尿道黏膜上，不易被尿液冲洗掉；抗吞噬作用明显，即使被吞噬，仍能寄生在巨噬细胞内。

（2）外膜蛋白 PⅠ可导致中性粒细胞膜的损伤，PⅡ可起到黏附作用，PⅢ可阻抑杀菌抗体的活性。

（3）内毒素 与补体、抗体共同作用，在局部形成炎症反应。

（4）IgA1 蛋白酶 能破坏黏膜表面存在的特异性 IgA，使细菌黏附在黏膜表面。

2.所致疾病 人是淋病奈瑟菌唯一的宿主。主要通过性接触和间接接触被污染的物品如毛巾、浴盆、衣物等方式感染；新生儿可经产道感染，导致淋球菌性结膜炎，因患儿眼内有大量的脓性分泌物，又称脓漏眼。淋病潜伏期 3 ～ 5 天，主要表现为泌尿生殖道的化脓性感染（即淋病），出现尿频、尿急、尿痛、尿道或宫颈口流脓等症状；部分女性患者可无症状或症状轻微，易被忽视。人类对淋病奈瑟菌无天然免疫力，患病后可产生特异性抗体，但免疫力不持久，再感染和慢性患者普遍存在。

（三）微生物学检查

1.涂片革兰氏染色镜检 取分泌物涂片，做革兰氏染色镜检，可见典型的多形核白细胞内革兰氏阴性双球菌。有明显尿道症状的男性淋球菌性尿道炎尿道分泌物标本镜检阳性有确诊价值。

2.淋病奈瑟菌培养 取尿道或宫颈分泌物，或其他临床标本做淋病奈瑟菌培养，可从临床标本中分离到形态典型、氧化酶试验阳性的菌落。取菌落做涂片检查，可见革兰氏阴性双球菌，糖发酵试验分解葡萄糖，不分解其他糖。

3.淋病奈瑟菌核酸检测 取尿液、尿道或宫颈分泌物标本做淋病奈瑟菌核酸检测呈阳性。

（四）防治原则

加强性病防治的卫生教育；禁止卖淫嫖娼和防止不正当的两性关系是预防淋病的重要环节。患者应尽早治疗，可选择大观霉素和头孢曲松钠。但由于耐药菌株的增加，治疗时应根据药敏试验结果选择敏感药物治疗。患者及与患者有接触的人应同时治疗。新生儿可用 1% 硝酸银滴眼以预防淋球菌性结膜炎。

第 4 节 假单胞菌属

假单胞菌属（*Pseudomonas*）是一群革兰氏阴性小杆菌，有荚膜、鞭毛和菌毛，无芽孢，需氧，广泛分布于土壤、水和空气中。与人类关系密切的主要有铜绿假单胞菌、荧光假单胞菌和类鼻疽假单胞菌等。本节重点介绍铜绿假单胞菌（*P. aeruginosa*）。该菌在生长过程中产生水溶性的绿色色素，感染后的脓汁或敷料上出现绿色，故俗称绿脓杆菌。

（一）生物学性状

1.形态与染色 该菌为（0.5 ～ 1.0）μm×（1.5 ～ 3.0）μm 直或微弯的小杆菌，无芽孢，有荚膜，单端有 1 ～ 3 根鞭毛，运动活泼。临床分离的菌株常有菌毛，革兰氏染色阴性。

2. 培养特性　营养要求不高,专性需氧。该菌在普通培养基上生长良好,最适生长温度为35℃;在4℃不生长而在42℃生长是铜绿假单胞菌的特点。该菌可产生带荧光素的水溶性色素青脓素与绿脓素,使培养基变为亮绿色。在液体培养基中呈浑浊生长,常在其表面形成菌膜。该菌可分解葡萄糖产酸,但不分解乳糖;分解尿素,氧化酶阳性,不形成吲哚。

3. 抗原结构　有O抗原和H抗原。O抗原包括两种成分,一种是脂多糖,另一种为原内毒素蛋白(OEP),是其外膜蛋白,为一种保护性抗原。O抗原可用以分型。其抗体不仅对同一血清型细菌有特异性保护作用,且对不同血清型细菌也有共同保护作用。

4. 抵抗力　该菌对多种化学消毒剂与抗生素有抗性或耐药性,56℃1小时才能被杀灭。

(二)致病性与免疫性

铜绿假单胞菌的主要致病物质是内毒素,此外尚有菌毛、荚膜、胞外酶和外毒素等多种致病因子。该菌广泛分布于自然界及人和动物体表及肠道中,是人体正常菌群之一,常引起机会感染。其感染多见于烧伤、创伤或手术切口等皮肤黏膜受损部位,也见于长期化疗或使用免疫抑制剂的患者。感染常表现为局部化脓性炎症,也可引起中耳炎、角膜炎、尿道炎、胃肠炎、心内膜炎等。此外,也有报道该菌可引起菌血症、败血症及婴儿严重的流行性腹泻。

中性粒细胞的吞噬作用及感染后产生的特异性抗体,尤其是分泌型IgA的黏膜免疫作用,有一定的抗感染作用。

(三)微生物学检查与防治原则

根据感染部位和检查目的不同分别采取标本,如炎症分泌物、脓液、血液、脑脊液等,以及医院病区或手术室的物品、医疗器材等。将标本接种于血琼脂平板,培养后根据菌落特征、色素及生化反应等可进行鉴定。血清学、绿脓素及噬菌体分型可供流行病学、医院内感染追踪调查等使用。

应加强医疗器械的消毒灭菌,严格无菌操作,预防医护人员与患者之间的交叉感染。目前治疗主要选用哌拉西林、头孢他啶、环丙沙星等。

目标检测

一、单项选择题

1. 葡萄球菌生物学性状不包括(　　)
A. 革兰氏染色阳性
B. 有透明质酸组成的荚膜
C. 无鞭毛
D. 可产生脂溶性色素
E. 不形成芽孢

2. 使金黄色葡萄球菌感染局限化的是(　　)
A. 血浆凝固酶　　　　B. 杀白细胞素
C. 溶血素　　　　　　D. 透明质酸酶
E. 溶菌酶

3. 金黄色葡萄球菌的致病因素不包括(　　)
A. 溶血素　　　　　　B. 血浆凝固酶
C. 肠毒素　　　　　　D. 菌毛
E. 表皮剥脱毒素

4. 甲型溶血性链球菌主要引起(　　)
A. 大叶性肺炎　　　　B. 猩红热
C. 化脓性扁桃体炎　　D. 亚急性细菌性心内膜炎

E. 流行性脑脊髓膜炎

5. 引起大叶性肺炎的病原体是(　　)
A. 嗜肺军团菌　　　　B. 乙型溶血性链球菌
C. 肺炎支原体　　　　D. 肺炎衣原体
E. 肺炎链球菌

6. 链球菌中主要的致病菌是(　　)
A. C群链球菌　　　　B. A群链球菌
C. D群链球菌　　　　D. B群链球菌
E. E群链球菌

7. 抗链球菌溶血素O试验主要检测(　　)
A. M蛋白　　　　　　B. 溶血素O
C. 溶血素S　　　　　D. 抗溶血素O
E. 抗溶血素S

8. 肺炎球菌的主要致病物质是(　　)
A. 脂多糖　　B. SPA　　C. 荚膜
D. M蛋白　　E. 杀白细胞素

9. 脑膜炎球菌的主要致病物质是(　　)
A. 荚膜　　B. 菌毛　　C. 内毒素

D. 自溶酶　　　E. 红疹毒素

10. 关于淋病奈瑟菌，下述哪项是错误的（　　　）

　　A. 革兰氏阴性肾形双球菌

　　B. 人是本菌的唯一宿主

　　C. 通过性接触传播

　　D. 新生儿可经产道感染

　　E. 女性感染者比男性严重

11. 关于铜绿假单胞菌，下列选项中错误的是（　　　）

　　A. 产生水溶性色素　　　B. 对多种抗生素不敏感

　　C. 革兰氏阴性杆菌　　　D. 营养要求不高

　　E. 多引起原发感染

二、思考题

金黄色葡萄球菌与 A 群溶血性链球菌引起的化脓性感染病灶特点有何区别？为什么？

（汪秀琴　范海燕）

第14章

消化道感染细菌

第1节 肠道杆菌

肠道杆菌科细菌是一大群生物学性状相似的革兰氏阴性杆菌，常寄居在人及动物的肠道内，亦存在于土壤、水和腐物中。肠道杆菌科细菌种类繁多，目前确定的有 44 个属，170 多个种，但常引起人类感染的种不足 30 个。其中与医学的关系大致可分为三种情况：①部分细菌属于正常菌群，只有当宿主免疫力降低或细菌移位至肠道以外部位时，可引起机会性感染，故为机会致病菌，如大肠埃希菌、肺炎克雷伯菌、奇异变形杆菌等；②少数细菌易引起人类疾病，如伤寒沙门菌、志贺菌等；③由正常菌群转变而来的致病菌，其传染源可能来自于动物宿主、带菌者及细菌的内源性播散。肠道杆菌科具有下列共同特性。

1.形态与结构　均为中等大小（0.3～1.0）μm×（1～6）μm、两端钝圆的革兰氏阴性杆菌，无芽孢，多数有鞭毛，大多数有菌毛，少数有荚膜或包膜。

2.培养特性　需氧或兼性厌氧菌，在普通培养基上生长良好，形成中等大小（直径 2～3mm）的光滑型菌落。在液体培养基中呈均匀浑浊生长。

3.生化反应　过氧化氢酶阳性，能还原硝酸盐为亚硝酸盐，氧化酶阴性，这一特性在鉴别肠道杆菌和其他革兰氏阴性杆菌上有重要价值。乳糖发酵试验可用于初步鉴别肠道致病菌和非致病菌，肠道致病菌一般不分解乳糖，而非致病菌多能分解乳糖。

4.抗原结构　主要有菌体抗原（O 抗原）、鞭毛抗原（H 抗原）和表面抗原。O 抗原存在于细胞壁脂多糖的最外层，具有种属特异性，耐热，100℃不被破坏，主要诱导机体产生 IgM 型抗体；H 抗原存在于鞭毛蛋白，不耐热，60℃ 30 分钟即被破坏，主要诱导机体产生 IgG 型抗体；表面抗原（如伤寒沙门菌的 Vi 抗原，大肠埃希菌的 K 抗原等）存在于 O 抗原外围，能阻止 O 抗原凝集现象，具有型特异性，60℃ 30 分钟可去除。

5.抵抗力弱　对热和一般消毒剂敏感，如加热 60℃ 30 分钟即死亡。

6.易变异　如耐药性转移、生化反应改变、鞭毛变异、菌落变异等。

一、埃希菌属

大肠埃希菌（*E. coli*）俗称大肠杆菌，是肠杆菌科埃希菌属的代表菌种。1885 年由 Escherich 发现，是临床最常见、人和动物肠道中数量最多的一种细菌。该菌主要寄生于大肠内，能合成 B 族维生素、维生素 K 和具有杀菌作用的大肠埃希菌素，对人体有益；当宿主免疫力下降或细菌侵入肠外组织和器官时，可引起机会性感染。

（一）生物学性状

大肠埃希菌是短杆菌，大小为（0.4～0.7）μm×（1～3）μm，两端钝圆，周身鞭毛，有性菌毛，无芽孢；革兰氏染色呈阴性（图 14-1）。最适温度 37℃，最适 pH7.4，需氧或兼性厌氧，在普通琼脂培养基上生长良好，在血琼脂平板上，有些菌株产生 β 型溶血；在鉴别性或选择性培养基上形成有颜色、

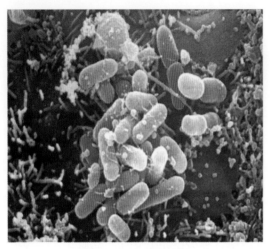

图 14-1　大肠埃希菌

直径 2～3mm 的光滑型菌落。

大肠埃希菌生化反应活泼，能发酵乳糖、葡萄糖、麦芽糖等，产酸产气；生化试验 IMViC++－－；细菌动力学试验阳性。

大肠埃希菌的抗原成分复杂，可分为 O 抗原、H 抗原和 K 抗原，是血清学分型的依据，血清型的表示方式是 O∶K∶H。O 抗原为菌体的脂多糖，耐热，100℃ 30 分钟不被破坏，具有种属（群）特异性；H 抗原为蛋白质、不耐热，60℃ 30 分钟可被破坏，具有型特异性；K 抗原多为多糖，不耐热，60℃ 30 分钟可被破坏，其特异性由黏液或荚膜多糖结构决定。

该菌对热的抵抗力较其他肠道杆菌强，55℃ 60 分钟或 60℃ 15 分钟仍有部分细菌存活；在土壤、水中可存活数月，在温度较低的粪便中存活更久。胆盐、煌绿等对大肠埃希菌有抑制作用，对磺胺类药、链霉素等均敏感。

（二）致病性与免疫性

1. 致病物质

（1）菌毛　可使细菌黏附于泌尿道和肠道的上皮细胞上，避免因排尿时尿液的冲洗或肠道蠕动而被排出体外，又称为定植因子。

（2）肠毒素　主要包括以下几种：①不耐热肠毒素（LT），通过激活腺苷酸环化酶，使 cAMP 浓度增高，导致腹泻。②耐热性肠毒素（ST），通过激活鸟苷酸环化酶，使 cGMP 浓度增高，导致腹泻。③志贺样毒素（SLT），抑制蛋白质合成，导致细胞死亡。

2. 所致疾病

（1）肠道外感染　在机体免疫力下降或外伤等作用下，该菌可侵入肠道外组织或器官，引起化脓性炎症，如胆囊炎、腹膜炎、尿道炎、肾盂肾炎和败血症等。肠道外感染多为内源性感染，以泌尿系统感染为主。上行性尿路感染多见于已婚妇女；对于婴儿、年老体弱、慢性消耗性疾病、大面积烧伤患者，大肠埃希菌可侵入血流，引起败血症；早产儿，尤其是产后 30 天内的新生儿，易患大肠埃希菌性脑膜炎。

（2）肠道内感染　致病性大肠埃希菌可导致肠道感染引起腹泻，该菌主要分布在人和动物的肠道，随粪便排出而污染水源、土壤、食品、器具等。传播途径多为粪 - 口传播，传播媒介多样，包括水、食品、日常生活用品等，还可以通过接触动物或带菌者传播。根据致病性的不同，致病性大肠埃希菌可分为以下 5 种，其引起的中毒症状各不相同。

1）肠产毒性大肠埃希菌（ETEC）：感染后主要症状是水样腹泻、腹痛、恶心、低热。每日腹泻可达 8～12 次，婴儿和旅游者人群易发。

2）肠侵袭性大肠埃希菌（EIEC）：主要侵犯较大儿童和成人，感染后表现类似细菌性痢疾，腹泻呈脓血便，有里急后重，故又称志贺样大肠埃希菌。

3）肠致病性大肠埃希菌（EPEC）：感染后主要症状是发热、呕吐、腹泻，粪便中有大量黏液但无血，约 20% 患者有呼吸道症状，严重者可致死。

4）肠聚集性大肠埃希菌（EAEC）：成年人感染后表现为中度腹泻，病程 1～2 天；婴幼儿感染后多表现为 2 周以上的持续性腹泻。

5）肠出血性大肠埃希菌（EHEC）：可引起出血性结肠炎（O157∶H7），症状常有突发性的腹部痉挛，有时有类似于阑尾炎的疼痛。少数表现为溶血性贫血、急性肾衰竭等溶血性尿毒综合征，老年人和儿童患者病死率高。

（三）卫生学意义

大肠埃希菌不断随粪便排出体外，污染周围环境和水源、食品等。取样检查时，样品中大肠埃希菌越多，表示样品被粪便污染越严重。因此，卫生细菌学常以大肠菌群数作为饮水、食品及药品等被粪便污染的指标之一。大肠菌群数是指一群在 37℃ 24 小时能发酵乳糖，产酸产气，需氧或兼性厌氧的肠道杆菌。我国《生活饮用水卫生标准》（GB 5749—2006）规定，在 100ml 饮用水中不得检出大肠菌群。

（四）微生物学检查

1. 标本采集　肠外感染者取尿液、血液、脑脊液、脓汁，肠内感染者取粪便。

2. 细菌的分离与鉴定　粪便标本直接接种于肠道杆菌选择性培养基挑选可疑菌落进行鉴定，血液需先经肉汤增菌，再转种血琼脂平板，其他标本可同时接种血琼脂平板和肠道杆菌选择性培养基培养，观察菌落并涂片革兰氏染色镜检，并进行糖发酵试验、IMViC 等一系列生化试验。肠致病性大肠埃希菌须先做血清学定型试验。

（五）防治原则

加强粪便、饮食、饮水的卫生管理，保持环境卫生；注意饮食卫生和个人卫生；尿路插管和膀胱镜检查应严格无菌操作，防止尿路感染。

二、志贺菌属

志贺菌属（*Shigella*）统称为痢疾杆菌，是引起人类细菌性痢疾的病原菌，因 1898 年日本细菌学家志贺洁首先发现而得名。

🩺 案例 14-1

患者，女，29 岁，在餐厅进食后出现腹痛、腹泻、黏液脓血便、里急后重、发热等症状，同时进食的也有多人出现相同的症状。

问题：结合该案例初步判断为何种疾病？简述其病原菌的生物学特性。

（一）生物学性状

菌体短小，大小为（0.5 ~ 0.7）μm×（2 ~ 3）μm，无芽孢，无荚膜，无鞭毛，有的菌株有菌毛；革兰氏染色阴性；需氧或兼性厌氧，营养要求不高，在普通培养基上生长良好，37℃培养 18 ~ 24 小时后菌落呈光滑湿润、无色半透明、边缘整齐的光滑型圆形菌落；在液体培养基中呈均匀浑浊生长；分离培养常采用肠道选择鉴别培养基。

志贺菌有 O 抗原和 K 抗原两种。根据菌体抗原的不同可分为四个群：A 群痢疾志贺菌、B 群福氏志贺菌、C 群鲍氏志贺菌、D 群宋氏志贺菌（表 14-1）。我国流行的主要是福氏志贺菌，其次为宋氏志贺菌。志贺菌属均可发酵葡萄糖，产酸不产气；除宋氏志贺菌迟缓发酵乳糖外，均不发酵乳糖；与沙门氏菌属不同，志贺菌不产生 H_2S。

表 14-1　志贺菌属的抗原分类

菌种	群	血清型	亚型
痢疾志贺菌	A	1 ~ 10	8a、8b、8c
福氏志贺菌	B	1 ~ 6，x、y 变型	1a、1b、2a、2b、3a、3b、3c、4a、4b

菌种	群	血清型	亚型
鲍氏志贺菌	C	1～18	—
宋氏志贺菌	D	1	—

（二）致病性与免疫性

1. 致病物质　主要包括侵袭力和内毒素，少数菌株还可产生外毒素。

（1）侵袭力　菌毛黏附于回肠末端和结肠黏膜的上皮细胞，继而穿入上皮细胞内生长繁殖并向邻近细胞扩散。

（2）内毒素　志贺菌属所有菌株都可产生内毒素。内毒素可作用于肠黏膜，使其通透性增高，促进内毒素被吸收入血，引起发热、神志障碍、中毒性休克、肠黏膜溃疡，出现脓血便等症状。内毒素还可作用于肠壁自主神经，使肠功能紊乱，引起腹痛、腹泻、里急后重等症状。

（3）外毒素（志贺毒素）　痢疾志贺菌Ⅰ型和部分Ⅱ型还能产生肠毒素，该毒素同时具有肠毒性、神经毒性和细胞毒性，可引起肠黏膜分泌增加、细胞坏死和神经麻痹。

2. 所致疾病　志贺菌引起细菌性痢疾（菌痢）。在我国全年均可发生，以夏、秋季多发。传染源是痢疾患者和带菌者，主要以粪 - 口途径感染。人群对志贺菌普遍易感，10～150 个志贺菌即可引起典型的菌痢。常见的菌痢有以下三种类型。

（1）急性菌痢　临床表现主要有畏寒、腹痛腹泻、黏液脓血便、里急后重、发热等。病菌一般不会侵入血液，极少发生菌血症。患者经及时治疗，预后良好。

（2）慢性菌痢　通常由于急性菌痢治疗不彻底，或症状不典型延误治疗，或因营养不良、胃酸过少伴有肠道寄生虫病及免疫功能低下等原因发展为慢性菌痢。病程持续两个月以上，反复发作，腹部不适，腹泻次数不定，以黏液便为主。

（3）中毒性菌痢　以小儿多见，无明显肠道症状，但表现出明显的全身中毒症状。因细菌产生的内毒素从肠壁迅速吸收，导致微循环功能紊乱，患儿出现高热、休克、DIC、多器官功能衰竭、脑水肿等，病死率高。

患者病后有一定免疫力，主要是肠黏膜表面的 sIgA 起保护作用，但免疫力不持久。这可能与本属细菌血清型较多、相互间无交叉免疫性有关。

（三）微生物学检查

1. 标本采集　采集患者在治疗前的新鲜粪便，选择脓血便或黏液便送检，标本不能混有尿液；中毒性菌痢可取肛门拭子检查。如不能及时送检，应将标本保存于 30% 甘油缓冲盐水或增菌培养液中。

2. 分离培养及鉴定　取粪便（黏液或脓血部分）或肛拭标本接种于肠道选择性培养基培养及再进行分离培养，37℃孵育 18～24 小时，挑取无色半透明的可疑菌落，做生化反应和血清学凝集试验，确定菌群和菌型。必要时用适量菌液接种于豚鼠结膜上，观察 24 小时，如有炎症则为有毒菌株。

临床还可以通过以下方法快速诊断：①荧光菌球法，采用免疫荧光血清通过凝集反应检测粪便标本中的病原体，该方法简便、快速，有一定的特异性。②协同凝集试验，用志贺菌的 IgG 抗体与富含 A 蛋白的葡萄球菌结合，测定患者粪便滤液中志贺菌的可溶性抗原。

（四）防治原则

预防应重在控制传染源、切断传播途径、保护易感人群。对急性菌痢患者及早发现、及时隔离、彻底治疗，加强粪便、饮食、饮水管理和个人卫生教育。易感人群应口服福氏志贺菌和宋氏志贺菌变异株减毒活疫苗进行人工自动免疫，提高人群免疫力。治疗常用喹诺酮类药物及头孢曲松、匹美西林、马齿苋等。

三、沙门菌属

沙门菌属（*Salmonella*）是寄生于人和动物肠道内的一大群形态、生化反应和抗原构造相似的革兰氏阴性杆菌。1885 年沙门氏等在霍乱流行时分离到该菌，故命名。沙门菌属细菌的血清型现已达 2500 多种。其中少数血清型如伤寒沙门菌、甲型副伤寒沙门菌、乙型副伤寒沙门菌和希氏沙门菌对人类有直接致病作用，可引起肠热症。绝大多数血清型宿主范围广泛，家畜、家禽、野生脊椎动物以及冷血动物、软体动物、环节动物、节肢动物（包括苍蝇）等均可带菌。部分沙门菌是人畜共患病的病原菌，可引起人类食物中毒或败血症，如鼠伤寒沙门菌、肠炎沙门菌、鸭沙门菌、猪霍乱沙门菌等。

（一）生物学性状

沙门菌大小为（0.6～1.0）μm×（2～4）μm，除鸡沙门菌外都有周身鞭毛，无芽孢，无荚膜；革兰氏染色阴性（图 14-2）。需氧或兼性厌氧，最适温度 37℃，最适 pH7.4 左右，营养要求不高。在液体培养基中呈均匀浑浊，在 SS 琼脂和麦康凯琼脂培养基上形成透明或半透明菌落。沙门菌可分解葡萄糖、麦芽糖、甘露醇，不分解乳糖和蔗糖，多数能分解蛋白质产生硫化氢。

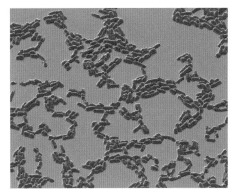

图 14-2　伤寒沙门菌

沙门菌主要有 O 抗原和 H 抗原；部分菌株有类似大肠埃希菌 K 抗原的表面抗原，与细菌的毒力有关，称 Vi 抗原。① O 抗原：性质稳定，耐热、醇和酸，100～121℃加热 2.5 小时不失去抗原性。一种菌体可有一种或多种不同的 O 抗原。② H 抗原：性质不稳定，不耐热，60℃ 15 分钟可破坏。③ Vi 抗原，加热 60℃ 30 分钟或经苯酚处理被破坏，其存在时可阻止 O 抗原与相应抗体发生凝集。检查 Vi 抗体可辅助伤寒的诊断。

该菌属细菌抵抗力不强，湿热 65℃ 15～30 分钟即可被杀死，在 5% 苯酚溶液 5 分钟死亡。但在水中可存活 2～3 周，在粪便中可存活 1～2 个月，对氯霉素、复方磺胺甲噁唑（复方新诺明）等药物敏感。

（二）致病性与免疫性

1. 致病物质

（1）侵袭力　包括菌毛、Vi 抗原等。有 Vi 抗原的菌株比无 Vi 抗原的菌株致病力强。

（2）内毒素　沙门菌有较强的内毒素，可引起机体发热、白细胞数量下降，严重时可导致患者休克。

（3）肠毒素　个别沙门菌（如鼠伤寒沙门菌）能产生类似肠产毒性大肠埃希菌产生的肠毒素。

2. 所致疾病　沙门菌属细菌可通过食物、饮水等消化道途径感染，临床上可引起以下疾病。

（1）伤寒和副伤寒　又称肠热病，属法定传染病。主要由伤寒沙门菌和甲、乙、丙型副伤寒沙门菌引起。伤寒和副伤寒是一种急性全身性发热性单核细胞内感染。伤寒的病程较长，3～4 周。第 1 周大量沙门菌随食物进入消化道，并在肠道繁殖，之后经肠系膜淋巴组织进入血循环，出现第一次菌血症，症状主要为发热、乏力、全身酸痛、头痛、食欲不振、咽喉肿痛、咳嗽等；第 2～3 周细菌随血流进入骨髓、肝、脾、肾、胆囊大量繁殖，释放毒素，出现第二次菌血症，表现为持续高热，肝脾肿大，血液中的白细胞数量显著下降，约有半数患者胸腹部皮肤出现玫瑰疹。胆囊中的细菌随胆汁进入肠道，部分排出，部分经肠黏膜再次进入肠淋巴组织，引起迟发型超敏反应，导致局部壁组织坏死、溃疡，严重者可发生肠出血和肠穿孔；肾脏中的细菌可随尿液排出体外；第 3～4 周后随治疗及机体免疫力的增强，病情逐渐好转，细胞内的寄生菌被杀灭，病情缓解，各种临床症状消失，体内细菌逐渐消失，部分患者粪便排菌阳性可持续 3～12 周，少数患者成为胆囊带菌者可持续 1 年以上，是重要的传染源。

伤寒痊愈后机体可获得牢固免疫力，以细胞免疫为主，亦可产生体液免疫，病后第2周血中出现特异性抗体，3～4周达高峰，可检测抗体用以辅助诊断。副伤寒与伤寒有相似的病理过程，但症状较轻，病程短。

（2）急性胃肠炎　是最常见的沙门菌感染类型。由鼠伤寒沙门菌、猪霍乱沙门菌、肠炎沙门菌等引起。潜伏期6～24小时，表现为发热、恶心、呕吐、腹痛、水样便，偶有黏液脓血便。2～3天内可自愈，常为集体性食物中毒。

（3）败血症　主要由猪霍乱沙门菌、鼠伤寒沙门菌、肠炎沙门菌和丙型沙门菌所致。表现为高热、寒战、厌食和贫血等，可导致脑膜炎、骨髓炎、胆囊炎、心内膜炎等。

（三）微生物学检查

1. 标本采集　伤寒和副伤寒因病程不同采集不同标本：第1周取外周血，第2周起取粪便，第3周起取尿液，第1～3周均可取骨髓液。食物中毒患者取呕吐物，胃肠炎患者可取粪便和可疑食物，败血症患者采集血液。

2. 分离培养及鉴定　采集标本后进行分离培养与鉴定。沙门菌属的鉴定与志贺菌属相同，从生化反应和血清学鉴定两方面进行。

3. 血清学诊断　肥达试验，即用已知的伤寒沙门菌O、H抗原和副伤寒沙门菌H抗原的诊断菌液与患者血清做定量凝集试验，测定患者血清中相应抗体的含量，以辅助诊断伤寒或副伤寒。

（四）防治原则

预防措施主要为加强饮水、食品卫生及粪便管理，保证饮食卫生安全；及时发现、隔离、治疗患者和带菌者；易感人群注射灭活疫苗或口服减毒活疫苗。治疗常用第三代喹诺酮类药物、第三代头孢菌素等，预防可接种伤寒Vi荚膜多糖疫苗。

第2节　其他菌属

一、弧　菌　属

（一）霍乱弧菌

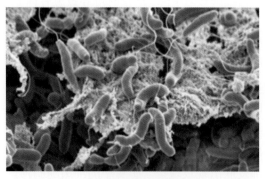

图14-3　霍乱弧菌

霍乱弧菌（*V. cholerae*）是引起急性胃肠道传染病霍乱的病原体，霍乱属甲类传染病，自1817年以来，已发生过7次世界性霍乱大流行。

霍乱弧菌菌体弯曲如弧形或逗点状，无荚膜、无芽孢，单端鞭毛（图14-3）；革兰氏染色阴性，涂片镜检，细菌排列整齐，呈鱼群状；在液体中运动活泼，呈穿梭样或流星样。该菌营养要求不高，需氧或兼性厌氧，最适温度37℃，耐碱不耐酸，在pH8.8～9.0的碱性蛋白胨水或碱性琼脂培养基生长良好，可利用该性质分离霍乱弧菌。

霍乱弧菌有耐热的O抗原和不耐热的H抗原，根据O抗原不同可进行分群。已发现超过200个血清群，其中O1群和O139群能产生霍乱毒素，非O1群和O139群不产生霍乱毒素，O1群根据表型不同又分为古典生物型和埃尔托生物型。

霍乱弧菌不耐酸，在正常胃酸中仅能存活 4 分钟；不耐热，湿热 55℃ 15 分钟，100℃ 1～2 分钟可灭活；对氯敏感。霍乱弧菌在水中可存活 2 周以上。致病物质包括鞭毛、菌毛和霍乱肠毒素。霍乱肠毒素是目前已知的致泄作用最强的外毒素。

在自然条件下，霍乱弧菌只感染人，传染源为患者和带菌者，通过被污染的水源或食物经消化道传播。霍乱弧菌在胃酸中很快死亡，但如通过胃酸到达小肠，可借助菌毛黏附于肠上皮细胞迅速生长繁殖，产生霍乱肠毒素作用于肠黏膜细胞而致病。患者出现剧烈腹泻和呕吐，每天大便数次至数十次，排泄物呈米泔样，导致机体严重失水，从而出现电解质平衡紊乱、代谢性酸中毒。如不及时治疗，患者可出现微循环衰竭、休克而死亡。患者病愈后可获得持久免疫力，主要依赖肠道局部黏膜免疫。

加强疫苗、饮食、个人卫生管理，对患者要早发现、早隔离、早治疗，接种霍乱口服减毒活疫苗或灭活疫苗是预防霍乱的重要措施。患者应严格隔离，同时预防大量失水导致的低血容量性休克和酸中毒。

（二）副溶血性弧菌

副溶血性弧菌于 1950 年从日本一次暴发性食物中毒中分离发现。进食含有该菌的食物可致食物中毒，又称嗜盐菌食物中毒，是造成我国沿海地区微生物性食物中毒的首要因素。

副溶血性弧菌是一种革兰氏阴性菌，呈弧状、杆状、丝状等多种形状，无芽孢，有单端鞭毛；兼性厌氧，必须在含盐环境中方可生长。此菌对酸敏感，在普通食醋中 5 分钟即可被杀死；对热的抵抗力较弱，65℃ 5 分钟 或 90℃ 1 分钟即可被杀死。

副溶血性弧菌是一种海洋细菌，主要分布在鱼、虾、蟹、贝类和海藻等海产品中，主要引起食物中毒和急性腹泻，急性起病，临床上以腹痛、呕吐、腹泻及水样便为主要症状，多在夏秋季发生，沿海地区较多见，常造成集体发病，但患者一般恢复较快，为自限性疾病。

二、螺杆菌属

> **链接**
>
> **幽门螺杆菌的发现**
>
> 1979 年澳大利亚珀斯皇家医院的病理科医生罗宾·沃伦（Robin Warren）在一份胃黏膜活体标本中，意外地发现大量细菌黏附在胃黏膜上皮细胞上，这一发现引起他的兴趣。1981 年，巴里·马歇尔（Barry Marshall）医生也加入到他的研究中，一年后他们成功地从胃黏膜活检组织中分离培养出幽门螺杆菌，随后大量研究证实幽门螺杆菌是慢性胃炎、胃溃疡和十二指肠溃疡的主要病因，并与胃癌和胃黏膜相关淋巴组织淋巴瘤的发生密切相关，1994 年世界卫生组织国际癌症研究机构将该菌列为一类致癌因子。巴里·马歇尔和罗宾·沃伦因发现了幽门螺杆菌以及该细菌对消化性溃疡病的致病机制获得 2005 年诺贝尔生理学或医学奖。

幽门螺杆菌（*Hp*）为螺杆菌属的典型代表。该菌菌体呈螺旋形，细长弯曲、末端钝圆、有鞭毛（图 14-4）；革兰氏染色阴性；微需氧，在普通培养基中不生长，需补充血液（或血清）、淀粉、活性炭等。最适培养温度 35～37℃。幽门螺杆菌抵抗力弱，不耐热，对普通的消毒剂敏感。

幽门螺杆菌主要存在于感染者的胃、口腔和粪便中，通过口 - 口传播（如共餐）和粪 - 口传播（如进食被污染的水或食物），具有明显的家庭聚集特征。该菌感染可导致功能性消化不良、慢性胃炎、消化性溃疡、胃癌、胃淋巴瘤等疾病。

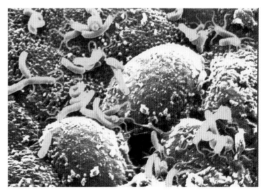

图 14-4　幽门螺杆菌

幽门螺杆菌具有快速尿素酶反应，测定尿素酶活性是快速诊断幽门螺杆菌感染的方法。《第五次全国幽门螺杆菌感染处理共识报告》推荐铋剂四联方案作为主要的经验性治疗方案根除幽门螺杆菌。

三、弯曲菌属

弯曲菌属（*Campylobacter*）属于螺菌科，广泛分布于动物界，常定居于家禽和野鸟的肠道内。引起人类感染的主要是空肠弯曲菌和大肠弯曲菌，可引起胃肠炎和败血症，也可引起肠道外感染。

弯曲菌属细菌革兰氏染色阴性，菌体呈螺旋形或 S 形，一端或两端具有单鞭毛，无芽孢，无荚膜。一端单鞭毛多见于胎儿亚种，两端单鞭毛多见于空肠弯曲菌。

该菌属为微需氧菌，初次分离时需在含 5%O_2、85%N_2、10%CO_2 气体环境中生长。最适生长温度是 42℃，营养要求高，需加入血液（或血清）才能生长。抵抗力较弱，56℃ 5 分钟即被杀死，干燥环境中仅能存活 3 小时。大多数菌株对多种抗生素敏感，尤其是庆大霉素、红霉素和氯霉素。

弯曲菌病是一种人畜共患性疾病，野生动物、家畜及宠物都是弯曲菌的重要宿主，感染的动物通常无明显病症但可长期向外界排菌，引起人类感染，典型的弯曲菌感染可引起急性肠炎，主要表现为腹泻、发热和腹绞痛，腹泻物水样或血样便。

四、变形杆菌属

变形杆菌属（*Proteus*）有 8 个种，其中奇异变形杆菌和普通变形杆菌与医学关系最为密切。变形杆菌在土壤、水、腐败有机物及人或动物的肠道内分布广泛，引起的食物中毒在我国比较常见。

变形杆菌大小为（0.4～0.6）μm×（1～3）μm，形态有明显多形性，可为杆状、球杆状、丝状等；革兰氏染色阴性、无芽孢、无荚膜、周身鞭毛、运动活泼；在 4～7℃即可繁殖，属低温菌，需氧或兼性厌氧，在普通琼脂上生长良好。如将该菌接种于平板中心部位，培养 24 小时可形成厚薄交替的波纹状菌苔，称为迁徙生长现象。尿素酶可分解尿素产氨，使尿液 pH 增高，以利于变形杆菌的生长。变形杆菌对热抵抗力不强，55℃ 1 小时可被杀灭。

变形杆菌属有 O 抗原和 H 抗原，O 抗原在本属不同种间有交叉反应，与大肠埃希菌、沙门菌 O 抗原间也有交叉反应。普通变形杆菌 X19、X2 和 Xk 三个菌株的 O 抗原与斑疹伤寒立克次体和恙虫病立克次体等的脂多糖为类属抗原，临床上可代替立克次体作为抗原与患者血清进行凝集试验，即外斐反应（Weil-Felix reaction），以辅助诊断相应立克次体病。

变形杆菌为机会致病菌，是医院感染的常见病原菌之一，是仅次于大肠埃希菌的泌尿道感染的主要病原菌，常引起呼吸系统感染、泌尿系统感染、腹膜炎、中耳炎、心内膜炎、脑膜炎、败血症等，还可引起食物中毒，多在夏、秋季发病。变形杆菌食物中毒患者，潜伏期一般 12～16 小时，临床症状主要表现为上腹部刀绞样痛和急性腹泻，伴有恶心、呕吐、头痛、发热。

五、克雷伯菌属

克雷伯菌属（*Klebsiella*）是肠道杆菌科中的一个属，主要分布于土壤、水、谷物等以及人或动物的呼吸道，是典型的机会致病菌。1883 年德国医生弗里德伦德尔自死亡肺炎患者的肺中首次分离，因此该菌又名弗里德伦德尔氏杆菌。

克雷伯菌大小为（0.5～0.8）μm×（1～2）μm，革兰氏阴性杆菌，无鞭毛，无芽孢；兼性厌氧，营养要求不高，发酵糖类，产酸产气。克雷伯菌有 O 抗原和 K 抗原，K 抗原用于分型，不同种克雷伯氏菌间有共同抗原。

克雷伯菌主要有肺炎克雷伯菌、臭鼻克雷伯菌和硬鼻结克雷伯菌三个亚种。其中肺炎克雷伯菌是医院感染的重要病原菌，机体免疫力降低时，可引起呼吸系统、泌尿系统感染及儿童肺炎，此外还能引起各种肺外感染，如肠炎和脑膜炎（婴儿）、泌尿系感染（儿童和成人）及菌血症。

目标检测

一、单项选择题

1. 关于肠道杆菌的叙述，不正确的是（　　）

　　A. 不形成芽孢

　　B. 易变异

　　C. 生化反应活泼

　　D. 肠道致病菌一般可分解乳糖

　　E. 肠道致病菌一般不分解乳糖

2. 作为饮水和食品卫生学检验指标的细菌是（　　）

　　A. 大肠埃希菌　　　B. 沙门菌

　　C. 志贺菌　　　　　D. 变形杆菌

　　E. 霍乱弧菌

3. IMViC 试验常用于鉴别（　　）

　　A. 葡萄球菌　　　　B. 肺炎球菌

　　C. 脑膜炎奈瑟菌　　D. 肠道杆菌

　　E. 厌氧菌

4. 口服药物中不得检出的控制菌为（　　）

　　A. 金黄色葡萄球菌　　B. 破伤风梭菌

　　C. 大肠埃希菌　　　　D. 铜绿假单胞菌

　　E. 真菌

5. 我国卫生标准规定，我国《生活饮用水卫生标准》（GB 5749—2006）规定，在多少饮用水中不得检出大肠菌群（　　）

　　A. 100ml　　B. 50ml　　　C. 1000ml

　　D. 10ml　　 E. 10L

6. 伤寒沙门菌所致疾病主要是（　　）

　　A. 肠热症　　B. 痢疾　　　C. 假膜性肠炎

　　D. 猩红热　　E. 皮疹

7. 在我国引起细菌性痢疾的病原菌主要是（　　）

　　A. 痢疾志贺菌　　　B. 鲍氏志贺菌

　　C. 福氏志贺菌　　　D. 宋氏志贺菌

　　E. 大肠埃希菌

8. 以下为肠道杆菌共同特点的是（　　）

　　A. 革兰氏阴性　　　B. 中等大小

　　C. 营养要求不高　　D. 抵抗力不强

　　E. 以上都对

9. 志贺菌主要引起的疾病是（　　）

　　A. 伤寒　　　　　　B. 细菌性痢疾

　　C. 副伤寒　　　　　D. 猩红热

　　E. 食物中毒

10. 急性细菌性痢疾患者，粪便标本的性状是（　　）

　　A. 米泔水样便　　　B. 成形黄软便

　　C. 果酱色腥臭便　　D. 黏液脓血便

　　E. 成形黑软便

11. 以下属于细菌性痢疾内毒素引起的典型表现是（　　）

　　A. 黏液脓血便　　　B. 腹痛

　　C. 里急后重　　　　D. 发热

　　E. 以上都是

12. 临床上可代替立克次体作为抗原进行血清凝集试验（外斐反应），以辅助诊断相应立克次体病的是（　　）

　　A. 大肠埃希菌　　　B. 沙门菌

　　C. 志贺菌　　　　　D. 变形杆菌

　　E. 克雷伯菌

13. 可经消化道传播的病原菌是（　　）

　　A. 幽门螺杆菌　　　B. 副溶血性弧菌

　　C. 空肠弯曲菌　　　D. 霍乱弧菌

　　E. 以上都对

14. 下列引起我国甲类传染病的是（　　）

　　A. 痢疾志贺菌　　　B. 沙门氏菌

　　C. 幽门螺杆菌　　　D. 霍乱弧菌

　　E. 副溶血性弧菌

15. 引起嗜盐菌食物中毒的是（　　）

　　A. 空肠弯曲菌　　　B. 乙型副伤寒沙门菌

　　C. 幽门螺杆菌　　　D. 霍乱弧菌

　　E. 副溶血性弧菌

16. 下列喜碱怕酸的病原菌是（　　）

　　A. 大肠埃希菌　　　B. 变形杆菌

　　C. 幽门螺杆菌　　　D. 霍乱弧菌

　　E. 空肠弯曲菌

17. 霍乱患者的腹泻物为（　　）

　　A. 米泔水样便　　　B. 脓血便

　　C. 蛋花样便　　　　D. 果酱样

　　E. 以上都不对

二、思考题

1. 大肠埃希菌引发的感染有哪些特点？

2. 伤寒患者为何因病程不同需采集不同标本？

3. 幽门螺杆菌感染为何有家庭聚集特征？我们在日常聚餐中应注意哪些问题？

（张　丽）

第15章
呼吸道感染细菌

第1节 分枝杆菌属

分枝杆菌属（*Mycobacterium*）是一类细长略弯曲的杆菌，因呈分枝状排列而命名。其大致可分为结核分枝杆菌复合群、麻风分枝杆菌和非结核分枝杆菌三类。本节主要介绍结核分枝杆菌复合群和麻风分枝杆菌。非结核分枝杆菌大多不致病，部分为机会致病菌。分枝杆菌属细菌细胞壁中含有大量脂质，超过菌体干重的20%，且细菌需用助染剂并加温使之着色，着色后用强酸、强碱及乙醇等均不易脱色，故也称为抗酸杆菌（acid-fast bacillus），这是本属细菌与其他种属细菌的重要区别。本属细菌无鞭毛、无芽孢，也不产生内、外毒素，主要致病物质是脂质；生长缓慢，代时为 2 ～ 20 小时；所致感染多为慢性感染，可形成特征性的肉芽肿。

一、结核分枝杆菌

结核分枝杆菌复合群包括结核分枝杆菌、牛分枝杆菌、非洲分枝杆菌和田鼠分枝杆菌。结核分枝杆菌（*M. tuberculosis*）简称结核杆菌，是导致人类结核病的最重要的病原菌，可侵犯全身各器官系统，以肺部感染最多见。

结核病是目前全球尤其是发展中国家危害最为严重的慢性传染病之一。据 2021 年世界卫生组织全球结核病报告，全球 2020 年新发结核病 987 万例，中国是全球 8 个结核病流行严重的国家之一，发病例数约为 84.2 万，占全球发病人数的 8.5%，居全球第 2 位。我国结核病发生具有患病人数多、新发患者多、死亡人数多、农村患者多和耐药患者多等特征。

> **案例 15-1**
>
> 患者，女，37 岁，咳嗽、痰中时有血丝，食欲不振，午后低热、盗汗一月有余。胸部 X 线检查：肺尖阴影，边缘模糊不清。痰标本抗酸染色抗酸杆菌为阳性。
>
> 问题：该患者的初步诊断是什么？如何对该病进行特异性预防？

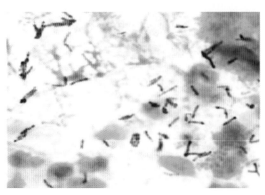

图 15-1 结核分枝杆菌

（一）生物学性状

1. 形态与染色 菌体细长稍弯曲或直的，两端圆钝，（1 ～ 4）μm×（0.3 ～ 0.6）μm，单个散在，有时呈 X、Y 形或条索状。无菌毛和鞭毛，不形成芽孢，电镜下可见荚膜，在痰或组织中常单个或聚集成团（图 15-1）。在陈旧培养物中或在体内抗结核药物作用下可呈现多形态，有球状、丝状或串珠状等。革兰氏染色阳性，但不易着色；抗酸染色法可将该菌染成红色，其他非抗酸菌及细胞杂质等均被染成蓝色。有时在痰、结核性溃疡等标本中可见到非抗酸革兰氏阳性颗粒，称为穆赫（Much）颗粒。此颗粒在培养后或在体内可转变成典型的结核分枝杆菌。

结核分枝杆菌在体内外经青霉素、环丝氨酸或溶菌酶诱导，可影响细胞壁中肽聚糖的合成，异烟肼影响分枝菌酸的合成，巨噬细胞吞噬结核分枝杆菌后可破坏肽聚糖，均可导致其变为 L 型细菌，呈颗粒状或丝状。

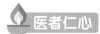

结核分枝杆菌的发现

德国科学家科赫于 1881 年赴伦敦参加一次国际医学会议，会上讨论了结核病在全世界猖獗流行的情况，科赫决心找出结核病的病原菌。他首先研究了结核病死亡者的肺组织，并没有找到病原菌。随后，他把患者的肺组织磨碎后擦在小鼠和兔子身上，却使它们感染了结核病。他意识到结核菌很可能是透明的，要染色后才能观察到。于是他尝试使用不同染料进行染色，不断改进实验方法，经过反复研究，他终于发现了染上红色染料、呈细分枝状的结核分枝杆菌。凭此发现，科赫获得了 1905 年诺贝尔生理学或医学奖。

2. 培养特性　结核分枝杆菌的营养要求高，专性需氧，最适温度为 37℃，低于 30℃不生长；最适 pH 为 6.5～6.8。常用罗氏培养基，内含蛋黄、甘油、马铃薯、无机盐和孔雀绿等。接种 2～4 周后长出粗糙，干燥，不透明，乳白色或米黄色，呈颗粒状、结节状或菜花样的菌落。在液体培养基中，因本菌细胞壁脂质量多，疏水性强，加之专性需氧，细菌可形成菌膜浮于液面。加吐温 -80（Tween-80）可降低细菌表面的疏水性，使细菌分散，呈均匀生长，有利于做药敏试验等。

3. 抵抗力　本菌细胞壁中含大量脂类，对理化因素的抵抗力较强。在干燥痰中可存活 6～8 个月，黏附在尘埃上可保持传染性 8～10 天。耐酸碱，6% 硫酸、3% 盐酸、4% 氢氧化钠作用 15 分钟不受影响，因此常用酸碱处理标本以杀死杂菌和消化标本中的黏稠物质。对染料，如 1 : 13 000 孔雀绿或结晶紫均有抵抗力，故在培养基中加入上述染料可抑制杂菌污染。结核分枝杆菌对湿热、紫外线及乙醇抵抗力弱，如在液体中加热 62～63℃ 15 分钟，直接日光照射 2～7 小时或 75% 乙醇 2 分钟即可被杀死。对链霉素、异烟肼、利福平、环丝氨酸、乙胺丁醇、卡那霉素、对氨基水杨酸等敏感，但长期用药容易出现耐药性。

4. 变异性　结核分枝杆菌可发生形态、菌落、毒力、免疫原性和耐药性等变异。1908 年 Calmette 与 Guerin 二人将有毒的牛型结核杆菌培养在含甘油、胆汁、马铃薯的培养基中，经历 13 年 230 次传代，其毒力减弱，获得了减毒活菌菌株（即卡介苗，BCG），可用于预防结核病。

链接
结核分枝杆菌的耐药机制

结核分枝杆菌对异烟肼、链霉素和利福平等易产生耐药性变异，其耐药机制有：①细胞壁结构与组成发生变化，使其通透性改变，药物通透性降低，产生降解或灭活酶类，改变了药物作用靶位。②菌体有药物外排泵系统可将药物泵出，使得细胞内药物浓度不能有效抑制或杀死细菌。③基因组编码药物靶标的基因或药物活性有关的酶基因突变，使药物失效。

（二）致病性

1. 致病物质　结核分枝杆菌不产生内毒素、外毒素和侵袭性酶类，其致病作用与细菌在组织细胞内大量繁殖引起炎症、菌体成分和代谢物质的毒性及菌体成分诱导机体产生免疫损伤有关。

（1）荚膜　主要成分为多糖。其对结核分枝杆菌的作用有：①荚膜能与吞噬细胞表面的补体受体 3（CR3）结合，有助于结核分枝杆菌在宿主细胞上的黏附；②荚膜中有多种酶可降解宿主组织中的大分子物质，供给入侵的结核分枝杆菌繁殖所需的营养；③荚膜能防止宿主的有害物质进入结核分枝杆菌。结核分枝杆菌入侵机体后荚膜还可抑制吞噬体与溶酶体的融合。

（2）脂质　约占细胞壁干重的60%。脂质成分复杂，与致病性有关的有：①索状因子，是分枝菌酸与海藻糖结合的一种糖脂，能使结核分枝杆菌在液体培养基中呈索状生长。此因子与结核分枝杆菌毒力密切相关。它能破坏线粒体膜，抑制白细胞游走，与慢性肉芽肿形成有关。②磷脂，能刺激单核细胞增生，并使炎症灶中的巨噬细胞转变为类上皮细胞，形成结核结节；磷脂还能抑制蛋白酶对组织的分解作用，使病灶组织溶解不完全，形成干酪样坏死。③蜡质D，是一种肽糖脂和分枝菌酸的复合物，有佐剂作用，能刺激机体产生迟发型超敏反应。④硫酸脑苷脂，可抑制吞噬细胞中吞噬体与溶酶体的结合，有利于细菌在细胞内长期存活。

（3）蛋白质　结核分枝杆菌具有多种蛋白质成分，其中有的能与蜡质D结合而诱发超敏反应，引起组织坏死和全身中毒症状，并在形成结核结节中发挥一定的作用。

2.所致疾病　结核分枝杆菌主要经呼吸道、消化道或受损伤的皮肤黏膜等多种途径侵入机体，引起肺结核、肠结核、皮肤结核等，偶可引起肾、脑膜等处的结核病，其中以肺结核最为多见。肺结核指发生在肺、气管、支气管和胸膜等部位的结核，可分为5种类型：原发性肺结核、血行播散性肺结核、继发性肺结核、气管和支气管结核、结核性胸膜炎。

（三）免疫性与超敏反应

1.免疫性　人类对结核分枝杆菌的感染率很高，但发病率不高。人群对结核分枝杆菌有较强的抵抗力，主要是细胞免疫，属于传染性免疫，即特异性细胞免疫力的维持有赖于结核分枝杆菌在体内的存在。

2.免疫与超敏反应　1890年科赫观察到将结核分枝杆菌初次注射进健康豚鼠皮下，经10～14天后，注射部位坏死、溃疡，附近淋巴结肿大，溃疡深而不易愈合，细菌可扩散至全身，表现为原发感染的特点。若将同量结核分枝杆菌接种于曾感染过结核分枝杆菌的豚鼠，1～2天内局部迅速发生溃疡，但溃疡浅而易于愈合，附近淋巴结不肿大，病原菌很少扩散，表现为继发感染的特点。这种机体对结核分枝杆菌初次和再次感染表现出的不同反应现象称为科赫现象。这一现象说明，原发感染因机体尚未形成特异性免疫和超敏反应，病变发生缓慢，病原菌易扩散。而继发感染时机体已建立特异性细胞免疫，所以细菌侵入后不易扩散，且病变易愈合；但因同时存在超敏反应，使局部溃疡形成迅速。

从现象上看，抗结核免疫与超敏反应是同时出现、伴随发生的。事实上，诱发机体细胞免疫和迟发型超敏反应的结核分枝杆菌成分有所不同。如将结核分枝杆菌核糖核酸注入动物，则只诱导细胞免疫而不诱发迟发型超敏反应，而将结核分枝杆菌蛋白质与蜡质D混合注入，则使机体产生迟发型超敏反应，而不产生有效免疫力。用结核菌素测定机体对结核分枝杆菌的超敏反应来判定机体对结核分枝杆菌有无免疫力就是基于此机制建立的。

3.结核菌素皮肤试验

（1）结核菌素试剂　结核菌素纯蛋白衍生物（PPD）是结核分枝杆菌培养物经三氯乙酸沉淀析出的纯结核分枝杆菌蛋白，包括人结核分枝杆菌制成的PPD-C和卡介苗制成的BCG-PPD两种。

（2）试验方法　在左前臂掌侧前1/3中央皮内注射5 IU PPD，以局部出现7～8 mm大小的圆形橘皮样皮丘为宜。

（3）查验反应　72小时（48～96小时）检查反应，以皮肤硬结为准。硬结平均直径＜5mm或无反应者为阴性；硬结平均直径≥5mm为阳性；硬结平均直径≥15mm或局部出现双圈、水疱、坏死及淋巴管炎者为强阳性。阴性结果表明机体未感染过结核分枝杆菌，机体对其无免疫力。但应注意以下几种情况：①感染早期，T细胞尚未致敏；②患严重结核病或其他传染病、恶性肿瘤或使用免疫抑制剂等使机体免疫功能受抑制者可出现假阴性反应。

（四）微生物学检查

1.标本采集　标本的选择根据感染部位，可取痰液、支气管灌洗液、尿液、粪便、脓液、胸腔积液、腹水、脑脊液等。儿童常将痰咽下，可取洗胃液检查。经酸碱处理、浓缩集菌后进行检测。

2. 直接涂片镜检　标本直接涂片或集菌后涂片，用抗酸性染色法染色后镜检。若找到抗酸性阳性菌，即可初步诊断。若要提高镜检的敏感性，可用金胺染色，在荧光显微镜下可见结核分枝杆菌在暗的背景上显出金黄色荧光。

3. 分离培养　将处理后的标本接种于固体培养基上，器皿口加橡皮塞于 37℃培养，每周观察一次，2 ～ 4 周形成肉眼可见的菌落。亦可将处理后的标本涂于无菌玻片上，干燥后置于含血清的液体培养基中，37℃培养 1 周，取出玻片染色镜检，可快速获得结果，并可进一步作生化、药敏试验等。

4. 动物实验　将集菌后的材料注于豚鼠腹股沟皮下，3 ～ 4 周后若局部淋巴结肿大，结核菌素试验阳转，即可进行解剖。观察肺、肝、淋巴结等器官有无结核病变，并做形态、培养等检查。

5. 快速诊断　近年来已将聚合酶链反应（PCR）扩增技术应用于结核分枝杆菌 DNA 鉴定，标本中只含几个细菌即可检测出阳性，1～ 2 天可出结果，但操作中需注意实验器材的污染问题，以免出现假阳性。

（五）防治原则

进行卫生宣传教育，对结核病患者早期发现、隔离和积极治疗，防止结核病的传播。最有效的措施是特异性预防，即接种卡介苗。抗结核药物治疗要遵循早期、规律、全程、适量、联合的原则。常用抗结核药物有异烟肼（H）、利福平（R）、吡嗪酰胺（Z）、乙胺丁醇（E）、链霉素（S）等。

二、麻风分枝杆菌

麻风分枝杆菌（*M. leprae*）是麻风病的病原菌。麻风病是一种慢性传染病，在世界各地均有流行，目前已较少见。麻风分枝杆菌主要侵犯皮肤、黏膜和外周神经组织，晚期还可侵入深部组织和脏器，造成严重病损。

标本直接涂片镜检，可见麻风分枝杆菌形态、染色与结核分枝杆菌相似。无荚膜，无鞭毛，不形成芽孢。该菌是典型的胞内寄生菌，患者的渗出物标本中可见有大量麻风分枝杆菌存在于细胞内，呈束状排列，这种细胞的胞质呈泡沫状，称为泡沫细胞（foam cell）或麻风细胞（leprosy cell），这是与结核分枝杆菌的主要区别。本菌至今体外培养尚未成功。麻风分枝杆菌的抵抗力较强，在干燥环境中可存活 7 天；60℃加热 1 小时或紫外线照射 2 小时可灭活。麻风病患者是麻风病的唯一传染源。患者鼻腔分泌物、痰液、阴道分泌物及精液中均有麻风杆菌排出，主要通过呼吸道、破损的皮肤黏膜和密切接触等方式传播，以家庭内传播多见。本病潜伏期长，平均 2 ～ 5 年，长者可达数十年。发病缓慢，病程长，迁延不愈。

第 2 节　其他病原菌

（一）白喉棒状杆菌

白喉棒状杆菌是引起小儿白喉的病原菌，属于棒状杆菌属。

1. 生物学特性　白喉棒状杆菌的菌体细长略弯，一端或两端膨大呈棒状，有异染颗粒，无菌毛、鞭毛和荚膜，不形成芽孢（图 15-2），革兰氏染色阳性。本菌为需氧菌或兼性厌氧菌，最适温度为 37℃，最适 pH 为 7.2 ～ 7.8，在含血液或血清的培养基上生长良好。

白喉棒状杆菌对湿热的抵抗力不强，对一般消毒剂敏感，60℃ 10 分钟或煮沸迅速被杀死，1% 苯酚中 1 分钟死亡，但对干燥、寒冷和日光的抵抗力较其他无芽孢菌强。

2. 致病性与免疫性　白喉棒状杆菌是引起人类白喉的唯一病原体。传染源是白喉患者及恢复期带菌者，病原菌存在于假膜及鼻咽腔或鼻分泌物内，经飞沫、污染物品或饮食而传播。

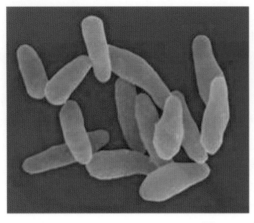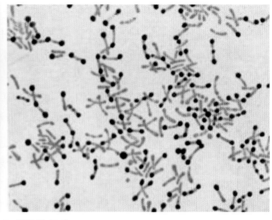

图 15-2　白喉棒状杆菌

白喉棒状杆菌的致病物质主要是白喉外毒素，其可与细胞表面的特异性受体结合，干扰蛋白质的合成，引起局部炎症和全身中毒症状；局部黏膜上皮细胞发生坏死，血管扩张，粒细胞浸润及纤维渗出，形成灰白色膜状物，称为假膜，若进一步扩展至喉部或气管内，可引起呼吸道阻塞，甚至窒息。外毒素可被吸收入血，迅速与易感组织细胞结合，使心肌、肝、肾和肾上腺等发生退行性病变，并可侵犯腭肌和咽肌的周围神经细胞，临床上出现心肌炎和软腭麻痹、声嘶、肾上腺功能障碍、血压下降等症状。患者病后有较强的免疫力。

3. 微生物学检查　用棉拭子取假膜边缘部渗出物，涂片，用奈瑟染色或亚甲蓝染色，镜检并结合临床症状可做出初步诊断。确诊必须通过细菌培养并进行毒力试验。

4. 防治原则　接种白喉类毒素或百白破三联疫苗可显著降低发病率和病死率；对密切接触过白喉患者的易感儿童，可肌内注射白喉抗毒素进行紧急预防，同时注射白喉类毒素以延长免疫力。

（二）流感嗜血杆菌

流感嗜血杆菌简称流感杆菌，是人类上呼吸道的正常菌群，属嗜血杆菌属，因人工培养时必须加新鲜血液或血液成分方能生长而得名。目前已知人是流感嗜血杆菌的唯一宿主。

1. 生物学特性　流感嗜血杆菌为革兰氏染色阴性的小杆菌，营养要求高，需氧，菌落在巧克力（色）琼脂培养基上呈无色透明露滴状。

2. 致病性　流感嗜血杆菌寄居在呼吸道、眼结膜和阴道黏膜上，携带者是流感嗜血杆菌的主要传染源，主要经呼吸道飞沫传播，也可通过孕妇产道感染，可引起全身多部位的感染。

3. 微生物学检查　取肺炎患者的痰、脑膜炎患者的脑脊液、化脓性感染病灶处脓性分泌物进行细菌培养，做涂片染色，采用反向间接血凝试验对细菌的抗原进行快速检查。此外还可以采用 ELISA 检查血清中的特异性 IgM 抗体。

4. 防治原则　接种流感嗜血杆菌结合疫苗是预防流感嗜血杆菌感染的有效方法。

（三）百日咳鲍特菌

百日咳鲍特菌又称百日咳杆菌，是人类百日咳的病原菌，属鲍特氏菌属。

1. 生物学性状　百日咳鲍特菌为卵圆形短小杆菌，无鞭毛、芽孢，革兰氏染色阴性。专性需氧，初次分离培养时营养要求较高，需用马铃薯血液甘油琼脂培养基（鲍 - 金氏培养基）才能生长。本菌抵抗力弱。56℃ 30 分钟或日光照射 1 小时可致死亡。

2. 致病性与免疫性　百日咳鲍特菌引起百日咳，主要通过飞沫传播。传染源为早期患者和带菌者，儿童易感。主要的致病物质是百日咳外毒素，能诱发机体的持久免疫力，并有多种生物活性，如抑制巨噬细胞功能，损伤呼吸道纤毛上皮细胞导致阵发性痉挛性咳嗽等。患者发病早期（卡他期）仅有轻度咳嗽，细菌在气管和支气管黏膜上大量繁殖并随飞沫排出，传染性最强。1～2 周后出现阵发性痉挛性咳嗽（痉挛期），这期细菌释放毒素，导致黏膜上皮细胞纤毛运动失调，大量黏稠分泌物不能排出，刺激黏膜中的感受器产生强烈痉咳，呈现出特殊的高音调鸡鸣样吼声。形成的黏液栓子还能堵塞小支气管导致肺不张和呼吸困难、发绀，此外可伴有呕吐、惊厥。4～6 周后逐渐转入恢复期，阵咳减轻，趋向痊愈。本病病程较长，故名百日咳。在致病过程中，百日咳鲍特菌始终在纤毛上皮细胞表面，并不入血。患者病后可获得较为持久的免疫力。

3. 微生物学检查　用鼻咽拭子采集标本，在鲍 - 金培养基上孵育，根据菌落形态，涂片染色镜检可做出初步诊断，并用生化试验和血清学试验或免疫荧光染色进行确诊。

4. 防治原则　接种百白破（DPT）三联疫苗进行主动免疫，预防效果较好。

（四）嗜肺军团菌

嗜肺军团菌为胞内寄生菌。因 1976 年美国费城召开退伍军人大会时暴发流行而得名。嗜肺军团菌为粗短杆菌，有时呈多形态，有菌毛和单鞭毛，无荚膜，革兰氏染色阴性；多用镀银法或吉姆萨（Giemsa）法染色；专性需氧，在适宜的环境中可较长期存活，在 36～70℃热水中能够存活，而在蒸馏水中可存活 100 天以上。对常用化学消毒剂、干燥、紫外线较敏感。

嗜肺军团菌主要通过飞沫感染，常见的感染来源为污染的空调和供水系统。病原菌主要来自土壤和污水，由空气传播，自呼吸道侵入人体。患者临床表现类似肺炎。

加强水资源管理，加强人工输水管道和设施的消毒处理，是预防嗜肺军团菌扩散的主要措施。

目标检测

一、单项选择题

1. 结核病的最主要的传播途径为（　　）
A. 呼吸道　　B. 消化道　　C. 皮肤
D. 泌尿道　　E. 生殖道

2. 下列哪种不是结核分枝杆菌的致病物质（　　）
A. 荚膜　　B. 索状因子
C. 硫酸脑苷脂　　D. 蜡质 D
E. 芽孢

3. 关于结核分枝杆菌错误的是（　　）
A. 抗酸染色后呈红色
B. 专性需氧
C. 细胞壁含大量蛋白质
D. 容易发生耐药性变异
E. 对干燥、酸和碱抵抗力较强

4. 抗酸染色阳性的细菌是（　　）
A. 破伤风梭菌　　B. 大肠埃希菌
C. 伤寒沙门菌　　D. 结核分枝杆菌
E. 白喉棒状杆菌

5. 皮内注入结核菌素后经多长时间观察结果（　　）
A. 12～24 小时　　B. 24～48 小时
C. 48～96 小时　　D. 3～4 小时
E. 4～5 小时

6. 关于麻风分枝杆菌错误的是（　　）
A. 抗酸阳性菌
B. 患者是唯一传染源
C. 细胞内寄生菌
D. 微生物学检查主要采用分离培养
E. 经损伤的皮肤黏膜、呼吸道及密切接触传播

7. 不属于结核分枝杆菌感染机体所诱导免疫的特点是（　　）
A. 细胞免疫　　B. 传染性免疫
C. 有菌免疫　　D. 体液免疫
E. 带菌免疫

8. 患者，女，48 岁，近两个月乏力、午后低热、食欲减退、体重减轻和夜间盗汗，伴胸痛、咳痰、咳嗽，PPD 试验强阳性，痰检出抗酸杆菌，该患者最有可能为（　　）
A. 大叶性肺炎　　B. 上呼吸道感染
C. 肺脓肿　　D. 肺结核
E. 白喉

9. 可经呼吸道传播的病菌是（　　）
A. 嗜肺军团菌　　B. 流感嗜血杆菌
C. 百日咳鲍特菌　　D. 白喉棒状杆菌
E. 以上都对

二、思考题
结核分枝杆菌的致病物质有哪些？分别有哪些致病作用？

（马春玲　张　丽）

第16章
厌氧菌

厌氧菌（anaerobe）是指只能在无氧环境中生长和繁殖的细菌。根据是否形成芽孢，可分为厌氧芽孢梭菌和无芽孢厌氧菌。临床常见的厌氧芽孢梭菌均为梭菌属（*Clostridium*），如破伤风梭菌、产气荚膜梭菌、肉毒梭菌及艰难梭菌，常引起外源性感染。无芽孢厌氧菌则包括多个属的球菌或杆菌，大多为正常菌群，可引起内源性感染。

第1节　厌氧芽孢梭菌

一、破伤风梭菌

破伤风梭菌（*C. tetani*）是引起破伤风的病原菌，寄生于人和动物的肠道中，其芽孢在土壤和污染的锈铁器中可存活多年。

（一）生物学性状

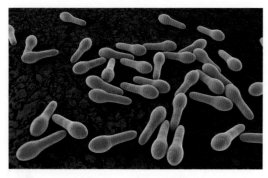

图16-1　破伤风梭菌

1. 形态与染色　菌体细长,(0.5～2.0)μm×(2～18)μm，芽孢呈圆形，位于菌体顶端，直径大于菌体横径，使细菌呈鼓槌状。革兰氏染色阳性。繁殖体有周鞭毛，无荚膜（图16-1）。

2. 培养特性　营养要求不高，专性厌氧。常用庖肉培养基，生长后肉汤呈均匀浑浊，肉渣消化微微变黑，有腐败臭味。在血平板培养基上形成羽毛状、边缘不整齐、呈迁徙扩散状生长的扁平菌落，可有溶血环。

3. 抵抗力　芽孢抵抗力较强，在干燥土壤中可存活数十年，能耐煮沸1小时。繁殖体抵抗力与一般细菌相似，对青霉素敏感。

（二）致病性

 案例16-1

患者，男，37岁，建筑工人，被工地一沾有泥土的铁钉刺伤脚掌，7天后出现表情肌痉挛、张口困难、牙关紧闭及角弓反张等症状。

问题：该患者诊断为何病？该病的紧急预防措施有哪些？

1. 致病条件　破伤风梭菌经创伤感染，感染的重要条件是伤口形成无氧环境。致病条件为：①伤口深而狭窄，混有泥土和异物污染；②局部坏死组织较多，组织缺血；③伤口内同时伴有需氧菌或兼性厌氧菌混合感染。

2. 致病物质　破伤风梭菌芽孢在适宜的伤口环境中发育形成繁殖体，繁殖体可合成并释放破伤风痉挛毒素，其为破伤风梭菌的主要致病物质。破伤风痉挛毒素为外毒素，化学成分为蛋白质，不耐热，可被蛋白酶破坏，所以在肠道内无致病作用。破伤风痉挛毒素毒性很强，极少量毒素（小于 1μg）即可致人死亡。破伤风痉挛毒素免疫原性很强，可刺激机体产生抗毒素。经甲醛处理后可失去毒性而保留免疫原性，成为类毒素。

3. 致病机制　破伤风痉挛毒素是一种嗜神经毒素。毒素经局部伤口入血后与运动神经末梢结合，沿神经鞘膜逆向运输进入脊髓前角神经细胞，并可上行至脑干。当其与抑制性神经细胞突触末端结合，可阻止抑制性神经介质的释放，干扰抑制性神经元的反馈调节作用，从而使肌肉活动的兴奋与抑制功能失调，引起屈肌和伸肌同时强烈收缩，导致骨骼肌强直痉挛。

4. 所致疾病

（1）破伤风　破伤风的潜伏期可从几天到几周，与原发感染部位距离中枢神经系统的距离有关。典型症状有牙关紧闭、苦笑面容、角弓反张、呼吸困难、面部发绀等，最后患者因呼吸和循环衰竭而死亡。

（2）新生儿破伤风　新生儿可通过脐带断端感染，引起新生儿破伤风。新生儿破伤风的潜伏期一般是 7 天，又是通过脐带感染，故俗称为七日风或脐带风。破伤风痉挛毒素因产生后迅速与神经细胞结合，血液中含量极微，不能刺激机体产生抗毒素，故病后不易获得有效的免疫力。

（三）防治原则

1. 非特异性预防　正确及时对伤口进行清创扩创，一般使用 3% 的过氧化氢溶液彻底冲洗伤口，防止厌氧环境的形成。

2. 特异性预防　①人工主动免疫。目前我国常规采用吸附百白破联合疫苗对 3 月龄至 6 周岁的儿童进行人工主动免疫。②人工被动免疫。对有创伤感染可能而又未进行人工主动免疫者，除清创扩创伤口外，可肌内注射 1500 ～ 3000U 的破伤风抗毒素（TAT）作为紧急预防，同时可注射吸附破伤风疫苗进行人工主动免疫；对已经发病者应早期、足量注射破伤风抗毒素，以中和游离的破伤风痉挛毒素，同时注射青霉素等抗生素，以抑制局部细菌的生长繁殖。

二、产气荚膜梭菌

产气荚膜梭菌（C. perfringens）以芽孢形式存在于人和动物肠道及自然界中，是人和动物的胃肠疾病最常见的病原菌，也是引起严重创伤感染的重要病原菌，主要引起人类气性坏疽和食物中毒。

（一）生物学性状

产气荚膜梭菌为革兰氏阳性粗大杆菌，两端钝圆，（0.6 ～ 2.0）μm×（1 ～ 19）μm。芽孢呈椭圆形，位于菌体次极端，直径小于菌体横径，使细菌形似汤匙状。在机体内可形成明显荚膜。经培养在血平板上可形成扁平、中等大小的光滑型菌落。在牛乳培养基中因分解糖类产酸产气，使牛乳中的酪蛋白凝固，产生的气体可冲散凝固的酪蛋白呈蜂窝状，气势凶猛，这种现象称为汹涌发酵。

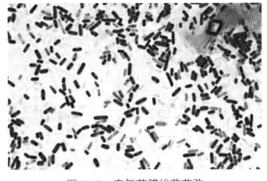

图 16-2　产气荚膜梭菌芽孢

（二）致病性

1. 致病物质　包括荚膜及产生的多种外毒素和侵袭性酶类。侵袭性强，外毒素有 α、β、γ 等 12 种，其中主要的有：① α 外毒素（卵磷脂酶），是产气荚膜梭菌产生的毒性最强、最重要的毒素。能分解细胞膜上的磷脂，使细胞受损，引起溶血、出血伴组织坏死；② κ 外毒素（胶原酶），能分解肌肉及皮下胶原纤维，使组织崩解；③μ外毒素（透明质酸酶），能分解细胞间质中的透明质酸，使局部组织疏松，有利于细菌扩散。根据产生的外毒素种类不同，可将产气荚膜梭菌分为 A、B、C、D、E 五型，对人致病的主要是 A 型。

2. 所致疾病　①气性坏疽：经创伤感染，多见于严重战伤、工伤、车祸等。本菌在局部伤口迅速生长繁殖，产生多种毒素和侵袭性酶类。细菌侵袭周围组织，分解组织中的糖类而产生大量气体形成气肿，进而压迫组织及血管，影响血液供应，造成组织坏死、气肿、水肿、恶臭、剧痛，因水气夹杂，触摸有捻发音。如治疗不及时，毒素吸收入血，可引起严重的毒血症、休克等，病死率可达40%～100%。②食物中毒：A 型产气荚膜梭菌污染食物后，能产生肠毒素，人食入后可引起食物中毒，临床表现为腹痛、腹胀、水样腹泻等中毒症状，一般无发热和呕吐，1～2 天可自愈。③坏死性肠炎：食入 C 型产气荚膜梭菌产生的 β 外毒素污染的食物后，可引起急性坏死性肠炎。发病急，主要表现为腹痛、腹泻、血便，可并发肠穿孔。

（三）防治原则

气性坏疽起病急骤，进展快，后果严重，应及时进行伤口的清创和扩创。早期可用多价气性坏疽抗毒素血清和大剂量青霉素等治疗，有条件的可采用高压氧舱疗法。目前尚无有效的人工主动免疫方法。

三、肉毒梭菌

肉毒梭菌（*C. botulinum*）为一种厌氧性腐物寄生菌，广泛分布于土壤、动物粪便中，细菌污染食物后，在厌氧条件下繁殖，产生毒性极强的肉毒毒素，食入后可引起食物中毒和婴儿肉毒病等。

（一）生物学性状

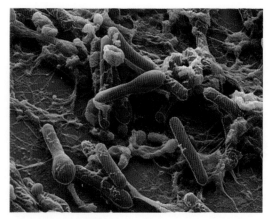

图 16-3　肉毒梭菌

肉毒梭菌为革兰氏阳性粗大杆菌，1μm×（4～6）μm。芽孢呈椭圆形，直径大于菌体横径，位于菌体次极端，使细菌形似网球拍状（图 16-3）。繁殖体有鞭毛，无荚膜。在血平板培养基上形成较大而不规则的菌落，有 β 溶血现象。在庖肉培养基中可消化肉渣使肉渣变黑，有腐败性恶臭味。芽孢抵抗力强，湿热100℃可生存5小时，干热180℃存活2小时，高压蒸汽121℃30分钟才能将其芽孢杀死。

（二）致病性

食物被肉毒梭菌污染后，该菌在厌氧环境中生长繁殖产生肉毒毒素，人们食入被污染的食物，可引起肉毒毒素中毒。肉毒毒素毒性比氰化钾强 10 000 倍，对人的最小致死量约为 0.1μg，1mg 纯结晶的肉毒毒素可杀死 2 亿只小鼠。肉毒毒素是一种嗜神经外毒素，经过肠道吸收后经淋巴和血液扩散，作用于颅脑神经核和外周神经肌肉接头处，可阻止神经递质乙酰胆碱的释放，影响神经冲动的传递，导致肌肉松弛性麻痹。临床症状一般在食入含有毒素的食物后数小时至数十小时出现，临床表现为斜视、眼睑下垂、复视、咽肌麻痹等，严重者可出现吞咽、语言、呼吸障碍，进而因呼吸肌和心肌麻痹而死亡。此外，肉毒梭菌还可以引起婴儿肉毒病、创伤肉毒中毒等。

（三）防治原则

加强食品卫生监督和管理。肉毒毒素不耐热，煮沸1分钟即可破坏，因此食品加热是预防肉毒毒素中毒的关键。可能感染者应及早注射肉毒抗毒素，加强临床护理和对症治疗，防止呼吸肌麻痹和窒息的发生。

第 2 节　无芽孢厌氧菌

无芽孢厌氧菌是一大类寄生于人和动物体内的正常菌群，在人体正常菌群中占绝对优势，是其他非厌氧性细菌（需氧菌和兼性厌氧性）的 10 ～ 1000 倍。该类细菌主要分布在皮肤、口腔、上呼吸道、泌尿生殖道，可作为机会致病菌引起内源性感染。

无芽孢厌氧菌种类繁多，革兰氏阳性杆菌有放线菌属、双歧杆菌属、真杆菌属、乳酸杆菌属、丙酸杆菌属等，革兰氏阴性杆菌有类杆菌属、梭形杆菌属等；革兰氏阳性球菌有消化球菌属、消化链球菌属等，革兰氏阴性球菌有韦荣球菌属等。在无芽孢厌氧菌感染中，以类杆菌属中脆弱类杆菌最为常见，临床分离的厌氧菌 25% 是脆弱类杆菌，其次为消化链球菌属。感染可以涉及全身各个系统，以混合感染比较多见。

（一）致病性

1. 致病条件　①皮肤黏膜屏障损伤，使得细菌能够侵入非正常寄生部位；②局部组织坏死、缺血及需氧菌或兼性厌氧菌的混合感染，形成厌氧微环境，有利于厌氧菌的生长；③机体免疫力下降；④长期使用广谱抗生素使正常菌群失调，拮抗厌氧菌的菌群减少或消失，使得对抗生素不敏感的无芽孢厌氧菌趁机得以繁殖。

2. 致病物质　无芽孢厌氧菌的致病毒力主要表现在：①产生多种毒素、胞外酶和可溶性代谢物，如脆弱类杆菌某些菌株能产生肠毒素，产黑色素类杆菌能产生胶原酶、蛋白酶、纤溶酶、溶血素、DNA 酶、透明质酸酶等，可对抗局部免疫力，破坏组织结构，有利于细菌扩散等；②改变细菌对氧的耐受性，如类杆菌属中很多菌种能够产生超氧化物歧化酶，以适应新的致病生态环境；③能够与混合感染的需氧菌或兼性厌氧菌协同作用，产生有利于无芽孢厌氧菌生长的环境及降低对抗生素的敏感性等；④通过菌毛、荚膜等细菌表面结构吸附和侵入组织上皮细胞及各种组织。

3. 感染特征　①多为内源性感染，慢性感染。无特定病型，以化脓性感染常见。感染部位多发生于黏膜或其相邻部位，但也可侵犯远离器官，甚至遍及全身，如入血可引起败血症。②分泌物或脓液黏稠，带血性或呈黑色，有恶臭。③分泌物显微镜检查可见细菌，但是普通的常规培养无菌生长。④使用氨基糖苷类抗生素如链霉素、庆大霉素、卡那霉素治疗无效。符合上述特征之一时，往往提示有无芽孢厌氧菌的感染，应结合厌氧培养以求确诊。

4. 所致疾病　无芽孢厌氧菌感染一般无特定临床疾病类型，以局部感染为主，也可以遍及全身。临床常见感染见表 16-1。

表 16-1　无芽孢厌氧菌感染部位及所致疾病

感染部位	所致疾病	厌氧菌所占比例
胸腔及盆腔感染	肝脓肿、输卵管及卵巢脓肿、子宫内膜炎、脓毒性流产、产褥期败血症	60% ～ 100%
鼻窦及颅内感染	鼻窦炎、慢性中耳炎、乳突炎、硬脑膜外及硬脑膜下脓肿、脑膜炎、脑脓肿、血栓性静脉炎	60% ～ 90%
肺和胸膜感染	肺脓肿、坏死性肺炎、吸入性肺炎、脓胸	50% ～ 80%
口腔及咽部感染	坏死性溃疡性牙龈炎、牙周炎、坏死性口腔炎、樊尚咽峡炎（奋森氏咽峡炎）	> 50%
皮肤及软组织感染	外伤、局部缺血引起厌氧菌感染，造成广泛的组织炎症和坏死	40% ～ 60%

（二）微生物学检查

1. 标本采集及注意事项　主要采集血液、分泌物、脓汁或引流物等。该类细菌对氧敏感，又多是人体正常菌群，故采集标本时应严格执行无菌操作，避免正常菌群的污染。标本应从感染中心采集，也可直接切取或活检获得组织标本。采集的标本应立即置于特制的厌氧标本瓶或注射器内，注射器排出空气，针头插入无菌橡皮塞中，迅速送检。

2. 检查方法

（1）直接涂片染色镜检　如有染色较浅、形态不规则的多形性细菌，可做出初步诊断。

（2）分离培养与鉴定　厌氧菌的分离一般可采用厌氧袋法、厌氧箱法、焦性没食子酸（联苯三酚）法等。发现可疑菌落后可通过耐氧试验、形态染色和生化反应进行鉴定。此外，核酸杂交、PCR 等分子生物学方法也可对无芽孢厌氧菌做出迅速而特异的诊断。

（三）防治原则

目前尚无特异性的预防方法。避免正常菌群发生定居部位改变及菌群失调等，防止伤口局部形成厌氧微环境。外科引流清创是预防无芽孢厌氧菌感染的重要措施。治疗可用甲硝唑、青霉素、头孢菌素等药物。

目标检测

一、单项选择题

1.厌氧芽孢梭菌对外界因素抵抗力强主要是因为具有（　　）

　A. 荚膜　　　　　B. 菌毛　　　　　C. 鞭毛

　D. 芽孢　　　　　E. 外毒素

2.破伤风抗毒素治疗破伤风的机制是（　　）

　A. 抑制外毒素的产生

　B. 中和游离的外毒素

　C. 在补体参与下溶解破伤风梭菌

　D. 中和与神经细胞结合的外毒素

　E. 抑制破伤风梭菌的生长

3.产气荚膜梭菌可分为多个血清型，对人致病的主要为（　　）

　A. E 型　　　　　B. D 型　　　　　C. C 型

　D. B 型　　　　　E. A 型

4.气性坏疽的主要病原菌是（　　）

　A. 破伤风梭菌　　　　B. 产气荚膜梭菌

　C. 肉毒梭菌　　　　　D. 脆弱类杆菌

　E. 双歧杆菌

5.肉毒毒素主要作用于（　　）

　A. 肠黏膜细胞　　　　B. 胃黏膜细胞

　C. 中枢神经细胞　　　D. 末梢神经细胞

　E. 平滑肌细胞

6.属于机会致病菌的是（　　）

　A. 破伤风梭菌　　　　B. 肉毒梭菌

　C. 产气荚膜梭菌　　　D. 伤寒沙门菌

　E. 无芽孢厌氧菌

7.患儿，男，7 岁，足底外伤，伤口深且有泥土等异物，送医院就诊，以下哪一项不是正确的处理措施（　　）

　A. 及时清创扩创处理

　B. 使用 3% 过氧化氢溶液冲洗伤口

　C. 及时接种破伤风类毒素

　D. 及时接种破伤风抗毒素

　E. 使用动物来源的破伤风抗毒素应做皮肤过敏试验

8.患者，女，46 岁，食用无标识真空包装的豆腐干 10 小时后，因头痛、乏力、眼皮下垂、吞咽困难、肢体无力、呼吸困难送医院就诊，后病情恶化医治无效死亡。最有可能的诊断是（　　）

　A. 破伤风

　B. 气性坏疽

　C. 产气荚膜梭菌引起的食物中毒

　D. 肉毒梭菌引起的食物中毒

　E. 无芽孢厌氧菌引起的感染

（9、10 题共用题干）

患者，女，56 岁，牙龈剧烈疼痛、水肿，表面发亮，数天后牙齿颊侧出现卵圆形的肿胀。压迫局部牙龈可有脓液溢出，脓液呈淡红色、黏稠伴恶臭。轻度发热，外周血白细胞计数升高。脓液涂片染色可见细菌，但常规培养无细菌生长。

9.应首先考虑（　　）

　A. 厌氧菌感染　　　　B. 病毒感染

　C. 需氧菌感染　　　　D. 支原体感染

　E. 全身感染

10.采集脓液进行细菌培养错误的是（　　）

　A. 最好穿刺采集脓液标本

　B. 脓液标本采集后立即接种培养基

　C. 常规培养的同时要做厌氧培养

　D. 如培养出细菌应做细菌药敏试验

　E. 厌氧培养 24 小时无菌生长即可报告细菌培养阴性

二、思考题

预防厌氧菌感染有哪些要点？

（马春玲）

第17章
动物源性细菌

一、炭疽杆菌

炭疽杆菌（*B. anthracis*）属于需氧的芽孢杆菌属，革兰氏阳性菌，是人类历史上第一个被发现的病原菌，能引起牛、羊、马等食草动物及人类的炭疽病。

（一）生物学特性

炭疽杆菌菌体粗大，两端平截或凹陷，排列似竹节状，无鞭毛，可产生荚膜，革兰氏染色阳性，在氧气充足、温度适宜（25～30℃）的条件下易形成芽孢。芽孢呈椭圆形，位于菌体中央。在人和动物体内能形成荚膜（图17-1）。

炭疽杆菌在普通培养基中易繁殖，最适温度为37℃，最适pH为7.2～7.4。在琼脂平板培养24小时，生成直径2～4mm的粗糙菌落，菌落边缘不整齐，呈卷发状；在普通肉汤中培养18～24小时，管底有絮状沉淀生长。

炭疽杆菌的芽孢抵抗力强，耐高温，在干燥土壤或皮毛中能存活数年；繁殖体抵抗力不强，易被一般消毒剂杀灭。

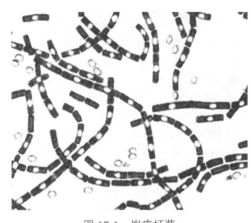

图17-1　炭疽杆菌

（二）致病性与免疫性

1. 致病物质　主要有荚膜和毒素两种，炭疽杆菌侵入机体后可形成荚膜，从而增强细菌的抗吞噬能力，使之易于扩散，引起局部感染乃至败血症。炭疽杆菌产生的毒素有水肿毒素和致死毒素，其毒性作用主要是直接损伤微血管的内皮细胞，增强微血管的通透性，改变血流循环动力学，损害肾脏功能，干扰糖代谢，可致感染性休克和弥散性血管内凝血，甚至导致死亡。

2. 所致疾病　牛、绵羊、鹿的易感性最强，禽类一般不感染。根据感染部位，炭疽可分为以下三种临床类型。

（1）皮肤炭疽　人类主要通过接触感染的动物及其尸体、皮毛、骨头等被感染，包括接触感染者受损处皮肤。潜伏期2～6天，开始表现为小丘疹，而后24小时内发展为环状小水疱，随之破溃并形成黑色结痂，黑色结痂逐渐增厚，周围形成水肿。患者常伴有高热、寒战等症状（图17-2）。

（2）肠炭疽　常因食入未煮熟的病畜肉类、奶或被污染的食物而感染，以全身中毒症状为主，伴有呕吐、腹胀、腹痛及肠麻痹等，可发展为毒血症。

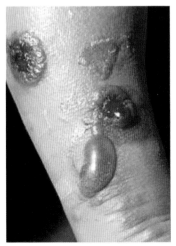
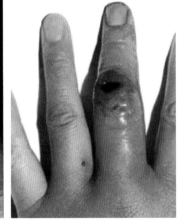

图17-2　皮肤炭疽

（3）肺炭疽　吸入含有大量病原菌芽孢的尘埃而感染，发病之初症状类似感冒，进而出现严重的支气管肺炎，甚至休克。各种类型的炭疽都可能发展为败血症。感染炭疽后，机体可获得持久的免疫力。

（三）微生物学检查

采集水疱液、腹水、脓液、血液等。取标本种于普通琼脂或血液琼脂，37℃培养 18 ～ 24 小时，观察有无典型的炭疽杆菌菌落，同时涂片做革兰氏染色镜检，结合临床特征进行初步诊断，也可用免疫荧光染色、荚膜肿胀试验做快速诊断。

（四）防治原则

控制家畜感染和牧场污染，严格隔离或处死并深埋病畜，死畜严禁解剖或剥皮，必须焚毁或深埋，禁止食用。可选用炭疽减毒活疫苗进行皮肤划痕接种，免疫力可持续 1 年。治疗可选用青霉素等。

二、鼠疫耶尔森菌

鼠疫耶尔森菌（*Y. pestis*）简称鼠疫菌，是鼠疫的病原菌。鼠疫属甲类传染病，人对鼠疫耶尔森菌普遍易感。历史上，鼠疫出现过三次世界范围内大流行，曾被称为黑死病。近年来我国在防治鼠疫方面取得显著成绩。

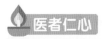

中国防疫第一人——伍连德

伍连德，1879 年出生于马来西亚槟榔屿。1910 年 12 月，东北肺鼠疫暴发并迅速蔓延，伍连德前往东北，于 1911 年 1 月在哈尔滨建立了中国第一个鼠疫研究所，并担任所长。他组织开展了多种防治措施——加强铁路检疫、控制交通、隔离疫区、火化鼠疫患者尸体、建立医院收容患者等。同时他亲手实施了中国医学史上第一例病理解剖，成为世界上提出"肺鼠疫"概念第一人；他设计并制作伍氏口罩，并提出使用旋转餐盘倡导分餐制。在他的带领下，东北鼠疫很快得到控制。1935 年伍连德被推举为诺贝尔生理学或医学奖候选人，成为第一位获此殊荣的华人。

1. 生物学特性　鼠疫耶尔森菌为短小的革兰氏阴性球杆菌，有荚膜，无芽胞，需氧或兼性厌氧，最适培养温度为 27 ～ 28℃。在血平板上 28℃培养 48 小时后，形成不透明的中央隆起、不溶血且边缘呈花边样的菌落。在液体培养基中培养 24 小时逐渐形成絮状沉淀，48 小时在液体表面形成薄菌膜，从菌膜向管底生长出垂状菌丝，呈钟乳石状。

鼠疫耶尔森菌对外界抵抗力强，在寒冷、潮湿的条件下，不易死亡，在 –30℃仍能存活，可耐日光直射 1 ～ 4 小时，在干燥的痰和蚤粪中能存活数周，在冻尸中能存活 4 ～ 5 个月。但对一般消毒剂的抵抗力不强。对链霉素、卡那霉素及四环素敏感。

2. 致病性与免疫性　鼠疫是一种自然疫源性的烈性传染病。自然界很多动物尤其是啮齿类动物如鼠类、旱獭等都可以感染鼠疫耶尔森菌，成为鼠疫的传染源。人类被染疫的鼠蚤叮咬或因直接接触、剥食患有鼠疫的动物（旱獭、绵羊等）而受染。致病物为表面抗原、v/w 抗原、鼠毒类、肉毒素等，其传播途径有如下。

（1）节肢动物媒介传播　主要是通过跳蚤吸血传播。

（2）接触传播　人类通过猎捕、宰杀、剥皮及食肉等方式直接接触染疫动物时，细菌通过手部伤口进入人体，经淋巴管或血液引起腺鼠疫或败血型鼠疫。这种直接接触感染甚至可以通过非常细小的伤口形成感染，如手指的倒刺等。

（3）空气传播　肺鼠疫患者呼吸道分泌物中含有大量鼠疫耶尔森菌，患者通过呼吸、咳嗽将鼠疫耶尔森菌排入周围空气中，形成细菌微粒及气溶胶，这种细菌悬浮物极易感染他人，在人与人之间造成肺鼠疫传播。肺鼠疫人传人的传播方式可造成鼠疫大流行。

根据不同的感染部位和临床表现，鼠疫可以分为以下 3 种临床类型。①腺鼠疫：最为常见，通常表现为发热和局部淋巴结肿大，治愈率高。②肺鼠疫：常表现为高热、咳嗽、胸闷、呼吸困难、咯血，由于起病急，病情进展快，如治疗不及时，病死率高。③败血症型鼠疫：最为凶险，患者出现神志不清、昏迷等中枢神经系统症状，可有皮肤黏膜出血、鼻出血、便血、血尿等。病死率几乎达到 100%。患者痊愈后可获得持久性免疫力，很少再次感染。

3. 防治原则 消灭疫鼠，切断传播途径，是预防鼠疫的根本措施。对于被感染者，应尽快隔离治疗，接种鼠疫活疫苗可提高人群免疫力。治疗可选用链霉素、氯霉素、四环素等。

三、布鲁氏菌

布鲁氏菌（Brucella）是布鲁氏菌病的病原菌，因最早由美国医师 David Bruce 首先分离出而得名。布鲁氏菌属有 6 个种，使人致病的有牛布鲁氏菌、羊布鲁氏菌、猪布鲁氏菌、犬布鲁氏菌，在我国流行的主要是羊布鲁氏菌，其次是牛布鲁氏菌。

布鲁氏菌为小球杆状菌，革兰氏染色阴性，无鞭毛，无芽孢；营养要求高，常用血液及骨髓培养。布鲁氏菌 60℃湿热 20 分钟、日光直接照射 20 分钟可死亡；对常用消毒剂和广谱抗生素较为敏感。

布鲁氏菌主要通过呼吸道、消化道和皮肤黏膜感染宿主。致病物质主要是肉毒素。该菌侵入机体后，即被吞噬细胞吞噬，因其荚膜能抵抗吞噬细胞的裂解而成为胞内寄生菌，经淋巴管到达局部淋巴结，生长繁殖形成感染灶。当布鲁氏菌在淋巴结中繁殖到一定数量后，突破淋巴结屏障侵入血流，出现发热等菌血症症状。此后，布鲁氏菌随血流侵入肝、脾、淋巴及骨髓等处，形成新的感染灶。血液中的布鲁氏菌逐渐消失，体温也逐渐正常。细菌在新感染灶内繁殖到一定数量时，再度入血，又出现菌血症而致体温升高。如此反复使患者呈现不规则的波状热。因布鲁氏菌为胞内寄生菌，抗菌药物及抗体等均不易进入细胞内发挥作用，布鲁氏菌病较难根治，易转为慢性，反复发作。

布鲁氏菌病防治原则主要是控制和消灭传染源、切断传播途径、接种疫苗。

目标检测

一、单项选择题

1. 可以通过老鼠传播的疾病是（   ）
   A. 鼠疫   B. 结核   C. 破伤风
   D. 百日咳   E. 军团病

2. 引起鼠疫的是（   ）
   A. 大肠埃希菌   B. 结核分枝杆菌
   C. 鼠疫耶尔森菌   D. 嗜肺军团菌
   E. 布鲁氏菌

3. 下列引起动物源性传染病的是（   ）
   A. 布鲁氏菌   B. 流感嗜血杆菌
   C. 幽门螺杆菌   D. 百日咳鲍特菌
   E. 副溶血性弧菌

4. 下列引起我国甲类传染病的是（   ）
   A. 布鲁氏菌   B. 流感嗜血杆菌
   C. 嗜肺军团菌   D. 鼠疫耶尔森菌
   E. 副溶血性弧菌

5. 可引起胞内感染的是（   ）
   A. 流感嗜血杆菌   B. 布鲁氏菌
   C. 白喉棒状杆菌   D. 霍乱弧菌
   E. 副溶血性弧菌

二、思考题

简述炭疽杆菌和鼠疫耶尔森菌常见的传播途径和临床类型。

（张 丽）

第18章
其他原核细胞型微生物

第1节 放 线 菌

 案例 18-1

　　某患者拔牙后，面颈交界部形成脓肿，皮肤呈暗红色，局部板样坚硬，逐渐脓肿破溃，流出淡黄色黏稠脓液，脓液中肉眼可见硫磺样颗粒。

　　问题：该患者面颈部可能被哪种微生物感染？该微生物的生物学特性是什么？

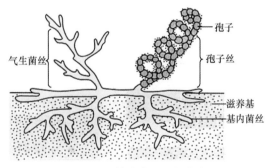

图 18-1　放线菌的形态结构

放线菌（actinomycete）是一类丝状或链状、呈分枝生长的原核细胞型微生物。1877 年，Harz 在牛颚肿病病灶中分离得到该病原菌，因其菌丝呈放射状排列，故名放线菌（图 18-1）。放线菌种类繁多，有 53 个属，数千个种。该菌广泛分布于自然界中，少数放线菌可寄生于人和动物体内，对人致病的主要是放线菌属的衣氏放线菌和诺卡菌属的星形诺卡菌等。

> **链接**
>
> **放线菌与人类的关系**
>
> 　　放线菌主要以孢子或菌丝状态存在于土壤、空气和水中，尤其在含水量低、有机物丰富、呈中性或微碱性的土壤中含量多。放线菌的代谢产物具有重要的生物学功能，与人类的生产和生活密切相关。目前广泛使用的抗生素约 70% 由各种放线菌产生，如链霉素、卡那霉素、创新霉素、绛红霉素、利福霉素等来自链霉菌属、游动放线菌属和诺卡菌属。某些放线菌还能产生各种酶制剂、维生素和氨基酸等物质。

（一）放线菌属

　　放线菌属在自然界广泛分布，常寄居在人和动物的口腔、上呼吸道、胃肠道和泌尿生殖道，有 35 个菌种，其中对人致病较强的为衣氏放线菌。

　　1. 生物学性状　衣氏放线菌革兰氏染色阳性，基内菌丝有横隔。该菌兼性厌氧，营养要求较高，在含糖肉汤中，37℃培养 3 ~ 6 天后，培养基底部形成灰色球形小菌落。HE 染色时，中间菌丝呈紫色，四周菌体末端膨大部分呈红色（图 18-2）。

　　2. 致病性与免疫性　衣氏放线菌属机会致病菌，可引起内源性感染。机体免疫力降低、拔牙或局部组织损伤时可引起慢性感染，也可引起亚急性的局部肉芽肿样炎症，形成脓肿，伴有多发瘘管，多发于面颈部、胸部、腹部。在脓液、痰液和组织切片中可发现硫磺样颗粒，经压片镜检，能查见呈放射状排列的菌丝（图 18-3）。衣氏放线菌和龋齿、牙周炎的发生有关。

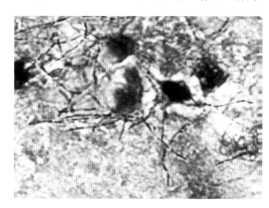

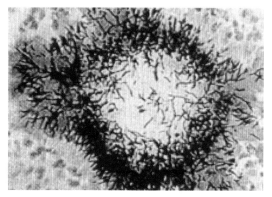

图 18-2　衣氏放线菌　　　　　图 18-3　衣氏放线菌硫磺样颗粒压片

3. 微生物学检查与防治原则　取脓液、痰液寻找硫磺样颗粒并进行相关检测。预防措施包括注意口腔卫生，及早治疗口腔疾病。脓肿和瘘管应及时清创处理，同时采用有效抗生素等药物治疗。

（二）诺卡菌属

诺卡菌属主要分布于土壤中，不属于人体正常菌群，可引起外源性感染。有 51 个菌种，对人致病的主要有星形诺卡菌、豚鼠诺卡菌和巴西诺卡菌，其中星形诺卡菌在我国最为常见。

1. 生物学性状　诺卡菌属革兰氏染色为阳性，多数无气生菌丝，只有基内菌丝。诺卡菌属专性需氧，营养要求不高，在沙氏培养基上 37℃培养约 1 周以上可见菌落，菌落呈黄色或红色颗粒，在液体培养基中形成液面菌膜。

2. 致病性与免疫性　一般经呼吸道或创口侵入人体，按侵入机体的部位可分为以下 3 种。①肺和全身诺卡菌病：主要症状是出现类似脓肿的急性感染或伴发脓肿的急性肺炎。②局限性或皮下诺卡菌病：症状类似孢子菌丝病，部分患者表现为蜂窝组织炎、局部脓肿等症状。③放线菌足肿病：好发于足部和腿部，通常由木刺或碎片划伤引起，可产生结节和脓肿。

3. 微生物学检查与防治原则　取脓液、痰液或脑脊液等，查找黄红色或黑色颗粒，再根据革兰氏染色和生化试验结果进行鉴定。防治原则包括预防创伤，控制呼吸系统感染，治疗可用磺胺类药物、红霉素等，一般治疗时间不少于 6 周。

第 2 节　支　原　体

支原体（mycoplasma）是一类缺乏细胞壁、呈高度多形性、能通过滤菌器、在无生命培养基中能生长繁殖的最小原核细胞型微生物。该微生物由 Noccard 等于 1898 年首次分离，1967年被正式命名为支原体。

支原体形态呈现多形性，有球形、杆状、丝状、分支状等。革兰氏染色阴性，但不易着色，可被吉姆萨染色染成淡紫色。主要以二分裂方式繁殖，还可以出芽方式繁殖，分枝形成丝状后断裂呈球杆状颗粒。营养要求较高，需要在培养基中加入 10%～20% 人或动物血清以提供胆固醇和长链脂肪酸。支原体生长缓慢，在固体培养基表面呈特有的"油煎蛋"状菌落（图 18-4）。

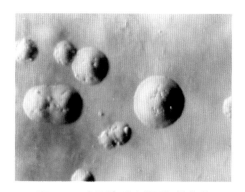

图 18-4　支原体"油煎蛋"状菌落

支原体对环境渗透压敏感，渗透压的突变可导致细胞破裂；对热的抵抗力弱，45℃ 15～30 分钟可致死亡；在空气中或干燥的标本内很快死亡，对 75% 乙醇及甲酚皂敏感；耐冷，在 -70℃可长期冻存。

支原体对影响细胞壁合成的抗生素（如青霉素）不敏感，对红霉素、链霉素、多西环素、氯霉素等作用于支原体核糖体的抗生素敏感。

主要致病性支原体有肺炎支原体、生殖器支原体、穿透支原体、人型支原体和解脲支原体。本节主要介绍肺炎支原体和解脲支原体。

（一）肺炎支原体

肺炎支原体是人类支原体肺炎的病原体，又称原发性非典型性肺炎，主要通过飞沫传播，多见于夏末秋初，潜伏期 2～4 周，青少年发病率高。感染时，肺炎支原体首先通过其顶端结构黏附在宿主细胞表面，并伸出微管插入细胞内吸取营养、损伤细胞膜，继而释放出核酸酶、过氧化氢等代谢产物，引起细胞溶解及上皮细胞的肿胀与坏死。潜伏期过后，多数患者表现为咽炎、鼻炎、气管炎和毛细支气管炎，出现发热、头痛、畏寒、咳嗽、全身不适、疲乏、食欲不振等症状。严重者可发生支原体肺炎，大多数预后良好。

微生物检测主要依靠分离培养和血清学试验。患病期间应注意隔离，房间定期开窗通风，患者应充分休息，保持呼吸道通畅。治疗药物可选用红霉素、四环素和阿奇霉素等。

（二）解脲支原体

解脲支原体属脲原体属，因生长需要尿素而得名。解脲支原体多寄生在男性尿道、阴茎包皮和女性阴道。上行感染可引起男性前列腺炎或附睾炎，女性阴道炎、宫颈炎，并可感染胎儿导致流产、早产及低体重胎儿，也能引起新生儿呼吸系统和中枢神经系统感染。

解脲支原体是人类泌尿生殖道的正常菌群，当机体内环境改变及抵抗力下降时致病。直接性接触是感染的主要传播途径，通过污染的衣物间接接触也可感染，也可经胎盘垂直传播或由孕妇下生殖道感染上行扩散，引起宫内感染。解脲支原体一般为表面感染，大多不侵入血液。致病机制可能与侵袭性酶和毒性产物有关。

微生物学检查主要有形态学检查、支原体培养、抗原检测、血清学方法和分子生物学方法，常用方法是分离培养、检测解脲支原体抗原或核酸成分。

目前尚无疫苗可用，预防重在注意公共卫生和个人卫生，切断经性传播途径的感染。治疗药物主要有四环素类、大环内酯类及喹诺酮类抗生素。

第3节　立克次体

立克次体（rickettsia）是一类以节肢动物为传播媒介，严格细胞内寄生的原核细胞型微生物，一般不能通过滤菌器。立克次体由美国病理学和微生物学家 Howard Taylor Ricketts 于 1909 年首先发现，为纪念他从事斑疹伤寒研究工作不幸感染而献身，故以他的名字而命名。

立克次体呈球状或杆状，有细胞壁，无鞭毛；革兰氏染色阴性（除恙虫病立克次体外）；同时具有 DNA 和 RNA 两种核酸，但没有核仁及核膜；可用鸡胚、敏感动物或海拉（HeLa）细胞株培养；立克次体以二分裂方式繁殖，但繁殖速度较细菌慢。立克次体对热、光照、干燥及化学药剂抵抗力差，56℃ 30 分钟即可杀死，100℃很快死亡；对一般消毒剂敏感。

立克次体多数是人畜共患病的病原体，其致病物质主要为内毒素和磷酸酶。磷酸酶能溶解表面黏液层及微荚膜结构，利于吸附于宿主细胞表面和抗吞噬作用。立克次体侵入机体后，先在局部小血管内皮细胞中增殖，导致局部炎症反应。进入血流后形成第一次菌血症，随后进入机体其余部位血管内皮进行繁殖，再次释放入血形成第二次菌血症，出现典型的临床症状，如皮疹、凝血功能障碍、组织坏死等。

立克次体为胞内寄生菌，因此主要以细胞免疫为主。感染痊愈后患者可对其产生长久的特异性免疫力。本节主要介绍以下几种致病性立克次体。

（一）普氏立克次体

普氏立克次体是流行性斑疹伤寒（亦称虱传斑疹伤寒）的病原体。患者是唯一的传染源，主要传播媒介为体虱，传播方式为虱-人-虱。体虱叮咬患者，人在搔痒时将虱体压碎，立克次体通过抓痕而感染人。立克次体随血流进入体虱肠道，并在肠上皮细胞繁殖，肠上皮细胞破裂后随粪便排出，不经卵传代。体虱粪便中的立克次体也可经呼吸道或眼结膜侵入人体。

人感染立克次体后，经 12 ～ 14 天的潜伏期，急性发病，常见症状为剧烈头痛、全身疼痛和高热、出血性皮疹，有时伴有神经系统、心血管系统等的症状和其他实质器官损害。病后免疫力持久，而且对斑疹伤寒群内其他立克次体感染有交叉免疫。

灭虱是预防流行性斑疹伤寒的重要措施，接种鼠肺灭活疫苗，可使发病率降低 70% ～ 90%，免疫力维持 1 年。治疗可选用氯霉素、四环素等药物。

（二）地方性斑疹伤寒立克次体

地方性斑疹伤寒立克次体又称莫氏立克次体，是地方性斑疹伤寒（亦称鼠型斑疹伤寒）的病原体。地方性斑疹伤寒在世界各地散发，非洲和南美洲为主要发生地。家鼠是地方性斑疹伤寒立克次体的储存宿主和主要传染源，鼠蚤或鼠虱为主要传播媒介，鼠蚤一般不因感染而死亡，故也是储存宿主。鼠间流行通过鼠蚤和鼠虱传播，再由鼠蚤传染给人，人与人之间流行则通过人虱传播。地方性斑疹伤寒立克次体在鼠蚤肠上皮细胞内增殖，破坏细胞并随粪便排出，鼠蚤叮吮人血时，病原体由蚤粪通过搔痒的伤痕侵入人体；人食入被鼠蚤排泄物污染的食物亦可感染；干蚤粪内的病原体也可经呼吸道或眼结膜而使人受染。该病潜伏期 8 ～ 12 天，症状及临床经过与流行性斑疹伤寒相似，但病情轻、病程短，病死率低。预防措施为是灭虱、灭蚤、灭鼠。地方性斑疹伤寒立克次体感染后与普氏立克次体有交叉免疫。

（三）恙虫病立克次体

恙虫病立克次体是恙虫病的病原体。恙虫病主要流行于东南亚、西南太平洋岛屿和日本，故又称东方立克次体，国内主要见于东南和西南地区。恙虫病是一种自然疫源性疾病，主要在啮齿动物之间流行，寄生于鼠耳壳部的恙虫（亦称恙螨）为主要传播媒介，通过叮咬传染给人。啮齿动物能长期保存病原体且多无症状，是本病的主要传染源。恙虫病立克次体寄居于恙螨，并可经卵传代，人若被恙螨叮咬则可感染，叮咬部位出现皮疹，形成水疱，破裂后发生溃疡，周围红润，上盖黑色焦痂，为恙虫病特征之一。病后对同型同株有持久免疫力。

预防恙虫病应加强个人防护，防止被恙螨叮咬，除草灭鼠。目前尚无理想的预防接种疫苗。治疗药物可用氯霉素和四环素等药物。

第4节　衣　原　体

衣原体（chlamydia）是一类能通过滤菌器、专性细胞内寄生、有独特发育周期的原核细胞型微生物，广泛寄生于人类、鸟类及哺乳动物体内。能引起人类疾病的主要有沙眼衣原体、肺炎衣原体、鹦鹉热肺炎衣原体等。

衣原体呈球形，有细胞壁，一般寄生在动物细胞内，有 DNA 和 RNA 两类核酸，以二分裂方式进行增殖，对抗生素敏感。衣原体在宿主细胞内繁殖具有特殊的生活周期，显微镜下可观察到两种不同的形态结构。①原体（elementary body，EB）是发育成熟的衣原体，吉姆萨染色呈紫色，感染性强，在宿主细胞外较稳定，无繁殖能力，通过吞饮作用进入细胞内，在空泡中逐渐发育、增大成为网状体。

②始体（initial body）又称网状小体，无感染性。以二分裂的方式形成许多子代原体，成熟的原体从宿主细胞中释放，进而感染新的易感细胞，开始新的发育周期。

衣原体耐冷不耐热，60℃仅存活5～10分钟，在–70℃可保存数年。对0.1%甲醛、0.5%苯酚（石炭酸）、75%乙醇敏感。

衣原体引起的疾病主要有沙眼、慢性淋巴肉芽肿、非淋菌性尿道炎、肺炎鹦鹉热等。所产生的内毒素样物质是主要致病物质，感染后引起宿主免疫病理损伤。感染后刺激机体产生体液免疫和细胞免疫，以细胞免疫为主，但保护力不强，常发生反复感染、持续性感染或隐性感染。本节主要介绍沙眼衣原体和肺炎衣原体。

（一）沙眼衣原体

根据致病性和生物学特性的不同，可将沙眼衣原体分为3个亚种，即沙眼亚种、性病淋巴肉芽肿亚种和鼠亚种，其中鼠亚种对人不致病。沙眼衣原体主要寄居于人体，无动物储存宿主，所致疾病主要为以下几种。

1.沙眼 由沙眼亚种引起，主要通过眼-眼或眼-手-眼接触传播。沙眼衣原体感染眼结膜上皮细胞后，在细胞内增殖形成散在型、帽型、桑葚型或填塞型包涵体。早期出现眼睑结膜急性或亚急性炎症，表现为流泪、有黏液脓性分泌物、结膜充血及滤泡增生等症状。继而炎症消退进入慢性增殖期，后期出现结膜瘢痕、眼睑内翻、倒睫、角膜血管翳引起的角膜损害，影响视力，甚至导致失明。

2.包涵体结膜炎 由沙眼亚种引起，包涵体结膜炎包括婴儿及成人两种。前者系婴儿经产道感染，引起急性化脓性结膜炎（包涵体脓漏眼），不侵犯角膜，能自愈。成人经性接触或经手-眼接触或接触污染的游泳池水感染，引起滤泡性结膜炎，症状类似沙眼，但不出现角膜血管翳，不形成结膜瘢痕，一般经数周或数月痊愈，无后遗症。在成人中还可以引起生殖道感染。

3.泌尿生殖道感染 由沙眼亚种引起，经性接触传播，男性多表现为非淋菌性尿道炎，不治疗可缓解，但多数转变成慢性，并可合并附睾炎、直肠炎等；女性能引起尿道炎、宫颈炎、输卵管炎等。淋病奈瑟菌能促进沙眼衣原体增殖，两者常混合感染。

4.性病淋巴肉芽肿 由性病淋巴肉芽肿亚种引起，经性接触传播。常侵犯男性腹股沟淋巴结，引起化脓性淋巴结炎和慢性淋巴肉芽肿；侵犯女性会阴、肛门、直肠等。

沙眼衣原体快速检测目前分定性和定量快速检测。目前常用的为金标定性快速检测（胶体金法）。

预防措施主要是注意个人卫生，不使用公共毛巾和脸盆，避免直接或间接接触传染。对患者应早期诊断、早期治疗、规则用药、足量用药、治疗方案个体化，性伴侣需同时治疗。治疗一般选用利福平、四环素、氯霉素、多西环素及磺胺类等药物。

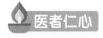
医者仁心

沙眼衣原体之父——汤飞凡

汤飞凡（1897—1958），我国著名微生物学家、病毒学家。1954年，他开始全心投入分离沙眼病原体的研究中。他用了整整一年时间，和助手一起采集了200例沙眼患者的病例样品，进行了无数次试验，终于用鸡胚卵黄囊接种和链霉素抑菌方法分离出世界上第一株沙眼衣原体。为了确认分离出的沙眼病原体，汤飞凡又亲自进行了风险极大的人体实验，他让助手将沙眼病原体滴入自己的眼睛里，在随后的40天里，他的双眼肿得像核桃一样，出现了明显的沙眼临床症状，但他坚持不做任何治疗，收集了珍贵的临床数据。他的研究成果得到了世界医学界的认可，沙眼衣原体也被称为汤氏病毒。

（二）肺炎衣原体

肺炎衣原体是人类呼吸道疾病的重要病原体，人类是唯一的储存宿主，借助患者或无症状携带者的呼吸道分泌物和飞沫传播，感染后潜伏期平均约 30 天。肺炎衣原体主要引起人的非典型性肺炎，同时还可导致支气管炎、咽炎、鼻窦炎、中耳炎、虹膜炎、肝炎、心肌炎、心内膜炎、脑膜炎等疾病，也是艾滋病、白血病等继发感染的重要病原菌之一。

肺炎衣原体感染的预防主要是注意呼吸道隔离，隔离传染源，切断传播途径。肺炎衣原体对四环素和红霉素最敏感，对磺胺类不敏感。

第 5 节　螺　旋　体

螺旋体（spirochete）是一类细长、柔软、弯曲呈螺旋状、运动活泼的原核细胞型微生物。螺旋体在生物学分类上的位置介于细菌与原虫之间。①螺旋体与细菌的相似之处：具有与细菌相似的细胞壁，内含脂多糖和胞壁酸，以二分裂方式繁殖，对抗生素敏感。②与原虫的相似之处：体态柔软，细胞壁与细胞膜之间绕有弹性轴丝，借助它的屈曲和收缩能活泼运动。

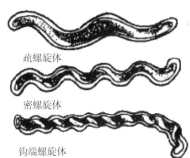

图 18-5　各种钩端螺旋体形态

螺旋体广泛分布在自然界和动物体内，对人致病的主要三个属（图 18-5）。①疏螺旋体属：有 3～10 个稀疏不规则的螺旋，如回归热螺旋体、伯氏螺旋体等。②密螺旋体属：有 8～14 个细密规则螺旋，两端尖，如梅毒螺旋体、品他螺旋体等。③钩端螺旋体属：螺旋数更多，螺旋更细密规则，一端或两端弯曲成钩状，如问号钩端螺旋体等。

（一）梅毒螺旋体

梅毒螺旋体是梅毒的病原体，因其透明，不易着色，又称苍白密螺旋体。

1. 生物学性状　菌体细长，形似细密的弹簧，螺旋弯曲规则，平均 8～14 个螺旋，两端尖直。通常采用镀银染色，菌体被染成棕褐色，可用暗视野显微镜或相差显微镜观察菌体。不能在无生命培养基中生长繁殖。抵抗力弱，对温度、干燥敏感，离体后干燥 1～2 小时或 50℃加热 5 分钟死亡，对肥皂水和常用消毒剂（70% 乙醇、0.1% 苯酚、0.1% 氯化汞等）敏感；对青霉素、四环素、砷剂等也很敏感。

2. 致病性与免疫性　梅毒螺旋体只感染人类，梅毒分为获得性梅毒与胎传梅毒。前者经性接触传播，后者通过胎盘传播。

获得性梅毒依其传染过程可分为三期：①一期梅毒，梅毒螺旋体侵入皮肤黏膜约 3 周后，在侵入局部出现无痛性硬结及溃疡，称硬性下疳，下疳多发生于外生殖器，此期传染性强而破坏性小；②经 2～3 个月无症状的隐伏期后进入二期梅毒，主要表现为全身皮肤、黏膜梅毒疹，周身淋巴结肿大，此期传染性强；③ 2～4 年后进入第三期，主要表现为皮肤黏膜的溃疡性损害或内脏器官的肉芽肿样病变（梅毒瘤），严重者在经过 10～15 年后引起心血管及中枢神经系统损害，导致动脉瘤、脊髓痨及全身麻痹等，三期梅毒又称为晚期梅毒，该期传染性小，病程长、破坏性大。

梅毒螺旋体经胎盘进入胎儿血循环，可引起胎儿全身感染造成流产或死胎；如胎儿出生则称为梅毒儿，常出现皮肤梅毒瘤、骨膜炎、锯齿形牙、神经性耳聋等症状。

梅毒的免疫以细胞免疫为主，体内有螺旋体时对再感染有免疫力。此病周期性潜伏和再发的原因与体内产生的免疫力有关，如机体免疫力强，螺旋体能变成颗粒形或球形，在体内一些部位潜伏起来，一旦机体免疫力下降，螺旋体又可侵犯体内某些部位而复发。

3. 微生物学检查　①梅毒螺旋体检查，适用于早期梅毒皮肤黏膜损害，如硬下疳、湿丘疹、扁平湿疣等。可用暗视野显微镜观察螺旋体运动，也可用 PCR 方法检测螺旋体的 DNA。②梅毒血清学试验，有非螺旋体抗原试验和梅毒螺旋体特异性抗原试验两类。③脑脊液检查，梅毒患者出现神经症状者，应做脑脊液检查。

4. 防治原则　加强性传播疾病的宣传教育。对患者应早期确诊并彻底治疗。可选用青霉素、普鲁卡因青霉素、苄星青霉素等药物。血清抗体转阴者为治愈。

（二）钩端螺旋体

钩端螺旋体（钩体）是钩端螺旋体病的病原体，包括问号钩端螺旋体和双曲钩端螺旋体，前者对人有致病性，后者一般无致病性。

1. 生物学性状　钩端螺旋体细长，螺旋细密而规则，一端或两端弯曲呈钩状，或呈 S、C 形。革兰氏染色不易着色，常用 Fontana 银染色法，菌体被染成棕褐色，因菌体折光性强，常用暗视野显微镜观察。

钩端螺旋体对干燥、热、日光抵抗力弱，60℃ 1 分钟即死亡，0.2% 甲酚皂、1% 苯酚、1% 含氯石灰（漂白粉）处理 10 ～ 30 分钟即被杀灭。在湿土和水中可存活数月。

2. 致病性与免疫性　动物感染钩体后多表现为隐性感染或轻症感染，钩体在宿主肾小管中繁殖，随尿液排出后污染水源或土壤成为疫源地。污水或疫土接触人体黏膜即可引起感染；患钩体病的孕妇可经胎盘传给胎儿。钩体病主要症状为高热、寒战、头痛、乏力、全身酸痛、结膜充血、淋巴结肿大，严重者可出现休克、肺出血、心肾功能不全等，甚至可致死亡。患者病后对同型钩体可获得牢固免疫力，以体液免疫为主。

3. 微生物学检查

（1）病原学检查　发病一周内取血液，第二周以后取尿液，有脑膜炎症状者可取脑脊液进行染色镜检，另外，还可用免疫荧光法或免疫酶染色法检查。

（2）血清学试验　用标准株或当地常见菌株作为抗原，分别与患者不同稀释度血清混合，在 37℃ 孵育 2 小时，然后滴片做暗视野显微镜检查。一般患者凝集效价在 1 ∶ 400 以上或晚期血清比早期血清效价高 4 倍以上有诊断意义。

4. 防治原则　钩体病的预防主要是防鼠、灭鼠，加强带菌家畜的管理，保护好水源，疫区易感人群可接种多价疫苗。治疗药物首选青霉素。

（三）其他螺旋体

疏螺旋体属中，对人有致病性的主要有伯氏疏螺旋体和回归热螺旋体。奋森疏螺旋体是人口腔正常菌群，但可引起口腔机会性感染。

1. 伯氏疏螺旋体　长 10 ～ 40μm，宽 0.1 ～ 0.3μm，两端稍尖，有 3 ～ 10 个稀疏的螺旋，电镜下可见每端有 7 ～ 15 条鞭毛。革兰氏染色阴性，微需氧，在含酵母、矿盐和还原剂的培养基中生长良好。其在潮湿、低温情况下抵抗力较强，但对热、干燥和一般消毒剂均较敏感；对青霉素、头孢霉素、四环素敏感。有多种表面蛋白抗原。

伯氏疏螺旋体是莱姆病的病原体，其储存宿主众多，以野鼠和鹿较为常见；主要传播媒介是硬蜱。人被携带螺旋体的硬蜱叮咬后而感染。莱姆病是一种慢性全身感染性疾病，病程可分为三期：早期局部性感染、早期播散性感染和晚期持续性感染。被蜱叮咬后经 3 ～ 30 天的潜伏期，叮咬部位出现一个至数个慢性移行性红斑，伴有头痛、发热、肌肉和关节疼痛、局部淋巴结肿大等症状；早期播散性感染多表现为继发性红斑、面神经麻痹、脑膜炎等；未经治疗的患者约 80% 可发展至晚期，主要表现为慢性关节炎、周围神经炎和慢性萎缩性肌皮炎。

主要取患者血清标本进行血清学检查，有时也可采集皮损、血液、脑脊液等标本用分子生物学方法检测。我国北方林区为莱姆病的主要疫源地，因此疫区人员要加强个人保护，避免蜱叮咬。

2. 回归热螺旋体　长 10 ～ 20μm、宽 0.3 ～ 0.5μm，两端尖锐，有 4 ～ 30 个粗大而不规则螺旋，运动活泼，以横断分裂增殖。革兰氏染色阴性，吉姆萨染色或瑞特染色呈紫红色。培养较为困难，需用加血清、腹水或兔肾脏碎片的培养基在微氧条件下培养，接种于幼小白鼠腹腔或鸡胚绒毛尿囊膜容易繁殖。耐寒，但对热及化学消毒剂敏感。回归热螺旋体壁不含脂多糖，但有内毒素样活性。其体表抗原极易变异。

　　回归热螺旋体是虱传回归热的病原体，其储存宿主是啮齿类动物，虱或软蜱叮咬动物宿主后其体腔、唾液、粪便中均可含有该螺旋体。人被虱或软蜱叮咬后，该螺旋体经伤口直接进入体内引起疾病。根据病原体及其传播媒介不同分为两类：①虱传回归热：又称流行性回归热，虱为传播媒介。②蜱传回归热：又称地方性回归热，主要由软蜱传播。我国主要流行虱传回归热。回归热的临床特征为反复周期性急起急退高热，全身肌肉酸痛、肝脾肿大，重症患者可出现黄疸和出血。感染后机体可产生特异性抗体，抗体在补体协同下可裂解回归热螺旋体。由于抗原极易发生变异，可逃避机体免疫系统的攻击，使患者反复发作。采集发热期的外周血标本，直接涂片后进行吉姆萨染色，光学显微镜下可见比红细胞长数倍且有疏松螺旋的螺旋体。疫区人员应避免虱和蜱的叮咬。青霉素、红霉素、多西环素治疗有效。

　　3. 奋森氏螺旋体　与梭杆菌共同寄居于人口腔牙龈部位，当机体抵抗力降低时，常与梭杆菌大量繁殖，协同引起樊尚咽峡炎（俗称奋森氏咽峡炎）、齿龈炎等疾病。采取局部病变材料直接涂片，革兰氏染色镜检可见疏螺旋体和梭杆菌。

目标检测

一、单项选择题

1. 放线菌的菌体呈分枝丝状体，它是一种（　　）
   A. 多细胞真核生物　　　B. 单细胞原核生物
   C. 单细胞真核生物　　　D. 无细胞壁的原核生物
   E. 非细胞型微生物

2. 下述疾病中，哪项不是衣原体引起的（　　）
   A. 大叶性肺炎
   B. 非淋菌性泌尿生殖道感染
   C. 沙眼
   D. 性病淋巴肉芽肿
   E. 急性呼吸道感染

3. 下列有关衣原体不正确的描述是（　　）
   A. 对低温抵抗力强，–70℃可保存数年
   B. 对热敏感，60℃仅存活 5～10 分钟
   C. 对四环素和红霉素敏感
   D. 对 0.5% 苯酚和 75% 乙醇敏感
   E. 以干热灭菌方式处理衣原体仍有感染性

4. 关于钩端螺旋体病的描述，错误的是（　　）
   A. 人主要是通过接触钩端螺旋体污染的水或土壤而被感染
   B. 钩端螺旋体可进入血液引起钩端螺旋体血症
   C. 钩端螺旋体病可累及全身多个脏器
   D. 钩端螺旋体病患者病后可获得以细胞免疫为主的特异性免疫力
   E. 钩端螺旋体病患者病后可获得以体液免疫为主的特异性免疫力

5. 可在无生命培养基上生长繁殖的最小的原核细胞型微生物是（　　）
   A. 细菌　　　　B. 衣原体　　　C. 支原体

　　D. 立克次体　　　　　　E. 螺旋体

6. 支原体与细菌的不同点是（　　）
   A. 无细胞壁
   B. 含有两种核酸
   C. 细胞核无核膜及核仁，仅有核质
   D. 能在人工培养基上生长
   E. 以二方裂方式繁殖

7. 关于肺炎支原体，下述错误的是（　　）
   A. 是原发性非典型性肺炎的病原体
   B. 主要经呼吸道传播
   C. 病理变化以间质性肺炎为主
   D. 首选青霉素治疗
   E. 对红霉素敏感

8. 立克次体与细菌的主要区别是（　　）
   A. 有细胞壁和核糖体
   B. 含有 DNA 和 RNA 两种核酸
   C. 以二分裂方式繁殖
   D. 严格的细胞内寄生
   E. 能通过滤菌器

9. 钩体病的传播方式为（　　）
   A. 呼吸道飞沫传播　　　B. 消化道传播
   C. 直接接触传播　　　　D. 血液传播
   E. 节肢动物媒介传播

二、思考题

1. 支原体、衣原体、立克次体、细菌及病毒的结构不同点有哪些？
2. 衣原体可引起哪种疾病？预防措施是什么？
3. 简述对人有致病性的疏螺旋体的种类及所致疾病。

（张　丽　范海燕）

第19章
真 菌

真菌（fungus）是一类有典型细胞核和完整细胞器的真核细胞型微生物，广泛分布于自然界，大多对人有益，如食用菌；少数可导致人和动植物疾病。近年来真菌发病率有明显上升趋势，特别是人体正常菌群中的真菌。滥用抗生素引起的菌群失调和应用激素等药物导致的免疫功能低下是真菌机会性感染的主要原因。

第1节 概 述

一、生物学性状

（一）形态与结构

真菌比细菌大几至几十倍，结构比细菌复杂，细胞壁不含肽聚糖，主要由多糖（75%）与蛋白质（25%）组成。多糖主要是几丁质的微原纤维。因真菌缺乏肽聚糖，不受青霉素或头孢菌素的作用。真菌的细胞膜与细菌的区别在于真菌含固醇而细菌则无。

真菌可分为单细胞真菌和多细胞真菌两类。单细胞真菌呈圆形或卵圆形，如酵母菌或类酵母菌，这类真菌以出芽方式繁殖，芽生孢子成熟后脱落成独立个体。对人致病的主要有新型隐球菌和白假丝酵母菌。多细胞真菌由菌丝（hypha）和孢子（spore）组成，菌丝伸长交织成团，称丝状菌，又称霉菌。

1. 菌丝 在环境适宜情况下，真菌的孢子长出芽管，逐渐延长呈丝状，称为菌丝。菌丝可长出许多分枝，交织成团，称为菌丝体。有的菌丝伸入培养基中吸取养料，称营养菌丝；有的菌丝向上生长，称气生菌丝。其中产生孢子的称生殖菌丝，菌丝按结构可分为有隔菌丝和无隔菌丝，大多数致病真菌为有隔菌丝。菌丝可有多种形态，如球拍状、结节状、鹿角状、破梳状、螺旋状和关节状等。不同种类的真菌可有不同形态的菌丝，故菌丝形态有助于鉴别真菌的种类（图 19-1）。

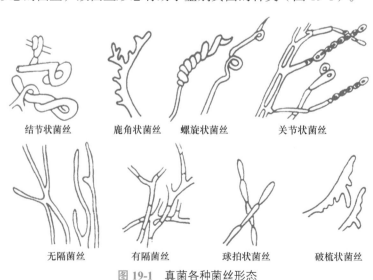

结节状菌丝　　鹿角状菌丝　　螺旋状菌丝　　关节状菌丝

无隔菌丝　　有隔菌丝　　球拍状菌丝　　破梳状菌丝

图 19-1 真菌各种菌丝形态

2.孢子　是真菌的繁殖结构，可分为有性孢子和无性孢子两种。有性孢子由同一面体或不同菌体上的两个细胞融合经减数分裂形成。无性孢子是菌丝上的细胞直接分化或出芽生成。病原性真菌大多形成无性孢子。无性孢子根据形态可分为：①叶状孢子，又包括芽生孢子、厚膜孢子、关节孢子；②分生孢子；③孢子囊孢子（图 19-2）。

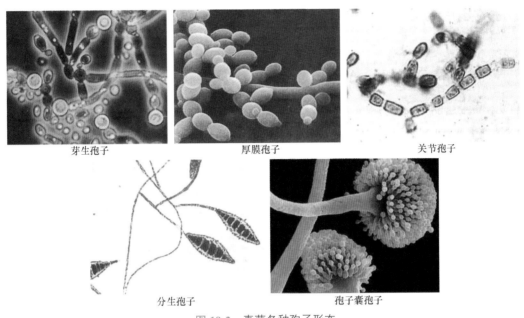

芽生孢子　　　　　　　　　厚膜孢子　　　　　　　　　关节孢子

分生孢子　　　　　　　　孢子囊孢子

图 19-2　真菌各种孢子形态

（二）培养特性

真菌的营养要求不高，常用沙保弱葡萄糖琼脂培养基，最适宜的酸碱度是 pH4.0 ～ 6.0，并需要较高的湿度和氧。浅部感染真菌的最适温度为 28℃。但某些深部感染真菌一般在 37℃生长最好。真菌主要由菌丝和孢子繁殖，可通过出芽、形成菌丝、产生孢子及菌丝断裂等多种繁殖方式进行无性繁殖；亦可通过两个细胞的融合产生新个体后，经过质配、核配和减数分裂进行有性繁殖。无性繁殖是真菌的主要繁殖方式。真菌的菌落有以下两种类型。

1.酵母型菌落　是单细胞真菌的菌落形式，形态与一般细菌菌落相似，多大于细菌菌落。酵母型菌落表面光滑、湿润，柔软而致密，如新型隐球菌菌落。部分单细胞真菌在出芽繁殖后，芽管延长不与母细胞脱离，由菌落向下生长，伸入培养基中，称假菌丝，其菌落称为类酵母型菌落，如白假丝酵母菌。

2.丝状菌落　是多细胞真菌的菌落形式，由许多疏松的菌丝体构成。菌落呈棉絮状、绒毛状或粉末状，菌落正背两面呈现不同的颜色。丝状菌落的形态、结构和颜色常作为鉴定真菌的参考依据。

（三）抵抗力

真菌不耐热，60℃ 1 小时菌丝和孢子均可被杀死，对干燥、阳光、紫外线及一般消毒剂有较强的抵抗力。灰黄霉素、制霉菌素 B、两性霉素 B、克霉唑、酮康唑、伊曲康唑等对多种真菌有抑制作用。

二、致病性与免疫性

（一）致病性

1.致病性真菌感染　主要包括一些外源性真菌感染，如皮肤癣菌。这些真菌具有嗜角质性，并能产生角蛋白酶水解角蛋白，在皮肤局部大量繁殖后通过机械刺激和代谢产物的作用，引起组织病变和局部炎症。深部真菌如新型隐球菌、组织胞浆菌等感染后不易被杀死，能在巨噬细胞中生存、繁殖，引起慢性肉芽肿或组织溃疡坏死。

2. 机会致病性真菌感染　主要由内源性真菌引起，如白假丝酵母菌、曲霉菌、毛霉菌。这些真菌属于机会致病性真菌，常发生于肿瘤、糖尿病患者及长期应用广谱抗生素、放射治疗或在应用导管等过程中。

3. 真菌引起的超敏反应性疾病　致敏者吸入或食入某些真菌的菌丝或孢子时，可引起各种类型的超敏反应，如过敏性鼻炎、支气管哮喘、荨麻疹等。

4. 真菌引起中毒症　摄入真菌或其产生的毒素后引起急、慢性中毒称为真菌中毒症，如黄曲霉毒素等，可引起肝、肾等损害。

5. 真菌毒素与肿瘤　近年来不断发现某些真菌毒素和肿瘤发生有关，如黄曲霉毒素与肝癌有关。

（二）免疫性

1. 天然免疫　主要是皮肤黏膜屏障。如果皮肤黏膜破损、创伤或放置导管，真菌可侵入。皮脂腺分泌的饱和及不饱和脂肪酸均有杀真菌作用。儿童头皮脂肪酸分泌量比成人少，故易患头癣。成人因手、足出汗较多，且掌跖部缺乏皮脂腺，易患手足癣。

2. 获得性免疫　主要是细胞免疫。特异性抗体可阻止真菌转为菌丝，并抑制真菌吸附于体表。真菌感染的恢复同样靠细胞免疫。真菌抗原刺激后，特异性淋巴细胞增殖，释放的 IFN-γ 和 IL-2 等激活巨噬细胞、NK 细胞和 CTL 等，参与其对真菌的杀伤。细胞免疫功能低下或缺陷者易患真菌感染。播散性真菌感染患者常伴有淋巴细胞功能的抑制，如获得性免疫缺陷综合征（AIDS）、淋巴瘤和使用免疫抑制剂等。真菌感染可引发Ⅳ型超敏反应，临床上常见的癣菌疹就是真菌感染所引起的超敏反应。

三、微生物学检查

1. 标本采集　浅部感染真菌可取病变部位的皮屑、毛发、指（趾）甲屑等标本。深部感染真菌可根据病情取痰液、血液、脑脊液等标本。采集合适的标本是检出病原性真菌的关键。

2. 直接镜检　将皮屑、指（趾）甲屑、毛发等标本置玻片上，加 10%KOH 并加盖玻片在酒精灯火焰上微加温处理，先用低倍镜检查，若见菌丝或孢子后，再用高倍镜证实，即可初步诊断真菌癣症。隐球菌感染取脑脊液离心沉淀，用墨汁做负染色后镜检，如见有出芽的菌体外围有宽厚的荚膜，即可做出诊断。必要时可加做培养或动物实验。

3. 分离培养　取皮肤、毛发、甲屑标本经 70% 乙醇溶液浸泡 2 ～ 3 分钟杀死杂菌，无菌操作接种于含放线菌酮和氯霉素的沙保培养基上。阴道、口腔黏膜材料可用棉拭子直接在血平板上分离。若为血液需先增菌，脑脊液则取沉淀物接种于血平板上，根据菌落特征，镜下观察菌丝、孢子进行鉴定。

血清学诊断有高度特异性与敏感性。应用 ELISA 试验与胶乳凝集试验测定患者脑脊液或血清中的荚膜多糖抗原，若抗原效价持续升高，表示体内有新型隐球菌繁殖，预后不良。反之，抗原效价下降，预后良好。

四、防治原则

皮肤癣菌的传播主要靠孢子，孢子遇潮湿和温暖环境能发芽繁殖。预防措施主要为注意清洁卫生，保持鞋袜干燥，防止真菌滋生，或以含甲醛棉球置鞋内杀菌后再穿，避免直接或间接与患者接触。体表皮肤破损或糜烂时更易感染。局部治疗可用 5% 硫黄软膏、咪康唑霜、克霉唑软膏等。预防深部真菌感染主要是除去诱因，增强机体免疫力。可口服抗真菌药物，如两性霉素 B、制霉菌素、咪康唑、酮康唑、伊曲康唑等。

第 2 节　常见致病性真菌

致病性真菌根据其侵犯的部位不同，分为①浅部感染真菌，包括皮肤癣菌和角层癣菌；②皮下组织感染真菌，如孢子丝菌和着色真菌；③深部感染真菌，如白假丝酵母菌和新型隐球菌等。

一、浅部感染真菌

浅部感染真菌是指寄生或腐生于角蛋白组织（表皮角质层、毛发、甲板）的真菌。根据其侵犯皮肤的深浅程度和引起机体免疫应答的状况可分为皮肤癣菌和角层癣菌。

1. 皮肤癣菌　是寄生在皮肤角蛋白组织中的浅部真菌，侵犯部位仅限于角化的表皮、毛发和指（趾）甲，引起皮肤癣菌病。皮肤癣菌病尤其是手足癣，是人类最多见的真菌病。皮肤癣菌按其侵犯组织不同和培养特点差异可划分为：①毛癣菌属：主要侵犯人类的皮肤、毛发及甲板。②表皮癣菌属：主要侵犯人类的皮肤和甲板，不侵犯毛发。临床上可致体癣、足癣、手癣、股癣及甲癣等。③小孢子菌属：主要侵犯人类的皮肤和毛发。

癣菌主要由孢子散播传染，常由于接触患癣的人或动物及染菌物体而感染。在临床上同一种癣菌病可由数种不同癣菌引起，而同一种癣菌因侵害部位不同，又可引起不同的癣菌病（表 19-1）。

表 19-1　皮肤癣菌与皮肤癣菌病的关系

皮肤癣菌病	皮肤癣菌
发癣	铁锈色毛癣菌，堇色毛癣菌，断发毛癣菌，石膏样毛癣菌，奥杜盘氏小孢子癣菌
须癣	红色毛癣菌，堇色毛癣菌，须毛癣菌，狗小孢子癣菌
体癣	红色毛癣菌，铁锈色毛癣菌，堇色毛癣菌，小孢子癣菌属
股癣	絮状表皮癣菌，红色毛癣菌，须毛癣菌，狗小孢子癣菌
脚癣	絮状表皮癣菌、红色毛癣菌、须毛癣菌
黄癣	许兰氏毛癣菌，堇色毛癣菌，石膏样小孢子癣菌
甲癣	絮状表皮癣菌，红色毛癣菌
叠癣	同心性毛癣菌

2. 角层癣菌　是腐生于皮肤角层及毛干表面的浅部真菌，可引起角层型和毛发型病变。引起这种感染的病原性真菌主要有秕糠状鳞斑癣菌，可引起皮肤出现黄褐色的花斑癣，好发于颈胸腹背和上臂，形如汗渍斑点，俗称汗斑。

二、白假丝酵母菌

白假丝酵母菌俗称白色念珠菌，通常存在于人的体表和腔道中，一般在正常机体中数量少，不引起疾病，当机体免疫功能下降或正常菌群相互制约作用失调时，本菌大量繁殖引起深部组织感染。

案例 19-1

患者，男，42 岁，入院前使用替卡西林和妥布霉素等抗生素。入院后持续发热，细菌培养阴性。第 3 天患者自诉左眼痛，视物模糊，眼底检查示黄斑周边区域有白色、絮状病变。患者自诉喉痛，检查发现咽后壁有几处白色、黏附的斑块。予两性霉素 B 治疗。第 4 天血培养有卵圆形、无荚膜、革兰氏阳性病原体生长，体积是金黄色葡萄球菌的 2 ～ 3 倍。

问题：该患者为何种细菌感染所致疾病？对本病应采取哪些措施进行预防？

1. 生物学性状

（1）形态与染色　本菌细胞呈卵圆形，形似酵母菌（图 19-1），直径 2 ～ 4μm，革兰氏染色阳性，但着色不均匀。以芽生孢子出芽生殖，在病灶中常见菌细胞出芽生成假菌丝，假菌丝长短不一，不分枝，假菌丝收缩断裂又成为芽生的菌细胞（图 19-2）。

（2）培养特性　本菌在血琼脂或沙保弱培养基上37℃或室温孵育2～3天后，生成灰白色乳酪样菌落，涂片镜检，可看到表层为卵圆形芽生细胞，底层有较多假菌丝。若接种于4%玉蜀黍琼脂上，室温孵育3～5天可见假菌丝、芽生孢子及厚膜孢子。

2. 致病性　①皮肤念珠菌病：好发于皮肤皱褶处（腋窝、腹股沟、乳房下、肛门周围及甲沟、指间），皮肤潮红、潮湿、发亮，病变周围有小水疱。皮损特点是界限清楚的糜烂面。②黏膜念珠菌病：以鹅口疮、口角炎、阴道炎最多见，在黏膜表面盖有凝乳大小不等的白色薄膜，剥除后，留下潮红基底，并产生裂隙及浅表溃疡。③内脏及中枢神经念珠菌病：可由黏膜皮肤等处病菌播散引起，有肺炎、肠胃炎、心内膜炎、脑膜炎、脑炎等，偶尔也可发生败血症。

3. 微生物学检查　脓液、痰液标本可直接涂片革兰氏染色后镜检，皮肤、指（趾）甲先用10%KOH溶液消化后镜检。镜下见到出芽的酵母及假菌丝，结合临床表现可进一步诊断。接种于沙保弱培养基中可长出类酵母型菌落。与其他假丝酵母的鉴别点有：玉米粉培养基上可产生厚膜孢子；在动物血清或人血清中37℃ 1～3小时可形成芽管；发酵葡萄糖、麦芽糖，产酸不产气，不发酵乳糖；静脉接种家兔或小白鼠致死，在肾皮质上可见小脓疡。

4. 防治原则　注意个人清洁，合理使用抗生素、激素，增强机体免疫功能。治疗鹅口疮和其他黏膜念珠菌病可局部使用抗真菌药物如制霉菌素、酮康唑和氟康唑等，全身性感染可选用两性霉素B、口服氟胞嘧啶、克霉唑或卡泊芬净等。

三、新型隐球菌

新型隐球菌又名溶组织酵母菌，属于隐球菌属。广泛分布于自然界，也可存在人体表、口腔或肠道。主要传染源是鸽子，该菌在鸽粪中大量存在，人因吸入鸽粪污染的空气而感染，尤其是免疫力低下者，属于机会致病菌。该菌主要引起肺和脑的急性、亚急性和慢性感染。肺部感染可扩散至皮肤黏膜、骨和内脏。

案例 19-2

患者，男，49岁，爱好养鸽，最近一段时间出现发热、恶心、咳嗽、胸痛等症状，入院取其痰液经墨汁染色后，可见圆形或椭圆形的透亮菌体，细胞外有一宽厚的荚膜。

问题：该患者为何种病原微生物感染？应采取哪些预防措施？

1. 生物学性状

（1）形态与染色　本菌在组织液或培养物中呈较大球形，直径可达5～20μm，菌体周围有肥厚的荚膜，折光性强，一般染料不易着色，难以发现，故称隐球菌。用墨汁负染色法镜检，可见到透明荚膜包裹着菌细胞，菌细胞常有出芽，但不生成假菌丝。

（2）培养特性　本菌在25℃沙保弱培养基及血琼脂培养基上生长，培养数日后生成酵母型菌落，初呈白色，1周后转淡黄色或棕黄色、湿润黏稠，状似胶汁，分解尿素。

2. 致病性　本菌主要经呼吸道传播，在肺部引起轻度炎症或隐性传染，亦可由破损皮肤及肠道传入。当机体免疫功能下降时可向全身播散，主要侵犯中枢神经系统，引起脑膜炎、脑炎、脑肉芽肿等，此外可侵入骨骼、肌肉、淋巴结、皮肤黏膜引起慢性炎症和脓肿。

3. 微生物学检查　患者脑脊液中可见圆形厚壁并围以厚荚膜的酵母样细胞。在沙保弱培养基上形成棕黄色黏液样菌落。用血清学方法检出隐球菌荚膜多糖抗原，对该病诊断可提供重要帮助。

4. 防治原则　主要是控制传染源，如减少鸽子数量或避免吸入鸽粪，避免创口感染土壤等。治疗药物可选择两性霉素B，或与氟胞嘧啶联合应用，慢性肺损害或骨病损则可辅以外科治疗。对于艾滋病合并隐球菌性脑膜炎患者，停用两性霉素B后，为预防疾病复发，可采用氟康唑进行治疗。

目标检测

一、单项选择题

1. 真菌的细胞壁不包括（　　　）

　　A. 糖苷类　　　　　　　B. 蛋白质

　　C. 糖蛋白　　　　　　　D. 肽聚糖

　　E. 几丁质微原纤维

2. 关于白假丝酵母菌，下述哪项是错误的（　　　）

　　A. 属于单细胞机会致病性真菌

　　B. 在玉米粉培养基上可长出厚膜孢子

　　C. 在沙氏培养基上形成酵母样菌落

　　D. 不引起皮肤黏膜感染

　　E. 属于深部真菌

3. 鹅口疮是由下列哪一种微生物引起的（　　　）

　　A. 皮肤癣菌　　　　　　B. 白假丝酵母菌

　　C. 新型隐球菌　　　　　D. 毛霉菌

　　E. 曲霉菌

4. 以下哪项不是引起白假丝酵母菌感染的主要原因（　　　）

　　A. 与白假丝酵母菌患者接触

　　B. 菌群失调

　　C. 长期使用激素或免疫抑制剂

　　D. 内分泌功能失调

　　E. 机体免疫功能降低

二、思考题

病原性真菌的致病性包括哪几方面？常见的病原性真菌有哪些？

（马春玲）

第20章 病毒学概述

病毒（virus）是一类体积微小、结构简单、无细胞结构、只含单一核酸（DNA 或 RNA）、只能在活的易感细胞内复制增殖的非细胞型微生物。

第1节　病毒的基本性状

一、病毒的大小与形态

完整成熟并具有感染性的病毒颗粒称为病毒体（virion）。通常以纳米（nm）作为测量单位（图 20-1）。大型病毒体直径 200 ～ 300nm，如痘病毒；小型病毒体直径 18 ～ 30nm，如口蹄疫病毒，大多数病毒体直径小于 150nm，必须借助电子显微镜观察。病毒常见的形态为球形或近似球形，少数为杆状、丝状、弹状和砖块状，噬菌体呈蝌蚪状等（图 20-2）。

二、病毒的结构与化学组成

（一）核衣壳

病毒体的基本结构是由核心（core）和衣壳（capsid）构成的核衣壳（图 20-3）。其化学组成分别是核酸和蛋白质，也称为裸露病毒体。有些病毒核衣壳外有包膜和刺突等辅助结构，称为包膜病毒体。人和动物病毒多数具有包膜，它们都是具有传染性的病毒体。

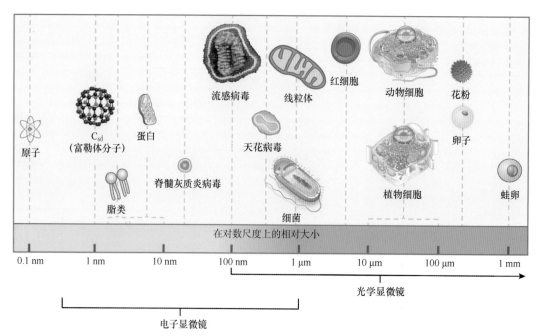

图 20-1　微生物的大小比较

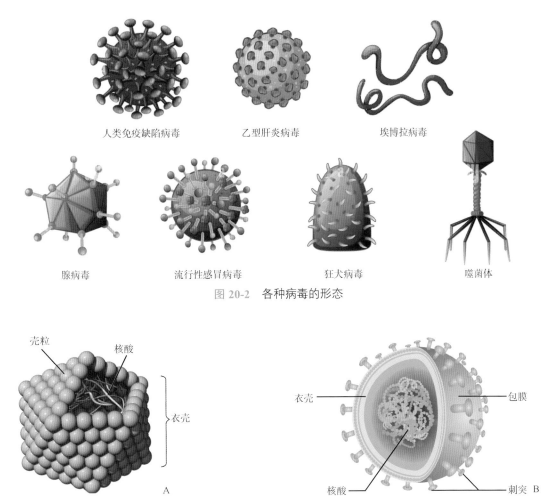

人类免疫缺陷病毒　　　　乙型肝炎病毒　　　　埃博拉病毒

腺病毒　　　　流行性感冒病毒　　　　狂犬病毒　　　　噬菌体

图 20-2　各种病毒的形态

图 20-3　病毒结构模式图
A. 裸露病毒体；B. 包膜病毒体

1. 核心　位于病毒体中心，只有一种核酸（DNA 或 RNA）构成病毒基因组，核酸携带病毒全部遗传信息，是主导病毒感染、复制增殖、遗传变异的物质基础。除核酸外，核心尚有少量非结构蛋白。失去衣壳的裸露核酸仍可进入宿主细胞并进行增殖，有传染性，称感染性核酸。

2. 衣壳　是包绕在核心外面的一层蛋白质。由一定数量的壳粒（蛋白质亚单位）组成。壳粒排列方式呈对称性，主要有①螺旋对称型：壳粒沿着螺旋形病毒核酸链对称排列，如狂犬病毒等。②二十面体对称型：壳粒包绕核酸构成 20 个等边三角形，如脊髓灰质炎病毒。③复合对称型：如噬菌体头部是二十面体对称，尾部是螺旋对称。衣壳所含壳粒数目和对称方式可作为病毒体鉴别和分类的依据。

衣壳的主要功能：①保护病毒核酸免受核酸酶或其他理化因素破坏。②能特异性结合易感细胞表面受体，介导病毒核酸进入宿主细胞引起感染。③具有抗原性，可诱导机体产生免疫应答，既有免疫防御作用，又可引起免疫病理损伤。

（二）包膜

包膜（envelope）是包绕在病毒核衣壳外面的脂蛋白双层膜。病毒成熟过程中穿过宿主细胞膜或核膜时，以出芽方式获得，包括脂类、多糖和少许蛋白质，包膜蛋白多为病毒基因组编码。包膜表面常有不同形状的突起，称为刺突或包膜子粒。化学成分是糖蛋白。

主要功能：①维护病毒体结构完整性，能加固病毒体。②介导病毒体吸附、穿入易感细胞，与病毒入侵细胞及感染性有关。③含有的糖蛋白和脂蛋白具有抗原性，可激发机体免疫应答；同时能表现病毒种、型特异性，是病毒鉴定和分型的依据。④包膜脂蛋白可引起机体发热等症状。

三、病毒的增殖

（一）病毒的增殖方式

病毒缺乏增殖所需的酶系统，只能在活的易感细胞内复制增殖。病毒进入易感细胞后，以其基因组为模板，由宿主细胞提供合成子代病毒核酸和蛋白质的原料、能量和生物场所等，经过复杂的生化合成过程，复制出病毒的子代基因组，合成大量的病毒结构蛋白，再装配成子代病毒体释放到细胞外。

（二）病毒的复制周期

从病毒体侵入易感细胞到最后释放出子代病毒体的过程，称为一个病毒复制周期（图20-4）。人和动物病毒的复制周期一般可分为吸附、穿入、脱壳、生物合成、装配和释放六个阶段。

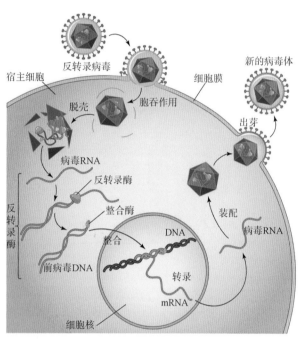

图 20-4　病毒复制周期

1. 吸附（adsorption）　指病毒吸附于易感细胞表面的过程，病毒体依靠其表面结构与易感细胞表面特异性受体结合。不同细胞表面有不同受体，决定了病毒的不同嗜组织性和感染宿主的范围，如脊髓灰质炎病毒衣壳蛋白能与灵长类动物神经细胞表面脂蛋白受体结合。

2. 穿入（penetration）　指病毒通过吞饮、融合、直接穿入等方式穿过细胞膜进入细胞的过程。裸露病毒（无包膜病毒）多以吞饮形式进入易感细胞；包膜病毒都以融合形式进入易感细胞；少数裸露病毒在吸附过程中，衣壳蛋白多肽构象发生改变，使病毒核酸直接进入宿主细胞，如噬菌体。

3. 脱壳（uncoating）　指穿入易感细胞内的病毒脱去衣壳，使基因核酸裸露的过程。病毒体必须脱去衣壳后，核酸才能发挥作用。多数病毒可以被宿主细胞溶酶体酶降解脱壳释放出核酸。

4. 生物合成（biosynthesis）　指病毒基因组利用宿主细胞提供的原料、能量和生物场所合成大量子代病毒核酸和蛋白质的过程。此期在易感细胞内用电子显微镜检测不到完整的病毒颗粒，用血清学方法也检测不到病毒抗原，因此也称为隐蔽期。

5. 装配（assembly）　指新合成的子代病毒核酸和病毒结构蛋白在宿主细胞内组合成病毒体的过程。除痘病毒外，DNA病毒均在细胞核内装配；大多数RNA病毒则在细胞质内装配。裸露病毒组装形成核衣壳即为成熟病毒体。包膜病毒在核衣壳外再加一层包膜，才能成为完整的病毒体。

6. 释放（release）　指病毒从宿主细胞内转移到细胞外的过程。裸露病毒随宿主细胞破裂而释放病毒；包膜病毒则以出芽方式释放到细胞外，宿主细胞一般不死亡；有些病毒如致癌病毒基因组可与宿主细胞染色体整合，随细胞分裂而出现在子代细胞中。

（三）病毒的异常增殖与干扰现象

1. 病毒的异常增殖　病毒在宿主细胞内复制时，并非所有病毒成分都能组装成完整的病毒体，病毒与宿主细胞任何一方出现异常，都会发生异常增殖现象。

（1）缺陷病毒（defective virus）　是指病毒本身基因组不完整或发生变化，不能复制出完整有感染性的子代病毒体。但当与另一种病毒共同培养时，若后者能为前者提供所缺乏的物质，就能使缺陷病毒完成正常增殖，这种有辅助作用的病毒称为辅助病毒。例如，丁型肝炎病毒是缺陷病毒，必须依赖于乙型肝炎病毒才能复制。

（2）顿挫感染（abortive infection） 是指病毒进入宿主细胞后，如细胞不能为病毒增殖提供所需要的原料、能量和生物场所等，病毒不能合成自身成分，或者合成后不能装配和释放。不能为病毒提供条件的细胞称为非容纳细胞。

2.病毒的干扰现象 两种病毒感染同一宿主细胞时，可发生一种病毒抑制另一种病毒复制的现象，称为病毒的干扰现象（viral interference）。该现象可发生在异种病毒之间，也可发生在同种、同型病毒之间。干扰现象不仅在活病毒之间发生，灭活病毒也能干扰活病毒。其机制可能与干扰素的产生等有关。病毒之间的干扰现象可以阻止发病，也可以使感染终止和宿主康复。另外，在预防接种时，应注意避免同时使用有干扰作用的病毒疫苗，以免影响免疫效果。

四、环境因素对病毒的影响

病毒受理化因素作用后失去感染性称为灭活（inactivation）。灭活病毒仍能保留抗原性、红细胞吸附、血凝集和细胞融合等特性。

1.物理因素

（1）温度 大多数病毒耐冷不耐热。50～60℃ 30分钟即被灭活，在低温特别是干冰温度（−70℃）和液态氮温度（−196℃）下，可长期保持其感染性。

（2）pH 大多数病毒在 pH5.0～9.0 范围内稳定，强酸、强碱条件下可被灭活，因此可利用酸性、碱性消毒剂处理病毒污染物品。

（3）射线 X射线、γ射线或紫外线均可使病毒灭活。但有些病毒经紫外线灭活后，若再用可见光照射，可使灭活病毒复活，故不宜使用紫外线来制备灭活病毒疫苗。

2.化学因素

（1）脂溶剂 乙醚、氯仿、去氧胆酸盐等脂溶剂可使包膜病毒脂质溶解而灭活，但对裸露病毒几乎无作用。因此用耐乙醚试验可鉴别病毒有无包膜。

（2）化学消毒剂 病毒对酚类、氧化剂、醇类等敏感。甲醛能破坏病毒感染性而对免疫原性影响不大，因此甲醛常用于制备灭活疫苗。

（3）抗生素与中草药 现有抗生素对病毒无抑制作用，但可以抑制待检标本中的细菌，可利于病毒分离。中草药如板蓝根、大青叶等对病毒有一定抑制作用。

第 2 节　病毒的感染与免疫

一、病毒感染的传播方式

病毒在人群中的传播方式分为水平传播和垂直传播两类。水平传播指病毒在人群中不同个体间的传播。垂直传播是指通过胎盘或产道，病毒直接由亲代传播给子代的方式。人类病毒的主要感染途径见表 20-1。

表 20-1　人类病毒的主要感染途径

感染途径	传播方式及媒介	病毒种类
呼吸系统感染	空气、飞沫、痰、皮屑	流感病毒、麻疹病毒、风疹病毒、流行性腮腺炎病毒、水痘 - 带状疱疹病毒
消化系统感染	污染的水或食物	肠道病毒、轮状病毒、甲型及戊型肝炎病毒
医源性感染	输血、注射或手术	人类免疫缺陷病毒、乙型及戊型肝炎病毒、巨细胞病毒
破损皮肤感染	昆虫吸叮或动物咬伤	流行性乙型脑炎病毒、出血热病毒、狂犬病毒

续表

感染途径	传播方式及媒介	病毒种类
接触感染	面盆、毛巾或性行为	人类疱疹病毒、人类免疫缺陷病毒
垂直感染	胎盘、产道或母乳	风疹病毒、巨细胞病毒、乙型肝炎病毒、人类免疫缺陷病毒

病毒侵入机体后，在体内的扩散方式包括以下 3 种。①局部播散：病毒在入侵部位感染局部组织细胞，称局部感染或表面感染，如轮状病毒在肠道黏膜内增殖引起腹泻。②血行播散：病毒在入侵部位增殖后进入血液传播至全身，如脊髓灰质炎病毒经口侵入肠道，在咽和肠淋巴组织中增殖后进入血液，形成第一次病毒血症。③神经播散：病毒可通过感染部位神经末梢侵入到中枢神经系统，如狂犬病毒。

二、病毒感染的类型

病毒感染类型同细菌感染类型相似，根据病毒侵入机体后是否出现临床症状分为隐性感染和显性感染，这主要与入侵机体的病毒数量多少、毒力强弱及机体防御能力强弱有关。

（一）隐性感染

病毒侵入机体后不出现临床症状的称为隐性感染或亚临床感染，与入侵病毒数量少、毒力弱或机体防御能力强有关。隐性感染者仍可产生特异性免疫力清除病毒而终止感染。部分隐性感染者病毒可在体内增殖而不被清除，可向外排出病毒，称为病毒携带者，是重要的传染源，具有流行病学意义。

（二）显性感染

病毒侵入机体后出现明显临床症状的称为显性感染或临床感染。此类感染按感染的部位可分为局部或全身感染。根据潜伏期长短、发病缓急、病程长短可分为急性感染和持续性感染。

1. 急性感染　也称为病原消灭型感染。病毒侵入机体后，一般潜伏期较短，发病急，病程仅数日至数周，恢复后机体内不残留病毒，病后常获得特异性免疫力，如流行性感冒等。

2. 持续性感染　病毒侵入机体后，可持续存在于体内数月、数年甚至终身。根据病程分为以下三类。

（1）慢性感染　病毒侵入机体后未完全清除，可持续存在于血液或组织中并不断排出体外，病程长达数月至数年，患者血中可持续检测出病毒，因而可经输血、注射而传播，如乙型肝炎、丙型肝炎等。

（2）潜伏感染　在显性或隐性感染后，病毒基因长期存在于一定组织和细胞内，不复制，患者无症状，在某些条件下（如机体免疫力下降时）病毒被激活又开始复制引起急性临床症状，此时可检查到病毒存在，如水痘 - 带状疱疹病毒等。

（3）慢发病毒感染　病毒侵入机体后有很长的潜伏期，达数月、数年甚至数十年之久，机体无症状也分离不出病毒，直至症状出现并进行性加重，最终导致死亡，如人类免疫缺陷病毒引起的艾滋病、麻疹病毒引起的亚急性硬化性全脑炎。

三、病毒的致病机制

（一）病毒对宿主细胞的致病作用

1. 杀细胞效应　指病毒在宿主细胞内复制完毕后短时间大量释放子代病毒，造成细胞裂解而死亡。多见于裸露病毒，如脊髓灰质炎病毒等。如此效应发生在中枢神经系统，达到一定程度后可引起严重后果，造成严重后遗症甚至危及生命。

2. 稳定状态感染　指病毒在宿主细胞内复制成熟后以出芽方式逐个释放子代病毒，一般不引起细胞立即溶解死亡，多见于包膜病毒，如麻疹病毒。但感染可引起宿主细胞融合及细胞表面出现病毒基因编码的新抗原。细胞融合是包膜病毒扩散的方式之一。细胞由于表达了病毒抗原而成为靶细胞，最终因细胞免疫作用而死亡。

3. 包涵体形成　指病毒感染宿主细胞后，在其胞质或胞核内形成光学显微镜下可见的斑块状结构。有些病毒的包涵体就是病毒颗粒的聚集体；有些是病毒增殖留下的痕迹，或是病毒感染引起的细胞反应物，可作为病毒感染的辅助诊断。

4. 基因整合与细胞转化　指病毒感染宿主细胞后，将基因整合于细胞基因组中。有两种方式，一种是反转录病毒合成的 DNA 全部整合到宿主细胞 DNA 中；另一种是 DNA 病毒基因组部分片段随机整合到宿主细胞 DNA 中。少数病毒发生整合感染可促进宿主细胞 DNA 合成，加速细胞增殖，使细胞失去接触抑制而大量增生，称为细胞转化，这一过程也可由病毒蛋白诱导发生。基因整合或其他机制引起的细胞转化与肿瘤形成密切相关。

5. 细胞凋亡　病毒感染宿主细胞后，在病毒蛋白诱导下，激发信号转导到细胞核内，启动细胞凋亡基因，导致细胞凋亡，如腺病毒、人类免疫缺陷病毒等。

（二）病毒感染的免疫病理作用

病毒感染宿主细胞后，既可以刺激机体产生保护性免疫应答，也可引起免疫病理损伤。

1. 体液免疫损伤　许多病毒如乙型肝炎病毒、流感病毒等感染宿主细胞后能诱发出现新抗原，通过 II 型超敏反应导致免疫病理损伤。病毒抗原与抗体结合形成的中等大小复合物，可通过 III 型超敏反应导致局部组织损伤。

2. 细胞免疫损伤　CTL 可识别病毒感染后出现新抗原的靶细胞，引起 IV 型超敏反应造成组织细胞损伤。

3. 损伤免疫细胞　人类免疫缺陷病毒能杀伤 $CD4^+$ T 细胞，使 $CD4^+$T 细胞减少，导致获得性免疫缺陷综合征。

（三）病毒的免疫逃逸

病毒可能通过逃避免疫防御、防止免疫激活或阻止免疫应答发生等方式来逃脱免疫应答。

> **链接**
>
> **病毒与肿瘤**
>
> 病毒是人类肿瘤的致病因素之一，与人类癌症密切相关的病毒包括人乳头瘤病毒（HPV）、EB 病毒（EBV）、人类疱疹病毒 8 型、乙型肝炎病毒、丙型肝炎病毒和两种反转录病毒（人类嗜 T 细胞病毒和人类免疫缺陷病毒）等。上述病毒均已被世界卫生组织国际癌症研究机构（IARC）归为 1 类致癌物。许多病毒在自然感染或人为接种后都能在动物体内诱发肿瘤。RNA 肿瘤病毒研究揭示了细胞癌基因参与肿瘤形成，DNA 肿瘤病毒研究确立了肿瘤抑制基因的作用。这些发现为癌变的分子机制提供了理论基础。

四、抗病毒免疫

（一）固有免疫

参与抗病毒固有免疫的包括干扰素、屏障结构、巨噬细胞、自然杀伤细胞等。

干扰素（IFN）包括 α、β、γ 三种，α、β 干扰素属于 I 型，抗病毒作用强于免疫调节作用；γ 干扰素属 II 型，其免疫调节作用强于抗病毒作用（表 20-2）。

表 20-2　干扰素的主要区别

类型		诱导剂	来源	作用
Ⅰ型	α	各种病毒	白细胞	主要用于抗病毒
	β	诱生剂	成纤维细胞	
Ⅱ型	γ	各种抗原	T 细胞	主要用于抗肿瘤和免疫调节
	—	植物凝集素（PHA）、伴刀豆球蛋白（ConA）	—	

干扰素具有种属特异性、广谱性和间接性等特性。种属特异性指只有源于人类的干扰素才对人体有作用，其他种类干扰素在人体内无效。广谱性指干扰素对所有病毒均有一定抑制作用。间接性指干扰素不是直接杀灭病毒，而是通过抑制病毒复制灭活病毒（图 20-5）。

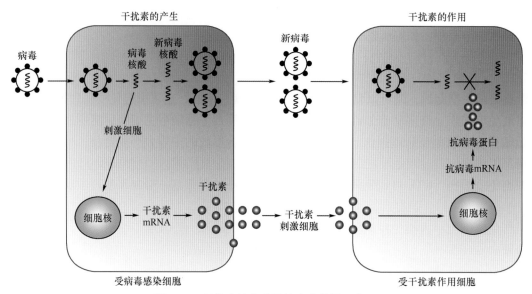

图 20-5　干扰素的产生及抗病毒作用示意图

（二）适应性免疫

1. 体液免疫　中和抗体 IgG、IgM、sIgA 能与病毒表面抗原结合，阻止病毒吸附和穿入易感细胞，保护细胞免受病毒感染，并可有效地防止病毒通过血行播散。机体还可以通过调理吞噬、ADCC、激活补体等途径裂解和破坏病毒感染细胞。

2. 细胞免疫　通过 CD8$^+$T 细胞直接杀伤病毒和 CD4$^+$T 细胞释放细胞因子阻止病毒感染。

第 3 节　病毒感染检查和防治原则

一、病毒感染的检查

（一）标本采集与送检原则

1. 根据感染特点、病程等采集合适标本　做病毒分离或抗原检查的标本应在发病初期或急性期采集。做血清学诊断的标本应在急性期和恢复期各采一份，以动态观察双份血清抗体效价。

2. 标本采集必须严格无菌操作　对于本身带有杂菌或可能被细菌污染的标本应使用抗生素以抑制标本中细菌或真菌等生长繁殖。

3.快速送检与冷冻保存　标本采集后宜在 1 ～ 2 小时送检，病变组织等标本可置于含抗生素的 50% 甘油缓冲液中，冷藏速送。不能立即检查的标本，应置 –70℃低温冰箱内保存。

（二）病毒感染检查方法

1.形态学检查　既可以用光学显微镜直接观察大型病毒（痘类病毒）及病毒包涵体；也可以用电子显微镜观察病毒形态结构等；或者在病毒标本悬液中加入特异性抗体，使病毒颗粒凝聚成团，再用电子显微镜观察，提高病毒检出率。

2.血清学检查　可利用荧光、酶、同位素等标记技术对病毒抗原或抗体进行早期诊断，如病毒抗原标志物检查、IgM 型抗病毒抗体检查、红细胞凝集试验、凝集抑制试验和病毒中和试验等。

3.病毒基因组检查　包括核酸杂交、核酸扩增、基因芯片、基因测序技术等。目前常用的核酸杂交技术有斑点分子杂交、原位分子杂交及印迹法等。PCR 是一种体外基因扩增技术，可测出极微量病毒核酸，具有灵敏度高、特异性强、简便快速等特点。

（三）病毒分离培养

病毒必须在易感的活细胞内才能增殖，故应根据病毒的不同，选择敏感动物接种、鸡胚培养、组织培养等方法来分离和培养病毒。①动物接种：需要根据病毒特点选择敏感动物和接种途径。②鸡胚培养：比较经济简便，一般采用孵化 9 ～ 12 天的鸡胚，需要根据病毒特点选择鸡胚的不同部位接种。③细胞培养：最常用，常用于培养病毒的细胞有人胚肾细胞、海拉（HeLa）细胞系等。大多数病毒在敏感细胞内增殖后会引起细胞圆缩、溶解等形态学改变，称细胞病变效应；也可出现红细胞吸附、红细胞凝集等现象。

二、病毒感染的防治原则

1.人工主动免疫　常见的疫苗有减毒活疫苗 [如口服脊髓灰质炎减毒活疫苗（OPV）]、灭活疫苗（如乙型脑炎疫苗）、亚单位疫苗（如流行性感冒疫苗）、基因工程疫苗（如重组乙肝疫苗）等。

2.人工被动免疫　注射免疫血清、胎盘球蛋白及与细胞免疫有关的转移因子进行紧急预防和治疗。

3.药物治疗　迄今尚无十分理想的药物。

（1）化学药物　包括核苷类药物、蛋白酶抑制剂等，如金刚烷胺可用于流行性感冒的治疗。

（2）干扰素及诱生剂　具有广谱抗病毒作用。

（3）中草药　板蓝根等能抑制多种病毒增殖；苍术、艾叶在组织培养中可抑制腺病毒、鼻病毒及流感病毒；贯众、胆南星可抑制疱疹病毒。中医药在抗击新型冠状病毒肺炎疫情中发挥了重要作用。

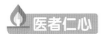
医者仁心

与病毒交锋的女将军——陈薇

抗击非典疫情、抗击埃博拉疫情、抗击新型冠状病毒肺炎疫情……每每在危急关头都会挺身而出，她就是冒着生命危险数次与病毒交锋的陈薇院士。2020 年她在抗击新型冠状病毒肺炎疫情中带领团队成功研发出安全有效的重组新冠疫苗（腺病毒载体）。陈薇院士等研发的雾化吸入用的重组新冠疫苗（5 型腺病毒载体）Ⅰ期临床试验数据在 *The Lancet Infectious Diseases* 上发表，成为国际首个发表的新冠疫苗黏膜免疫临床试验结果。在验证刚刚研制出来的新冠疫苗安全性时，陈薇说"我先试打，半小时后如果我没事，你们再打。"2021 年 2 月 25 日，该型疫苗成为获国内批准的第一个采用基因工程技术制备的新冠疫苗。2020 年 8 月 11 日她被授予"人民英雄"国家荣誉称号。

目标检测

一、单项选择题

1. 测量病毒大小的常用单位是（　　　）
   A. cm　　　　　B. mm　　　　　C. μm
   D. nm　　　　　E. pm

2. 对病毒的描述不正确的是（　　　）
   A. 体积微小　　　　　B. 结构简单
   C. 含单一核酸　　　　D. 对抗生素敏感
   E. 在活细胞内寄生

3. 病毒的增殖方式是（　　　）
   A. 复制　　　　B. 裂殖　　　　C. 二分裂
   D. 芽生　　　　E. 分泌

4. 病毒的最基本结构是（　　　）
   A. 衣壳　　　　B. 包膜　　　　C. 核心
   D. 刺突　　　　E. 核衣壳

5. 病毒感染对宿主细胞的直接作用不包括（　　　）
   A. 杀细胞感染　　　　B. 细胞融合
   C. 整合感染　　　　　D. 形成包涵体
   E. 继发感染

6. 下列哪种感染类型是病毒感染所特有的（　　　）
   A. 慢性感染　　　　　B. 急性感染
   C. 显性感染　　　　　D. 慢发病毒感染
   E. 隐性感染

7. 参与抗病毒固有免疫的包括（　　　）
   A. 干扰素　　　　　B. 屏障结构
   C. 巨噬细胞　　　　D. 自然杀伤细胞
   E. 以上都是

8. 有关于干扰素，下列说法错误的（　　　）
   A. 病毒可刺激人细胞产生
   B. 具有抗肿瘤作用
   C. 分Ⅰ、Ⅱ两种类型
   D. 有种属特异性
   E. Ⅱ型干扰素抗病毒作用最强

二、思考题

1. 病毒有哪些基本特性？
2. 举例说明病毒的传播方式及感染类型。

（孟凡云）

第**21**章
呼吸道病毒

呼吸道病毒（respiratory virus）是指以呼吸道为侵入门户，在呼吸道黏膜上皮细胞中增殖，引起呼吸道局部感染或呼吸道以外组织器官病变的一类病毒。主要包括正黏病毒科（流感病毒）、副黏病毒科（副流感病毒、呼吸道合胞病毒、麻疹病毒、腮腺炎病毒等）、披膜病毒科（风疹病毒）、小RNA病毒科（鼻病毒）和冠状病毒科等。此外，腺病毒、呼肠病毒、柯萨奇病毒与埃可（ECHO）病毒、疱疹病毒等也可引起呼吸道感染性疾病。临床上的急性呼吸道感染中90%以上是由病毒引起的。呼吸道病毒多具有感染力强、传播速度快、疾病潜伏期短、发病急、病后免疫力不能持久等特点。

✚ 案例 21-1

患儿，女，9岁，体温39℃，伴有畏寒、寒战、咳嗽、鼻塞、流涕，同时伴头痛、乏力、食欲减退、咳嗽，鼻塞、流涕。血常规：白细胞 $11×10^9/L$。酶免疫测定法从患儿呼吸道分泌物中检测到流感病毒抗原。

问题：根据症状及微生物学检查，该患儿初步判断为何种疾病？采取哪些措施可预防本病？

第1节　流行性感冒病毒

流行性感冒病毒（influenza virus）简称流感病毒，是流行性感冒（流感）的病原体，分为甲（A）、乙（B）、丙（C）三型；其中甲型流感病毒易发生变异，曾多次引起世界性大流行，对人类的生命健康危害极大。

一、生物学性状

（一）形态与结构

流感病毒具有多形性，一般为球形，也可呈丝状或杆状，病毒的直径为80～120nm，内有一直径约为70nm的电子致密核心，为病毒的核衣壳。丝状体长短不一，长度有时可达4000nm，直径与球形病毒相同。流感病毒的结构由内向外分为三个部分（图21-1），主要包括内部的核心（即核衣壳）、基质蛋白（M蛋白）和包膜。

1. 核心　流感病毒核心在电子显微镜下呈电子致密状态，由RNA及包绕其周围的核蛋白、RNA多聚酶组成，其核酸为单股负链RNA，分节段。甲、乙型流感病毒为8个节段，丙型为7个节段，第1～3个RNA片段分别编码聚合酶碱性蛋白2（PB2）、聚合酶碱性蛋白1

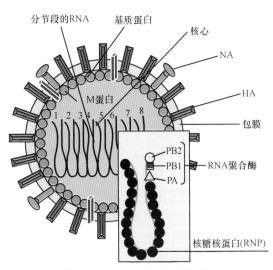

图 21-1　流感病毒结构模型图

（PB1）和聚合酶酸性蛋白（PA），三者共同组成 RNA 依赖的 RNA 聚合酶。每一个节段就是一个基因，决定流感病毒的遗传特性，其基因组分节段的特点使本病毒具有高频率基因重配，容易发生变异。核蛋白的抗原稳定，很少发生变异，具有型特异性。根据核蛋白抗原性的不同，可把感染人的流感病毒分为甲、乙、丙三型。

2. 基质蛋白（M 蛋白）　位于包膜与核心之间，具有保护核心与维持病毒外形的作用。宿主细胞膜含 M 蛋白的部分为核衣壳的识别部位，使其能选择性地从该部位出芽释放。M 蛋白抗原性较稳定，具有型特异性。

3. 包膜　是位于基质蛋白之外的脂质双层结构，其中镶嵌有两种由病毒基因编码的糖蛋白刺突：神经氨酸酶（neuraminidase，NA）和血凝素（hemagglutinin，HA），两者数量之比为 5 : 1。HA 和 NA 的结构不稳定，极易发生变异，是划分流感病毒亚型的依据。

（1）神经氨酸酶（NA）　是由 4 个相同亚单位（糖基化多肽）组成的四聚体，呈蘑菇状，头部含有酶活性中心和 4 个抗原位点。酶活性可作用于宿主细胞表面糖蛋白末端神经氨酸与相邻糖基的连接链，使其断裂，破坏细胞膜上病毒特异性受体，使病毒从感染细胞膜上解离，有利于成熟病毒的释放和集聚病毒的扩散。NA 具有抗原性，其相应抗体能抑制酶的水解作用，抑制病毒从细胞释放，但没有中和作用。

（2）血凝素（HA）　是由 3 条糖基化多肽分子以非共价形式聚合而成的三聚体，其 C 端有一疏水区插入病毒包膜的脂质双层中，是 HA 与病毒包膜的结合部位。N 端有一疏水区，具有膜融合活性，是病毒侵入宿主细胞的必需结构。

HA 能与人、鸡、豚鼠等动物的多种红细胞表面 N- 乙酰神经氨酸（唾液酸）受体结合引起红细胞凝集（简称血凝）。HA 具有免疫原性，为保护性抗原，其诱导的相应抗体称血凝抑制抗体，为保护性抗体。若在病毒与细胞混合前先加血凝抑制抗体，使该抗体首先与病毒血凝素结合，当再加入红细胞时，由于病毒血凝素上已结合了血凝抑制抗体，血凝素不能再与红细胞上的受体结合，红细胞就不出现凝集，这种现象称为血凝抑制。血凝和血凝抑制是病毒学研究常用的检测指标。

（二）分型、变异与流行

按核蛋白的可溶性补体结合抗原（核糖核蛋白和 M 蛋白）的不同，流感病毒被分为甲（A）、乙（B）和丙（C）三型；各型流感病毒可以根据其表面血凝素及神经氨酸酶抗原性的不同分为若干亚型。流行资料分析，乙型和丙型流感病毒抗原性比较稳定；甲型流感病毒表面抗原 HA 最易变异，NA 次之；二者亦可同时变异。流感病毒抗原变异有两种形式：①抗原漂移（antigenic drift），其变异幅度小，是核酸序列的点突变，致使 HA 或 NA 抗原决定簇发生某些改变。此型变异系量变，可在免疫人群中被选择出来，可引起中小流行。②抗原转换（antigenic shift），变异幅度大，是由核酸序列不断地突变积累或外来基因片段重组所致。此型变异系质变，即新毒株的 HA 和（或）NA 完全与前次流行株失去联系，形成新的亚型，导致新亚型的出现。这种抗原性的变异使人群原有的特异性免疫力失效，因此可以引起大规模甚至世界性的流感流行。

> **链接**
>
> **禽流感病毒**
>
> 禽流感病毒是禽类的病毒性流行性感冒，是由 A 型流感病毒引起的禽类呼吸系统传染病。禽流感容易在鸟类间流行，过去在民间称为鸡瘟。引起禽流感的病毒型别常见的有 H5N1、H5N2、H7N1、H7N9 等。根据致病性强弱分为高致病性、低致病性和非致病性三种。H5N1、H7N9 型属于高致病性禽流感病毒。人类禽流感的传染源主要为患者及携带禽流感病毒的家禽，病毒可以随病禽的呼吸道、眼、鼻分泌物及粪便排出，禽类通过消化道和呼吸道途径感染发病。被病禽粪便、分泌物污染的物体，如饲料、笼具、饮水、空气、运输车辆等都可能传播病毒。人群普遍易感。

（三）培养特性

流感病毒在鸡胚中生长良好。一般初次分离应先接种于羊膜腔中传代，适应后方接种于尿囊腔中，病毒在鸡胚中不引起明显病变。血凝试验可判断羊水或与尿囊液中有无病毒生长。人流感病毒能感染多种动物，只有雪貂的表现类似人类流感。另外，在原代人胚肾、猴肾等组织细胞中甲、乙型流感病毒也能生长。

（四）抵抗力

流感病毒抵抗力较弱，不耐热，56℃ 30 分钟能被灭活，室温下感染性很快消失；对干燥、日光、紫外线、乙醚、甲醛等敏感；在酸性条件下更易灭活，但在 −70℃ 或冷冻干燥后活性可长期保存。

二、致病性与免疫性

流感病毒经飞沫传播，侵入呼吸道，经 HA 吸附于呼吸道黏膜上皮细胞膜的 HA 受体上，然后侵入细胞进行增殖。经过 1～2 天的潜伏期，感染者可出现流感症状。病毒在呼吸道黏膜上皮细胞内增殖，造成感染的细胞变性，坏死脱落，黏膜充血水肿，腺体分泌增加；患者常表现出喷嚏、鼻塞、咳嗽等症状。病毒在上皮细胞内复制，很少入血，但可通过释放内毒素样物质入血，引起全身中毒症状，伴发热、头痛、全身酸痛、疲乏无力、白细胞计数下降等。流感病毒感染一般在数日内自愈，但幼儿或年老体弱患者易合并继发细菌感染，如肺炎等，病死率高。

病后对同型病毒有免疫力，可维持 1～2 年，主要为 sIgA 和血清中的中和抗体 IgM、IgG 共同的作用。抗体有两类。一类是能阻止病毒侵入易感细胞的抗病毒血凝素抗体，在抗感染中起重要作用；另一类是能减少细胞排毒和病毒扩散的抗神经氨酸酶抗体。此外，CTL 可杀伤流感病毒感染细胞，在促进受感染机体的康复方面起重要作用。

三、微生物学检查

1. 病毒分离与鉴定　采集发病初期（发病 3 天）患者鼻咽洗液或含漱液，加青霉素、链霉素杀菌后，接种于鸡胚羊膜腔内及尿囊腔中，35℃孵育 2～4 天，取羊水、尿囊液做血凝试验，检查有无病毒增殖。若试验为阴性，需在鸡胚中盲目传代三次后再试验。若血凝试验为阳性，可用已知流感病毒各型特异性抗体与新分离病毒进行血凝抑制试验，鉴定型别。

2. 血清学试验　取患者急性期（发病 3 日内）和恢复期（发病 2～4 周）双份血清，同样与已知各亚型流感病毒进行血凝抑制试验或其他试验。恢复期血清的抗体效价是急性期的 4 倍以上，具有诊断意义。

3. 快速诊断　用核酸杂交、PCR 或序列分析检测病毒核酸和进行分型测定。

四、防治原则

流感病毒传染性强，播散迅速，流行期间应尽量避免人群聚集，公共场所如剧院、宿舍应常通风换气，必要时可进行空气消毒。

流感疫苗有灭活疫苗和减毒活疫苗，但流感病毒抗原易变异，因此，及时掌握抗原变异动态，选育毒株，使制备的疫苗抗原性与流行株相同或近似极为重要。

治疗尚无特效方法，金刚烷胺对甲型流感病毒复制有抑制作用，对疾病的预防和治疗有一定效果，但此药因能引起中枢神经系统症状及耐药毒株出现而未被广泛使用。目前主要是对症治疗及预防继发的细菌感染。

第 2 节　其他常见呼吸道病毒

一、麻疹病毒

麻疹病毒（measles virus）是麻疹（measles）的病原体。麻疹是儿童常见的急性呼吸道传染病。其传染性极强，易感者接触后几乎全部发病。临床上主要以发热、上呼吸道炎症、结膜炎、科氏斑（麻疹黏膜斑）、全身丘疹为特征。如无并发症，预后良好。此外，麻疹病毒感染还与亚急性硬化性全脑炎（SSPE）的发生有关。

 案例 21-2

患儿，男，5 岁，因发热、畏光、咳嗽、流涕入院。查体：体温 39.5℃，患儿面部、颈部出现红色斑丘疹，口腔颊部可见中心灰白色、外绕红晕的黏膜斑。血清学检查示麻疹病毒 IgM 抗体（＋）。
问题：该患儿可能患了什么病？该病最常见的并发症是什么？如何预防？

（一）生物学性状

麻疹病毒呈球形，直径 120 ～ 250nm，核衣壳内的核酸为单股负链 RNA，不分节段，也不易发生重组；核衣壳呈螺旋对称，有包膜。包膜上有两种糖蛋白刺突：一种为血凝素（HA），能凝集猴、狒狒等动物的红细胞，并能与宿主细胞吸附；另一种为融合蛋白（F 蛋白），可使红细胞溶解和细胞发生融合，导致多核巨细胞病变。麻疹病毒无神经氨酸酶，仅一个血清型，抗原性强且稳定。可在人胚肾、人羊膜细胞及海拉（HeLa）细胞等多种传代细胞中增殖，引起细胞病变，形成多核巨细胞。本病毒抵抗力较低，加热 56℃ 30 分钟及常用消毒剂均易将病毒灭活。经人羊膜细胞传代后，可在鸡胚中连续传代获得减毒株，用于制备减毒活疫苗。

（二）致病性与免疫性

人是麻疹病毒唯一自然储存宿主，传染源为麻疹患者；患者从出疹前 4 天至出疹后 4 天均有传染性。病毒存在于鼻咽和眼分泌物中，主要通过飞沫传播，也可经患者用品或密切接触传播，病毒侵入易感者上呼吸道及周围淋巴结，经 9 ～ 12 天潜伏期，病毒入血形成第一次病毒血症，患者出现发热、咳嗽、眼结膜充血、科氏斑（Koplik 斑，麻疹黏膜斑）等前期症状，病毒随着血流到达单核巨噬细胞系统内增殖，3 ～ 5 天后再次释放入血形成第二次病毒血症，病毒播散至全身皮肤黏膜的毛细血管周围增殖（甚至可达中枢神经系统），损伤血管内皮，全身相继出现特征性米糠样皮疹。其损伤血管的机制可能与Ⅲ、Ⅳ型超敏反应有关。若无并发症，数天后皮疹消退，麻疹自然痊愈。年幼体弱的患儿易并发细菌感染，如继发性细菌性肺炎、支气管炎和中耳炎等，是麻疹患儿死亡的主要原因。极个别患者在患麻疹数年后并发亚急性硬化性全脑炎，为急性感染的迟发并发症。患者中枢神经系统功能发生渐进性衰退，表现为反应迟钝、精神异常、运动障碍，病死率较高。

麻疹病毒感染痊愈后免疫力持久，一般不会出现二次感染。

（三）微生物学检查

麻疹临床症状典型，一般无需做微生物学检查。对症状不典型的患者，可进行病毒分离培养。取鼻咽部脱落细胞或用免疫荧光试验（IFA）或玻片免疫酶法（IEA）检测血液中细胞麻疹病毒抗原；取患者急性期与恢复期双份血清进行血凝抑制试验，观察抗体滴度是否增长 4 倍以上。

（四）防治原则

预防麻疹的主要措施是隔离患者，进行人工主动免疫提高免疫力等。儿童在 8 月龄接种第 1 剂麻疹 - 风疹联合减毒活疫苗（麻风苗，MR），在 18 ～ 24 月龄接种第 2 剂麻疹 - 腮腺炎 - 风疹三联疫苗（MMR），接种后抗体阳转率达 90% 以上，免疫力可持续 10 ～ 15 年。对于与麻疹患儿有密切接触，但未注射过疫苗的易感儿童，可在接触后 5 天内肌内注射麻疹恢复期患者血清或丙种球蛋白等进行被动免疫。

二、腮腺炎病毒

腮腺炎病毒（mumps virus）是引起流行性腮腺炎的病原体，流行性腮腺炎是儿童常见的一种急性呼吸道传染病，多流行于冬、春季，潜伏期 7 ～ 25 天。

1. 生物学性状　病毒颗粒呈球形，直径 85 ～ 300nm，平均 140nm，有包膜，呈螺旋对称结构。包膜上有血凝素 - 神经氨酸酶刺突（HN）和融合因子刺突（F），基因组为单股负链 RNA。腮腺炎病毒易在鸡胚羊膜腔或鸡胚细胞内增殖，并可出现细胞融合，但细胞病变不明显，用血细胞吸附试验可证实有无病毒增殖。腮腺炎病毒仅含一个血清型，因其与副流感病毒和新城鸡瘟病毒有共同抗原，血凝抑制试验或补体结合试验可致轻度交叉反应。病毒在 56℃ 30 分钟可被灭活，对紫外线、脂溶剂敏感。

2. 致病性与免疫性　人是腮腺炎病毒唯一的自然宿主。病毒通过飞沫传播。病毒侵入呼吸道上皮细胞和面部局部淋巴结内增殖后进入血流，再通过血液侵入腮腺及其他器官，引起一侧或双侧腮腺肿大。若无合并感染，病程经 1 ～ 2 周自愈。有时常引起睾丸炎、卵巢炎、无菌性脑膜炎、获得性耳聋等。腮腺炎是导致男性不育症、儿童期获得性耳聋最常见的原因。感染后一般获得终生免疫。

3. 微生物学检查　典型的腮腺炎症状典型，不需要做病毒学和免疫学检查即可诊断。症状不典型的患者，特别是无菌性脑膜炎患者则需要做病毒分离和血清学检查才能确诊。

4. 防治原则　及时隔离患者，阻止传播。采用人工主动免疫，对 8 月龄和 12 周岁儿童两次接种麻疹 - 腮腺炎 - 风疹三联疫苗（MMR），发病率明显下降。

三、风疹病毒

风疹病毒（rubella virus）分属于披膜病毒科，是风疹的病原体。为单股正链 RNA 病毒，直径 50 ～ 70nm，核衣壳为二十面体对称，有包膜，包膜刺突有血凝性；只有一个血清型，56℃ 30 分钟可使大部分病毒失活，紫外线可使其灭活，病毒对脂溶剂敏感。人是风疹病毒唯一的自然宿主。

病毒经呼吸道传播，在局部淋巴结增殖后，经病毒血症播散全身。儿童是主要易感者，主要表现为发热、麻疹样出疹，但症状较轻，常伴耳后和枕下淋巴结肿大。成人感染症状较严重，除出疹外，还有关节疼痛、血小板减少、出疹后脑炎等。风疹病毒感染能垂直传播导致胎儿先天性感染。孕妇在孕期 20 周内感染风疹病毒对胎儿危害最大，可引起胎儿死亡或先天性心脏病、先天性耳聋、白内障等畸形和其他风疹综合征，如黄疸性肝炎、肝大、肺炎、脑膜炎等。风疹病毒自然感染后可获得持久免疫力，孕妇血清抗体有保护胎儿免受风疹病毒感染的作用。常用 ELISA 等检测孕妇血清中的特异性 IgM 抗体进行早期诊断。接种风疹减毒活疫苗为预防风疹的有效措施，常与麻疹、腮腺炎组合成三联疫苗（MMR）；我国自己研制的风疹减毒活疫苗 BRD Ⅱ 免疫原性良好。

➕ **案例 21-3**

患者，女，26 岁，妊娠 6 周。因发热、咽痛、咳嗽、流涕、头痛及关节肌肉痛，白带增多 1 周就诊。查体：耳后、颈后和腹股沟淋巴结肿大，全身皮肤出现弥漫性麻疹样红色斑丘疹。实验室检查：血清风疹病毒 IgM 抗体增高。

问题：该孕妇可能感染了什么病毒？该病最大的危害是什么？如何预防？

四、冠状病毒

冠状病毒是一类有包膜的 RNA 病毒，由于病毒包膜上有向四周伸出的突起，形如花冠而得名（图 21-2）。其广泛分布于自然界，可感染人类、禽类和野生动物。

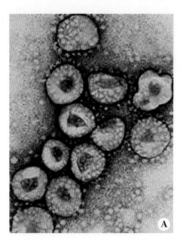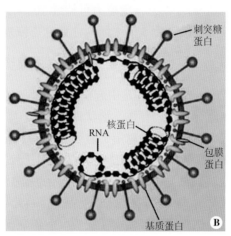

图 21-2　冠状病毒的形态与结构

> **链接**
>
> ### 新型冠状病毒肺炎
>
> 2019 年 12 月以来，湖北省武汉市出现不明原因肺炎病例，现已证实为 2019 新型冠状病毒感染引起的急性呼吸道传染病。2020 年 1 月 20 日，国家卫生健康委员会将新型冠状病毒肺炎纳入《中华人民共和国传染病防治法》规定的乙类传染病，并采取甲类传染病的预防、控制措施。新型冠状病毒的主要传染源为患者，无症状的感染者也可能成为传染源，经呼吸道飞沫和密切接触传播，在相对封闭的环境中暴露于高浓度气溶胶情况下也可能传播。

1. 生物学性状　病毒体呈球形，直径为 80 ～ 160nm，基因组为单股正链 RNA，是基因组最大的 RNA 病毒。核衣壳为螺旋对称，包膜表面有 20nm 的长管状或纤维状刺突，呈多形性花冠状突起。

冠状病毒对理化因素的抵抗力较弱，对常用消毒剂、紫外线及热均敏感，56℃ 30 分钟或 37℃数小时可使病毒失去感染性。

2. 致病性与免疫性　常见的冠状病毒主要感染成人和儿童，引起普通感冒、咽喉炎或成人腹泻。病毒经飞沫传播，粪 - 口途径亦可传播。主要在冬春季流行，疾病的潜伏期平均 3 ～ 7 天。感染后免疫记忆不强，再感染仍可发生。

冠状病毒的某些毒株还可引起严重急性呼吸综合征（SARS）和中东呼吸综合征（MERS）等。SARS 的主要症状有发热、咳嗽、头痛、肌肉痛及呼吸道感染症状。病死率约 14%，尤以 40 岁以上或有潜在疾病者（如心脏病、糖尿病、哮喘及慢性肺病）病死率高。SARS 冠状病毒感染后可引起特异性体液免疫和细胞免疫，患者痊愈后可获得牢固的免疫力。

3. 微生物学检查　SARS 冠状病毒感染可结合临床症状及微生物学检查进行诊断。可应用免疫荧光试验和酶联免疫吸附试验检测患者血清中的 IgM 与 IgG 抗体，也可应用反转录聚合酶链反应（RT-PCR）快速检测 SARS 病毒的 RNA。SARS 相关样品处理、病毒培养和动物实验需在生物安全三级（BSL-3）实验室进行。

4. 防治原则　隔离患者，切断传播途径，提高人群免疫力是主要预防措施。流行期间应尽量避免集会，公共场所保持空气畅通。采用人工主动免疫接种疫苗，可有效预防感染，减少重症的发生。临床治疗主要采用综合性支持疗法和对症治疗。

目标检测

一、单项选择题

1. 流感病毒的生物学特性，下列说法不正确的是（ ）
   A. 双股 DNA 病毒
   B. 根据核蛋白和基质蛋白抗原性不同分型
   C. 抗原易变异是最突出的特点
   D. 结构分为三层
   E. 病后免疫力弱

2. 流感病毒分亚型的依据是（ ）
   A. 核酸类型　　　　B. 蛋白类型
   C. HA 和 NA　　　　D. 核蛋白抗原
   E. M 蛋白

3. 流感病毒引起流感大流行的主要原因是（ ）
   A. 病毒毒力强
   B. 病毒免疫原性弱
   C. 病毒 HA 和 NA 易发生变异
   D. 人对病毒免疫力低下
   E. 病毒不侵入血流

4. 易导致胎儿畸形、流产、死胎的病毒是（ ）
   A. 风疹病毒　　　　B. 腮腺炎病毒
   C. 流感病毒　　　　D. 冠状病毒
   E. 麻疹病毒

5. 2003 年春季在我国发生一种传染性非典型肺炎，世界卫生组织将其命名为严重急性呼吸综合征，初步认定的病原体是（ ）

   A. 支原体　　　　　B. 细菌
   C. 军团菌　　　　　D. 衣原体
   E. 冠状病毒

6. 患者，女，12 岁，左侧腮腺肿痛 2 天，伴有发热，食欲减退，乏力不适。患者最有可能患的疾病是（ ）
   A. 风疹　　　　　　B. 麻疹
   C. 荨麻疹　　　　　D. 流行性腮腺炎
   E. 流脑

（7、8 题共用题干）

患儿，男，5 岁，因发热、畏光、红疹就诊，红色斑丘疹从耳后、前部、颈部扩散到身体的其他部分；查体发现患儿口腔上腭可见中心灰白、周围伴有红晕的科氏斑。颊部红疹刮取物镜检发现包涵体，咽喉拭子常规细菌培养阴性。

7. 该患儿所患疾病最可能是（ ）
   A. 猩红热　　　B. 伤寒　　　C. 感冒
   D. 麻疹　　　　E. SARS

8. 预防该病流行的主要措施是（ ）
   A. 对患者及时治疗　　B. 接种减毒活疫苗
   C. 注射丙种球蛋白　　D. 接种灭活疫苗
   E. 防止硬蜱叮咬

二、思考题

呼吸道病毒感染有哪些共性？

（马春玲）

第22章
肠道病毒

肠道病毒（enterovirus）是指经消化道感染和传播，能在肠道中复制，并引起人类相关疾病的胃肠道感染病毒。

肠道病毒在分类学上归属于小 RNA 病毒科下的肠道病毒属，是一类生物学性状相似、病毒颗粒非常小的单股正链 RNA 病毒。2016 年，国际病毒命名委员会（ICTV）将小 RNA 病毒科分为 35 个病毒属，其中肠道病毒属下有 7 个病毒种可以感染人类。人肠道病毒依据其对人类和实验动物的致病性、体外培养引起的细胞病变效应等，分为脊髓灰质炎病毒、柯萨奇病毒 A 组和 B 组、埃可病毒等。由于新型肠道病毒不断被发现，原来的血清型标准无法对其归类，ICTV 决定按其发现顺序统一命名，如 EV68、EV69、EV70 和 EV71 等。迄今已发现有 100 多种不同血清型的人肠道病毒（表 22-1）。

表 22-1 常见的肠道病毒型别

病毒种类	血清型
脊髓灰质炎病毒	Ⅰ型，Ⅱ型，Ⅲ型
柯萨奇病毒	A 组（1 ～ 22，24 型），B 组（1 ～ 6 型）
埃可病毒	1 ～ 9，11 ～ 27，29 ～ 33 型
新型肠道病毒	68 ～ 71 型

肠道病毒的共同特点：①病毒体呈球形，直径 24 ～ 30nm，核心为单股正链 RNA，衣壳二十面体立体对称，无包膜。②多数肠道病毒能在有相应膜受体的易感细胞中增殖，迅速产生细胞病变。③抵抗力较强，在污水和粪便中能存活数月；耐乙醚，耐酸（pH3 ～ 5），耐胆汁。④粪 - 口途径传播，以隐性感染多见。肠道病毒主要在肠道中增殖，侵入血流产生病毒血症，可引起多种肠道外感染性疾病，如脊髓灰质炎、无菌性脑膜炎、心肌炎及急性出血性结膜炎等。⑤一种型别的肠道病毒可引起几种疾病或病征，而一种疾病或病征也可由不同型别的肠道病毒引起。

一、脊髓灰质炎病毒

脊髓灰质炎病毒（poliovirus，PV）是脊髓灰质炎的病原体。病毒侵犯脊髓前角运动神经细胞，导致急性弛缓性肢体麻痹，多见于儿童，故亦称小儿麻痹症（infantile paralysis）。脊髓灰质炎病毒三个血清型之间没有交叉免疫反应，约 85% 脊髓灰质炎由 Ⅰ 型病毒引起。该病流行于全世界，曾严重威胁人类健康。

（一）生物学性状

脊髓灰质炎病毒呈球形，颗粒较小，直径 20 ～ 30nm，核心为单股正链 RNA，衣壳呈二十面体立体对称，无包膜。衣壳蛋白由 VP1、VP2、VP3 和 VP4 组成。VP1 是外露的主要衣壳蛋白，与受体具有特殊亲和力，可诱导产生中和抗体，VP4 在衣壳内部与 RNA 相连接，可维持病毒的构型。按其抗原性不同，可分为三个血清型，即Ⅰ型、Ⅱ型和Ⅲ型，各型间很少有交叉免疫。病毒能在灵长类动物细胞内增殖，常用猴肾、人胚肾或人羊膜细胞等进行细胞培养（图22-1）。

脊髓灰质炎病毒对理化因素的抵抗力较强，耐寒，–70℃可保存活力达8年之久，在水、粪便和牛奶中可生存数月，在胃肠道能耐胃酸、蛋白酶和胆汁的作用，在4℃冰箱中可保存数周，室温下可存活数日，但对干燥敏感，故不宜用冷冻干燥法保存；不耐热，56℃ 30分钟可使之灭活，煮沸和紫外线照射可迅速将其杀死；能耐受一般浓度的化学消毒剂，但对高锰酸钾、过氧化氢、漂白粉等敏感。

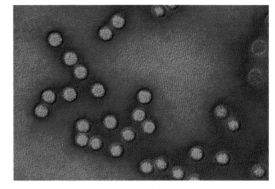

图 22-1　脊髓灰质炎病毒

（二）致病性与免疫性

人类是脊髓灰质炎病毒唯一宿主。患者、无症状携带者及隐性感染者均可成为传染源，主要通过粪-口途径传播，易感者多为15岁以下，尤其是5岁以下的儿童。主要在夏秋季节流行。

脊髓灰质炎病毒经口进入机体后，先在咽、扁桃体等淋巴组织和肠道集合淋巴结中增殖，然后释放入血，形成第一次病毒血症，扩散至全身易感组织中再次增殖后，导致第二次病毒血症。病毒感染后，机体免疫力的强弱显著影响其结局。90%以上为隐性感染或轻症感染，不表现或只表现轻微发热、头痛、乏力、咽痛、腹部不适等症状，并迅速恢复；只有极少数患者产生严重后果，病毒侵入中枢神经系统，在脊髓前角运动细胞内增殖，引起细胞变性坏死，可表现为肢体麻痹，下肢尤甚，大多可留下跛行的后遗症。一些罕见病例发展为延髓麻痹，导致呼吸循环衰竭而死亡。

病毒感染后机体对同型病毒可产生牢固而持久的免疫力。主要为体液免疫，肠道、呼吸道黏膜局部产生sIgA，可与病毒结合而阻止其侵入血流，血清中和抗体IgG、IgA、IgM可阻止病毒向中枢神经系统扩散。血清IgG可通过胎盘由母体传给胎儿，故6个月以内的婴儿较少发病。

（三）微生物学检查

粪便标本加抗生素处理后，接种于原代猴肾或人胚肾细胞，置37℃培养7～10天，若出现细胞病变，可用中和试验进一步鉴定其型别。取早期及恢复期双份血清做血清学检查，若血清抗体效价增高4倍或以上有诊断意义。用核酸杂交、PCR直接检测病毒核酸进行快速诊断，具有敏感、特异的优点。

（四）防治原则

自20世纪50年代中期以来，灭活脊髓灰质炎疫苗（IPV）和口服脊髓灰质炎减毒活疫苗（bOPV）相继问世并广泛应用，为预防和最终消灭脊髓灰质炎奠定了基础。

脊髓灰质炎一般预防措施包括隔离患者、消毒排泄物、加强饮食卫生、保护水源等。用脊髓灰质炎疫苗进行人工主动免疫是预防特异性脊髓灰质炎的最佳措施。我国自2019年12月起，在全国范围内实施2剂次IPV和2剂次bOPV的免疫程序，2月龄和3月龄各接种1剂次IPV，4月龄和4周岁各口服1剂次2价bOPV；IPV和OPV都是三型脊髓灰质炎病毒的混合疫苗，免疫后可获得抗三个血清型脊髓灰质炎病毒的免疫力。OPV口服后其免疫过程类似自然感染，既可诱导机体产生血清抗体，又可刺激肠道局部产生sIgA，故免疫效果良好，可获得牢固而持久的免疫力。对接触过脊髓灰质炎患者的易感者，可用丙种球蛋白或胎盘球蛋白进行紧急预防，能有效阻止发病或减轻症状。目前尚无药物可控制瘫痪的发生和发展，主要是对症处理和支持治疗，减少骨骼畸形，预防及处理合并症，康复治疗。

中国脊髓灰质炎疫苗之父——顾方舟

顾方舟（1926—2019），浙江宁波人，著名医学科学家、病毒学家，曾任中国医学科学院北京协和医学院院长。20世纪50年代，脊髓灰质炎在我国肆虐。1957年顾方舟临危受命，接到了研发脊髓灰质炎疫苗的艰巨任务。为了研制出安全有效的疫苗，1960年，脊髓灰质炎疫苗Ⅱ期临床试验前期，他冒着瘫痪风险服下活疫苗后，还瞒着妻子偷偷将疫苗喂给一岁的儿子，最终，脊髓灰质炎疫苗研制成功。2000年，世界卫生组织西太平洋地区消灭脊髓灰质炎证实委员会证实，中国本土脊髓灰质炎野病毒的传播已被阻断。顾方舟对脊髓灰质炎预防及控制的研究长达42年，是中国组织培养口服活疫苗开拓者之一。他将自己的一生奉献给了祖国医学事业，将自己的仁德之心留给了孩子们。2020年5月17日，顾方舟被评为感动中国2019年度人物。

二、柯萨奇病毒

柯萨奇病毒（CV）是1948年Dalldorf从美国纽约州柯萨奇镇的两名疑似脊髓灰质炎患儿的粪便中分离出来的，故名。根据对乳鼠的致病特点不同将其分为A、B两组。A组病毒有23个血清型，B组病毒有6个血清型。

柯萨奇病毒主要经粪-口途径传播，少数也可通过呼吸道感染。多数为隐性感染，表现为轻微上呼吸道感染症状或腹泻等症状。病毒可侵犯多种组织器官，如呼吸道、肠道、皮肤、肌肉、心脏、肾上腺和中枢神经系统等。因此，临床表现多样化，较重的有无菌性脑膜炎、类脊髓灰质炎等中枢神经系统疾病。人体感染柯萨奇病毒后，血清中较早出现特异性中和抗体，对同型病毒有持久免疫力。

由于柯萨奇病毒感染的临床症状多样化，仅根据临床表现难以对病因做出准确诊断。可采集患者咽喉部分泌物或粪便、脑脊液进行细胞培养或接种乳鼠分离病毒，或用血清学试验检测双份血清，恢复期比急性期抗体滴度≥4倍可辅助诊断。目前，尚无特异的防治方法。

链接

手足口病

手足口病多见于学龄前儿童，潜伏期一般为2～10天。常急性起病，表现为发热，手、足和臀部出现斑丘疹、疱疹，口腔黏膜或咽峡部出现散在疱疹，少数可累及中枢神经系统，甚至出现肺水肿、肺出血和（或）循环功能障碍等，病情进展迅速，可致死亡。发病呈季节性分布特点，南方春夏季主高峰，秋冬季次高峰；北方主要夏秋季流行，尤其是夏季。本病传染性强、隐性感染比例大、传播途径复杂、传播速度快，短时间内可造成较大范围流行。本病常由人肠道病毒71型（EV-A71）和柯萨奇病毒A组16型（CV-A16）引起，重症多由EV-A71感染所致。患者血清或脑脊液中可检测到抗EV-A71或CV-A16等肠道病毒IgM抗体。

三、埃可病毒

埃可病毒是20世纪50年代初在脊髓灰质炎流行期间，偶然从健康儿童的粪便中分离出来的，因当时不知它与人类何种疾病相关，故称之为人类肠道致细胞病变孤儿病毒（ECHO），简称埃可病毒。

埃可病毒有31个血清型，对人及猴的组织细胞均有致病性，对乳鼠无致病力。埃可病毒主要通过接触、呼吸道和消化道传播，亦可存在于健康人的咽喉和肠道内。仅从临床症状难以诊断为埃可病毒感染，但出现以下情形时应考虑埃可病毒感染：①无菌性脑膜炎在夏季流行时；②有红疹的发热病（尤其是幼儿）在夏季流行时；③暴发性婴幼儿腹泻，但不能发现致病性肠道菌时。病毒感染后常出现多种临床综合征，如无菌性脑膜炎、类脊髓灰质炎、出疹性发热病、皮疹等。感染后机体产生特异性中和抗体，对同型病毒感染有持久免疫力。各型间存在部分共同抗原，故有时可出现异型交叉反应。预防尚无疫苗可用。

四、新型肠道病毒

新型肠道病毒（neotype enterovirus）是指 1969 年以后陆续分离到的肠道病毒，目前包括 EV68、EV69、EV70 和 EV71 等多种型别。这些病毒与其他肠道病毒有相似的形态、结构、基因组及理化特性，也可以在猴肾细胞中培养，但在抗原性方面，它们与脊髓灰质炎病毒、柯萨奇病毒和埃可病毒有着明显不同。新型肠道病毒主要经粪 - 口途径传播，可引起多种神经系统疾病及机体其他部位疾病。EV68 主要引起儿童支气管炎及肺炎，EV69 未发现与人类疾病有关，EV70 是急性出血结膜炎的主要病原体，EV71 可引起手足口病、脑脊髓膜炎等。EV68、EV70 主要由手、眼科器械、毛巾、昆虫和游泳池水直接或间接接触传播，感染后一般可自愈。EV71 主要经粪 - 口或呼吸道飞沫传播，亦可经接触患者皮肤黏膜疱疹液而感染，通常以发病后 1 周内传染性最强。新肠道病毒传染性强，发病率高。尚无有效的治疗方法。

目标检测

一、单项选择题

1. 下列哪项不属于肠道病毒的共同特征（　　　）
　　A. 病毒颗粒呈球形，无包膜
　　B. 核酸为单链 RNA
　　C. 耐酸，不易被胃酸和胆汁灭活
　　D. 主要引起肠道疾病
　　E. 可侵犯神经系统

2. 脊髓灰质炎病毒的主要感染方式是（　　　）
　　A. 经媒介昆虫叮咬
　　B. 经粪 - 口途径传播
　　C. 经呼吸道吸入
　　D. 经血液输入
　　E. 经皮肤接触

3. 有关脊髓灰质炎病毒的正确说法（　　　）
　　A. 患者是唯一传染源
　　B. 通过蚊虫叮咬传播
　　C. 易被胃酸和胆汁灭活
　　D. 脊髓灰质炎病毒主要在夏秋季节流行
　　E. 受染者大多出现肢体麻痹症状

4. 脊髓灰质炎病毒主要侵犯（　　　）
　　A. 三叉神经
　　B. 脑神经节

　　C. 脊髓前角运动神经细胞
　　D. 神经 - 肌肉接头
　　E. 海马旁回锥体细胞

（5、6 题共用题干）

患儿，男，3 岁，新近非洲移民。患儿 5 个月前出现发热和腹泻，后自然消失，几周后发现右腿行走不便。查体：右下肢细短，软弱无力不能行走，右腿深部腱反射消失，但无感觉障碍。肌电图（EMG）呈慢性部分神经切除改变。

5. 该患儿所患疾病最可能是（　　　）
　　A. 手足口病　　　　　　B. 脊髓灰质炎
　　C. 秋季腹泻　　　　　　D. 麻疹
　　E. 疟疾

6. 预防该病流行的主要措施是（　　　）
　　A. 对患者及时治疗
　　B. 口服脊髓灰质炎疫苗糖丸
　　C. 注射丙种球蛋白
　　D. 防止饮水污染
　　E. 防止蚊虫叮咬

二、思考题

脊髓灰质炎防治原则有哪些？

（汪秀琴）

第23章

肝炎病毒

肝炎病毒（hepatitis virus）是一大类主要侵犯肝脏并引起病毒性肝炎的病毒，主要致病的肝炎病毒有甲型肝炎病毒、乙型肝炎病毒、丙型肝炎病毒、丁型肝炎病毒和戊型肝炎病毒，此外还有己型肝炎病毒、庚型肝炎病毒和 TT 型肝炎病毒。

第1节　甲型肝炎病毒

甲型肝炎病毒（hepatitis A virus，HAV）是甲型肝炎（简称甲肝）的病原体，由 1973 年 Feinstone 采用免疫电镜在急性肝炎患者粪便中首先发现，属小 RNA 病毒科嗜肝病毒属。

（一）生物学性状

1. 形态结构　HAV 为球形，直径 27 ～ 32nm，呈二十面体对称结构。基因组为单股正链 RNA，无包膜（图 23-1）。

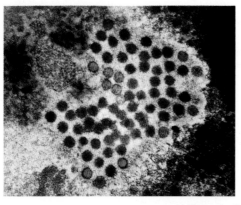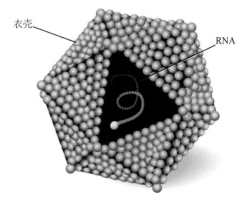

衣壳　　　　　RNA

图 23-1　甲型肝炎病毒

2. 抵抗力　HAV 抵抗力较强，可耐受乙醚、氯仿等脂溶剂，在 25℃ 干燥条件下可存活 1 个月，–20℃ 保存数年仍具有感染性；在淡水、海水、泥沙、毛蚶中存活数天至数月。加热 100℃ 5 分钟、70% 乙醇 30 分钟可被灭活。

（二）致病性与免疫性

甲型肝炎的传染源为患者和隐性感染者，传播途径为粪 - 口途径，潜伏期 15 ～ 50 天。病毒常在患者氨基转移酶升高前 5 ～ 6 天就存在于患者的血液和粪便中，在潜伏期末，大量病毒自感染者粪便排出，并持续 3 ～ 4 周。带病毒的粪便污染水源、食物、海产品、食具等易造成散发性流行或大流行。

HAV 多侵犯儿童及青年，发病率随年龄增长而递减。临床表现为发热、疲乏和食欲不振，继而出现肝大、压痛、肝功能损害，部分患者可出现黄疸。多数情况下，无黄疸型发生率高于黄疸型，但大流行时黄疸型比例增高。人类感染 HAV 后，大多数人表现为亚临床或隐性感染，仅少数表现为急性甲型肝炎；一般可完全恢复，不转为慢性肝炎，亦无慢性携带者。

HAV 在急性感染或隐性感染过程中机体都可产生抗 HAV IgM 和 IgG 抗体，IgG 产生后可在机体维持数年，对病毒的再感染有保护作用。

（三）微生物学检查

HAV 的微生物学检查以血清学检查和病原学检查为主。血清学检查主要用 ELISA 检测患者血清中的抗 -HAV IgM 和 IgG，抗 -HAV IgM 具有出现早、短期达高峰与消失快的特点，是甲型肝炎新近感染的标志；抗 -HAV IgG 的检测可用于流行病学调查和了解既往感染史。病原学检查主要采用粪便标本，用反转录聚合酶链反应（RT-PCR）或反转录定量聚合酶链反应（RT-qPCR）法检测 HAV-RNA、用 ELISA 法检测 HAV 抗原和免疫电镜法检测病毒颗粒等。

（四）防治原则

1. 切断传播途径　做好卫生措施，如保护水源、饮水消毒、食品卫生、食品消毒、加强粪便管理等。
2. 保护易感人群　①主动免疫：在甲型肝炎流行期间，易感人群（婴儿、幼儿、儿童和血清抗 -HAV IgG 阴性者）均可接种甲型肝炎减毒活疫苗或灭活疫苗。②被动免疫：甲型肝炎患者的接触者可接种人血清或胎盘球蛋白。

第 2 节　乙型肝炎病毒

案例 23-1

患者，男，40 岁。近期出现食欲减退、恶心呕吐、肝区疼痛不适。嗜烟酒，私生活混乱，无输血史。

血清学检查：抗 -HAV IgM（－），HBsAg（＋），HBeAg（＋），抗 -HBs（－），抗 -HBe（－），抗 -HBc（＋）。

问题：该患者可能被哪种病毒感染？ 该疾病应如何进行防治？

乙型肝炎病毒（hepatitis B virus，HBV），属嗜肝 DNA 病毒科正嗜肝 DNA 病毒属，是乙型肝炎的病原体。1965 年 Blumberg 等首次报道在澳大利亚土著人血清中发现一种与肝炎相关的抗原成分，证实为 HBV 的表面抗原。1970 年 Dane 首次在电镜下发现乙型肝炎患者血清中存在 HBV 颗粒。

一、生物学性状

（一）形态与结构

HBV 感染者的血清中存在以下三种不同形态的病毒颗粒。

1. 大球形颗粒　又称丹氏（Dane）颗粒，是有感染性的完整 HBV 颗粒，直径约 42nm，呈球形，具有双层衣壳。外衣壳相当于一般病毒的包膜，用酶或去垢剂去除病毒的外衣壳，可暴露出电子密度较大的核心结构，其表面为病毒的内衣壳，相当于病毒的核衣壳，呈二十面体立体对称，核心表面的衣壳为 HBV 核心抗原（HBcAg），大球形颗粒的内部含有病毒的 DNA 和 DNA 多聚酶。

2. 小球形颗粒　是感染者血清中最常见的颗粒，直径约 22nm，是病毒体组装过程中过剩的衣壳，不含病毒 DNA 及 DNA 聚合酶，故对人无感染性。

3. 管形颗粒　长 100 ～ 500nm，是一串聚合起来的小球形颗粒，亦无感染性（图 23-2）。

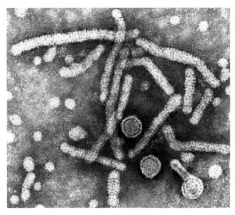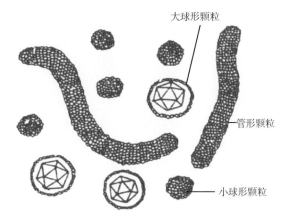

大球形颗粒

管形颗粒

小球形颗粒

图 23-2 乙型肝炎病毒电镜图与三种病毒颗粒的模式图

（二）抗原组成

1. 表面抗原（HBsAg）　大量存在于感染者血液中，化学成分为糖脂蛋白，具有抗原性，可刺激机体产生保护性抗体（抗 -HBs），故 HBsAg 是制备疫苗的主要成分。血清中出现抗 -HBs 表示过去曾感染过 HBV，是 HBV 感染的主要标志。

2. 核心抗原（HBcAg）　表面被 HBsAg 覆盖，故不易在患者血清中检出。但 HBcAg 抗原性较强，可刺激机体产生强而持久的抗 -HBc。抗 -HBc IgG 在血清中持续时间较长，但为非保护性抗体，抗 -HBc IgM 存在提示 HBV 在体内复制增殖。

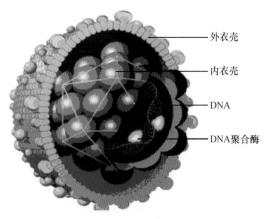

外衣壳

内衣壳

DNA

DNA聚合酶

图 23-3 乙型肝炎病毒模式图

3. e 抗原（HBeAg）　为可溶性蛋白质，是 HBcAg 在肝细胞内经蛋白酶降解形成的，存在于 Dane 颗粒内衣壳表面或游离于血清中。HBeAg 的消长与病毒体及 DNA 聚合酶的消长基本一致，故可作为 HBV 复制及具有强感染性的一个标志。HBeAg 可刺激机体产生抗 -HBe，抗 -HBe 能与受感染肝细胞表面的 HBeAg 结合，通过补体介导的细胞毒作用破坏受感染肝细胞，故有一定的保护作用，提示病毒复制速度减慢，传染性降低（图 23-3）。

（三）抵抗力

HBV 对外界抵抗力较强，对低温、干燥、紫外线和一般消毒剂（如 75% 乙醇、氯己定、甲酚皂、碘酊）等均有耐受性，30 ～ 37℃可存活 6 个月，55℃可存活 6 小时。高压蒸汽、5% 次氯酸钠、0.5% 过氧乙酸、环氧乙烷等可灭活 HBV。

二、致病性与免疫性

（一）传染源

1. 乙型肝炎患者　乙型肝炎的潜伏期为 30 ～ 160 天，患者在潜伏期、急性期或慢性活动期，其血液、精液、乳汁、阴道分泌液等均具传染性。

2. 无症状病毒携带者　HBV 携带者临床无症状，不易被察觉，但血液中长期带有病毒，为重要的传染源。

（二）传播途径

1. 血液、血制品传播　HBV 在血液中大量存在，微量的含有 HBV 的血液进入人体即可导致感染，如通过输血、注射、手术、针刺导致皮肤黏膜的微小创伤均可引起感染。

2.性接触传播　由于 HBV 存在于血液、精液、阴道分泌液及其他体液中，可通过性接触和其他密切接触而传播。

3.母婴传播　母亲若为 HBV 携带者，可通过血流、产道、哺乳等途径感染婴幼儿，被感染后 HBV 可在婴幼儿体内持续存在数年，在青春期后陆续发病。

（三）致病机制

乙型肝炎的临床表现呈多样性，可表现为无症状带毒者、慢性肝炎、急性肝炎和重症肝炎，其中部分慢性肝炎可发展为肝硬化或肝细胞癌等。HBV 的致病机制目前尚未完全清楚，免疫病理反应以及病毒与宿主细胞之间的相互作用是造成肝细胞损伤的主要致病机制。

1.细胞介导的免疫病理损害　HBV 是非溶细胞性的，即不会裂解被感染的细胞，在增殖过程中可在肝细胞表面表达病毒抗原。因此，机体清除 HBV 主要依赖 T 细胞介导的细胞免疫或通过抗体介导的自然杀伤细胞（NK 细胞）来杀伤靶细胞，将病毒释放于体液中。细胞免疫应答的强弱与临床过程的轻重及转归有密切关系。当感染的靶细胞数量不多、免疫应答处于正常范围时，特异性 CTL 可破坏感染的细胞，其释放至细胞外的病毒可被抗体中和而清除，临床表现为急性肝炎，可痊愈；如果受染的细胞数目较多，引起大量的细胞坏死时表现为重症肝炎；当机体免疫力低下，病毒在感染细胞内复制，虽部分受到 CTL 的杀伤作用，但当释放的病毒缺少有效抗体中和时，可再感染其他肝细胞造成慢性肝炎；慢性肝炎造成的肝病变可促进成纤维细胞增生，进而引起肝硬化；如果机体对 HBsAg 免疫应答低下，产生耐受，则表现为无症状 HBsAg 病毒携带状态（图 23-4）。

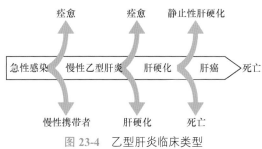

图 23-4　乙型肝炎临床类型

2.免疫复合物引起的病理损伤　在乙型肝炎患者血循环中常可测出 HBsAg- 抗 -HBs 的免疫复合物，免疫复合物易沉积在肝脏和血管中，阻塞肝毛细血管，造成暴发性肝衰竭而导致死亡。同时可引起 Ⅲ 型超敏反应，伴有肾小球肾炎、关节炎等肝外损害。

3.自身免疫反应引起的免疫损伤　人体感染 HBV 后，可引起细胞免疫及体液免疫应答，并激发自身免疫反应及免疫调节功能紊乱，致使病变的肝细胞产生或释放大量正常或异常的蛋白质，进一步促使免疫损害加重，使病情不断发展。

（四）免疫性

患者病后痊愈可获得免疫力，起保护作用的主要是抗 -HBs，抗 -HBe 也有一定的保护作用。抗 -HBs 可中和血液循环中的 HBV，阻止病毒与健康肝细胞结合，是清除细胞外病毒的主要因素。干扰素、NK 细胞、CTL 对细胞内 HBV 可发挥重要免疫作用。

三、微生物学检查

（一）HBV 抗原、抗体检测

目前主要采用放射免疫分析（RIA）和 ELISA 检测血清中的 HBsAg、抗 -HBs、HBeAg、抗 -HBe 及抗 -HBc（俗称"两对半"或"乙肝五项"）。乙肝五项是 HBV 感染的常用检测指标，分为定性和定量两种，定性检查只能提供阴性或阳性结果，定量检查则可提供各项指标的精确数值，对乙型肝炎患者的监测、治疗评估和预后判断等有重要意义（表 23-1）。

表 23-1　HBV 抗原 - 抗体检测结果的临床分析

HBsAg	抗 -HBs	HBeAg	抗 -HBe	抗 -HBc	抗 -HBc IgM	HBV-DNA	临床意义
–	–	–	–	–	–	–	从未感染过 HBV
–	+	–	–	–	–	–	接种乙肝疫苗或注射乙肝免疫球蛋白后产生免疫
–	–	–	+/–	+	–	+	隐匿性乙肝感染，少见，但对于免疫抑制或放化疗患者的检测有意义
+	+/–	+/–	+	+	+	+	急性感染或慢性感染急性发作
+	+/–	+/–	+	–	+/–		慢性感染
–	+	–	+	+	–	–	既往感染已恢复，有免疫力

注：HBsAg，乙型肝炎病毒表面抗原；抗 -HBs，乙型肝炎表面抗体；HBeAg，乙型肝炎病毒 e 抗原；抗 -HBe，乙型肝炎 e 抗体；抗 -HBc，乙型肝炎核心抗体；– 阴性；+ 阳性

1. HBsAg　是 HBV 感染的特异性标志。HBsAg 阳性见于 HBV 携带者、急性乙型肝炎的潜伏期及急性期、慢性乙型肝炎、与 HBV 有关的肝硬化及原发性肝癌的患者。

2. 抗 -HBs　是一种保护性抗体，表示曾经感染过 HBV 并获得了对 HBV 的免疫力。患者体内查到抗 HBs 表示预后良好或已恢复；注射乙型肝炎疫苗后产生抗 -HBs，表示获得了免疫力。

3. HBeAg　阳性表示患者体内有病毒复制，血液具有传染性。急性乙型肝炎患者 HBeAg 呈短暂阳性，若持续阳性表示可转为慢性肝炎；慢性乙型肝炎患者转为阴性者，表示病毒在体内复制停止。

4. 抗 -HBe　阳性多见于急性肝炎的恢复期，表示机体已获得一定的免疫力，但出现变异株者除外。

5. 抗 -HBc IgM　阳性表示患者体内有病毒复制。急性乙型肝炎患者抗 -HBc IgM 呈强阳性，其下降速度与病情有关，下降快表示预后良好，一年内不降至正常或高低反复，提示可能转为慢性乙型肝炎。

（二）血清 HBV-DNA 检测

HBV 的持续复制是其致病的根本原因，检测 HBV-DNA 是判断 HBV 感染最直接、特异性强和灵敏性高的指标。应用荧光定量 PCR 技术、核酸杂交技术可检测血清中有无 HBV-DNA。HBV-DNA 阳性提示有 HBV 复制和传染性，HBV-DNA 越高表示病毒复制越多，传染性越强。DNA 检测对确诊 HBV 和评估 HBV 治疗效果也具有十分重要的作用，可了解机体内病毒的数量、复制水平、传染性、药物治疗效果，辅助制订治疗策略等并作为评估指标。

四、防治原则

1. 一般预防　严格筛选献血者，对医疗器械应进行严格灭菌，提倡使用一次性注射器和输液器；对乙型肝炎患者及携带者的血液、分泌物、排泄物和用具等要严格消毒处理；加强对妊娠妇女 HBsAg 的监测，阻断母婴传播；对高危人群进行特异性预防。

2. 人工主动免疫　接种乙肝疫苗是目前最有效的预防方法。乙肝疫苗分为：①乙肝血源疫苗，为第一代乙肝疫苗，是从 HBsAg 携带者的血液中提纯经甲醛灭活制成的，现已停止使用。②基因工程疫苗，为第二代乙肝疫苗，优点是安全且可以大量制备，目前应用广泛。③治疗性 DNA 疫苗：主要分为基因工程蛋白疫苗、DNA 疫苗、DC 疫苗等。

3. 人工被动免疫　含高效价抗 HBs 的人血清免疫球蛋白（HBIg）可用于 HBsAg 阳性的新生儿或 HBsAg 和 HBeAg 阳性的性伴侣等人群的紧急预防。

目前治疗乙型肝炎尚无特效药物，常用药物主要包括核苷类似物（NAs）和干扰素两大类。恩

替卡韦、富马酸替诺福韦酯、富马酸丙酚替诺福韦为首选的 NAs；干扰素主要为聚乙二醇干扰素及普通干扰素。

第 3 节 其他肝炎病毒

一、丙型肝炎病毒

丙型肝炎病毒（hepatitis C virus，HCV）引起丙型肝炎，曾称为肠道外传播的非甲非乙型肝炎（PT-NANB）。HCV 感染的重要特征是易于慢性化，急性期后易发展成慢性肝炎，部分患者可进一步发展为肝硬化或肝癌。1989 年，其被命名为丙型肝炎病毒。1991 年，国际病毒命名委员会将其归类为黄病毒科丙型肝炎病毒属。

（一）生物学性状

1. 形态结构　HCV 为一类球形、有包膜的 RNA 病毒，直径 55 ～ 65nm（图 23-5），其基因组为单股正链 RNA。HCV 基因易变异，根据基因序列差异分为 6 个基因型，同一基因型中可分为不同的基因亚型。

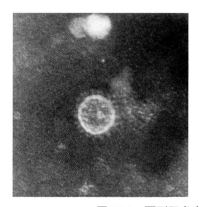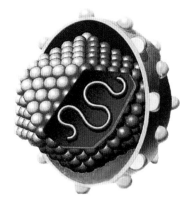

图 23-5　丙型肝炎病毒电镜图与模式图

2. 培养特性　HCV 只感染人和黑猩猩，体外培养非常困难。

3. 抵抗力　HCV 抵抗力较弱，对高温、一般化学消毒剂敏感，10% 氯仿、100℃ 5 分钟、紫外线等均可使 HCV 灭活。

（二）致病性与免疫性

1. 传染源　主要为急性临床型和无症状的亚临床患者、慢性患者和病毒携带者。人群普遍对 HCV 易感，尤其是丙型肝炎母亲所生婴儿的感染率较高。

2. 传播途径　HCV 的传播途径包括：①经输血和血制品及单采血浆回输血细胞传播。②经破损的皮肤和黏膜传播。③经性接触传播。④母婴传播。其中以输血引起的传播为主。

3. 致病性　HCV 感染一般经 6 ～ 7 周潜伏期后急性发病，临床表现为全身无力，食欲减退，右肋部疼痛。少数患者出现黄疸，丙氨酸转氨酶（ALT）升高，抗 -HCV 阳性，多数患者无明显症状。约半数患者可自愈，40% ～ 50% 的丙型肝炎患者可转变成慢性肝炎，部分可发展成肝硬化甚至肝癌。其致病机制可能是 HCV 在肝细胞内复制引起肝细胞结构和功能改变或干扰肝细胞蛋白合成，从而造成肝细胞变性坏死，在一定程度上导致疾病的发生。

4. 免疫性　人感染 HCV 后所产生的保护性免疫力较差，能再次感染。

（三）微生物学检查

1. 病毒核酸检查　利用反转录 PCR 技术或者荧光定量 PCR 技术检测病毒 RNA，此方法可用于丙型肝炎的快速诊断。

2. HCV 血清学检查　ELISA 检测特异性抗体可用于诊断、筛选献血员和丙型肝炎流行病学的调查。

（四）防治原则

预防丙型肝炎主要采取以下措施：①严格筛选献血员。②加强对丙型肝炎感染高危人群的筛查和管理。③预防医源性与破损皮肤和黏膜传播。④预防性接触传播和母婴传播。

二、丁型肝炎病毒

丁型肝炎病毒（hepatitis D virus，HDV）是丁型肝炎的病原体，1977 年意大利学者 Rizzetto 用免疫荧光法在慢性乙型肝炎患者的肝细胞核内首次发现。HDV 是一种缺陷病毒，必须在 HBV 或其他嗜肝 DNA 病毒的辅助下才能复制增殖。

（一）生物学性状

HDV 呈球形，直径 35～37nm，有包膜蛋白 HBsAg；其基因组为单股负链环状 RNA，长度约 1.7kb，是已知动物病毒中最小的基因组。HDV 复制需 HBV 提供包膜蛋白，因此 HDV 只感染 HBV 携带者。

（二）致病性与免疫原性

1. 传染源　丁型肝炎患者，隐性感染者及无症状携带者。

2. 传播途径　与 HBV 相同，主要是血源性传播，感染后可表现为急性肝炎、慢性肝炎或无症状携带者。

3. 致病性　从未感染过 HBV 的正常人 HDV 与 HBV 同时感染称为联合感染，又称共同感染；先发生 HBV 感染，在此基础上又发生 HDV 感染称为重叠感染。丁型肝炎的临床症状与感染方式有关。HDV 与 HBV 联合感染可能出现：①急性 HDV 相关肝炎：其临床特点与单纯乙型肝炎相似。②暴发型肝炎：临床症状及肝损害严重，病死率高。

重叠感染 HDV 可发展为①自限性肝炎：一般临床症状不严重，病程较短。②慢性进行性丁型肝炎：即为慢性乙型肝炎恶化或无症状的 HBV 携带者演变为进行性活动性肝炎，病情严重，呈进行性发展。

（三）微生物学检查

1. 检测患者血清或肝细胞内的 HDV Ag 是诊断 HDV 感染的直接证据。

2. 利用 ELISA 检测血清中 HDV 抗体是目前诊断 HDV 感染的常规方法，检出抗 -HDV IgM 有早期诊断价值，抗 -HDV IgG 持续高效价是慢性 HDV 感染的指标。

（四）防治原则

1. 接种乙型肝炎疫苗　抗 -HDV 阳性的孕妇、HBeAg 阳性或抗 -HBe 阳性母亲所生的婴儿，都应接种乙型肝炎疫苗，以防止丁型肝炎的母婴垂直传播。

2. 保护皮肤黏膜免受损伤　如避免不必要的针刺文身，预防 HDV 在 HBV 携带者中间的传播。

3. 严格筛选供血员，严格管理血液制品。

三、戊型肝炎病毒

戊型肝炎病毒（hepatitis E virus，HEV）是引起戊型肝炎（简称戊肝）的病原体，属于戊型肝炎病毒科戊型肝炎病毒属，原称为经消化道传播的非甲非乙型肝炎病毒。1989 年 Reyes 等用基因克隆技术，获得了该病毒基因组的互补 DNA（cDNA），命名为戊型肝炎病毒。其流行病学和临床特点与甲型肝炎基本相似，从临床上不易区分这两种病。

（一）生物学特性

HEV 是单股正链 RNA 病毒，核衣壳呈二十面体立体对称，呈球形，直径约 30nm，无包膜。黑猩猩、恒河猴、非洲绿猴等对 HEV 敏感，可用于 HEV 的体外培养。

HEV 对高盐、高热、氯仿等敏感，煮沸可将其灭活、在 –70 ～ 8℃ 条件下易裂解，但在液氮中保存稳定，在碱性环境中稳定。

（二）致病性

HEV 主要通过粪 - 口途径传播，HCV 主要感染青壮年人群，可分为黄疸型和无黄疸型肝炎。病毒经胃肠道进入血液，在肝细胞复制后释放到血液和胆汁中，经粪便排出体外，常因粪便污染水源引起流行。

戊型肝炎潜伏期为 10 ～ 60 天。临床患者多为急性感染，戊型肝炎为自限性疾病，多数患者于发病后 6 周左右即好转并痊愈，不发展为慢性肝炎或病毒携带者，仅少数患者发展为重症肝炎及胆汁淤滞型肝炎。但孕妇感染 HEV 后发病率高、病情较重，尤以怀孕 6 ～ 9 个月最为严重，常发生流产或死胎，病死率达 10% ～ 20%。其致病机制为 HEV 对肝细胞的直接损伤和免疫病理作用引起肝细胞的炎症或坏死。HEV 对肝细胞亦无直接病变作用。患者病后可获得一定的免疫力，但不够稳固。

（三）微生物学检查

1. 利用电镜或免疫电镜技术检测患者粪便中的 HEV 颗粒。

2. 利用 RT-PCR 技术检测粪便或胆汁中的 HEV RNA。

3. 利用 ELISA 检测血清中的抗体：抗 -HEV IgM 和抗 -HEV IgG。血清抗 -HEV IgG 于发病后 7 日便开始检出，是 HEV 感染的特点之一。

（四）防治原则

接种戊肝疫苗。切断传播途径，保护水源，做好粪便管理；加强食品卫生管理，注意个人和环境卫生。

🎯 目标检测

一、单项选择题

1. 主要经粪 - 口途径传播的肝炎病毒是（　　）
   A. HAV 和 HBV　　　　B. HBV 和 HCV
   C. HCV 和 HDV　　　　D. HAV 和 HEV
   E. HAV 和 HDV

2. 乙型肝炎的主要传播途径是（　　）
   A. 消化道传播、性传播、血液传播
   B. 接触传播、血液传播、呼吸道传播
   C. 呼吸道传播、血液传播、母婴传播
   D. 血液传播、性传播、母婴传播
   E. 母婴传播、性传播、消化道传播

3. 乙肝病毒的下列结构中，具有感染性的是（　　）
   A. 管形颗粒　　　　　B. 小球性颗粒
   C. HBeAg　　　　　　D. Dane 颗粒
   E. 以上都是

4. 乙肝病毒的血清学检验中，哪种抗原是病毒复制并具有强感染性的一个标志（　　）
   A. 表面抗原　　　　　B. e 抗原
   C. 核心抗原　　　　　D. 血凝素抗原
   E. 表面抗原 + 核心抗原

5. 乙肝病毒属于（　　）
   A. DNA 病毒　　　　　B. 弹状病毒科

C. 黄病毒科　　　　　　　D. 嗜肝 RNA 病毒

E. 反转录病毒

6. 肝炎病毒的传播途径不包括（　　）

A. 呼吸道传播　　　　　B. 血液传播

C. 粪 - 口途径传播　　　D. 垂直传播

E. 性接触传播

7. HBV 感染与哪种癌症发生有关（　　）

A. 原发性肝癌　　　　　B. 胃癌

C. 鼻咽癌　　　　　　　D. 宫颈癌

E. 肺癌

8. 经粪 - 口途径传播的病毒是（　　）

A. HAV　　　　B. HBV　　　　C. HCV

D. HDV　　　　E. HIV

9. 没有疫苗可以预防的是（　　）

A. 戊肝　　　　B. 丙肝　　　　C. 丁肝

D. 乙肝　　　　E. 甲肝

10. 不能经垂直感染的病毒是（　　）

A. HIV　　　　B. HBV　　　　C. HDV

D. HAV　　　　E. HCV

11. 甲型肝炎病毒的传播方式是（　　）

A. 粪 - 口传播　　　　　B. 创伤感染

C. 呼吸道感染　　　　　D. 接触感染

E. 性接触传播

12. 可通过血液传播的病毒有（　　）

A. HBV　　　　B. HCV　　　　C. HIV

D. HDV　　　　E. 以上均可

13. 以下属于缺陷病毒的是（　　）

A. HAV　　　　B. HBV　　　　C. HCV

D. HDV　　　　E. HEV

二、思考题

1. 我国目前乙肝表面抗原携带率下降的主要原因是什么？

2. 患乙肝的夫妇是否可以生出健康的孩子？应该采取哪些预防处理措施？

（张　丽）

第24章
其他病毒

第1节 虫媒病毒

虫媒病毒（arbovirus）是指一类以节肢动物为媒介，能在哺乳动物与禽类中传播的病毒。主要有流行性乙型脑炎病毒、登革病毒、森林脑炎病毒等。虫媒病毒有以下共同特征：①呈球形，直径多为 30～70nm，核酸为单股正链 RNA，核衣壳为二十面体对称，有包膜，镶嵌有血凝素。②抵抗力弱，对紫外线、酸及脂溶剂敏感。③宿主范围广，可引起多种脊椎动物感染，病毒能在节肢动物体内增殖，并可经卵传代。大多数虫媒病毒病既是自然疫源性疾病，也是人畜共患病。通过节肢动物叮咬传播，节肢动物既是病毒的传播媒介，又是储存宿主。④虫媒病毒病多表现为中枢神经系统的隐性感染，严重者表现为不同程度的高热、意识障碍、抽搐。部分病毒株（如乙型脑炎病毒）感染发病后的病死率高，且留有严重后遗症。⑤虫媒病毒病具有明显的季节性和严格的地区性。

一、乙型脑炎病毒

乙型脑炎病毒（encephalitis B virus）简称乙脑病毒，是流行性乙型脑炎（简称乙脑）的病原体。1935 年日本学者首先从脑炎死亡患者的脑组织中分离到该病毒，故国际上称为日本脑炎病毒，属于虫媒病毒乙组的黄病毒科。

（一）生物学性状

病毒呈球形，直径 45～50nm。核酸为单正链 RNA，衣壳二十面体立体对称。衣壳外面有包膜，表面有血凝素刺突，能凝集雏鸡、鸽和鹅的红细胞，其相应抗体能抑制血凝，并有中和病毒的作用。乙脑病毒抗原性稳定，只有一个血清型，很少变异。乙脑病毒抵抗力弱，对脂溶剂敏感，56℃ 30 分钟可被灭活，对化学消毒剂也较敏感。

（二）致病性与免疫性

1. 传播媒介和传染源　乙脑病毒的主要传播媒介是三带喙库蚊。蚊体可携带乙脑病毒越冬及经卵传代，也是重要的储存宿主。幼猪是乙脑病毒的主要传染源和中间宿主。幼猪感染后不出现明显症状，但有短暂的病毒血症期，在这个时期可成为传染源。

2. 致病性与免疫性　人群对乙脑病毒普遍易感，大多数为隐性或轻型感染，只有少数发生脑炎。好发于 9 个月至 10 岁儿童。病毒先在皮下毛细血管内皮细胞和局部淋巴结等处增殖，随后入血，形成第一次病毒血症。病毒随血流播散至肝、脾，在单核吞噬细胞内继续增殖。经 10 天左右，大量病毒再次进入血流，引起第二次病毒血症，引起发热、寒冷、头痛、全身不适等症状，数日后可自愈。少数患者机体免疫力低下时，病毒穿过血脑屏障，进入脑组织中增殖，损伤脑实质及脑膜，临床表现为高热、剧烈头痛、频繁呕吐、惊厥或昏迷等中枢神经系统症状，病死率高达 10%～30%。治疗不及时部分患者可有瘫痪、痴呆、失语、耳聋等各种后遗症。

人对乙脑病毒的免疫主要为体液免疫，机体感染乙脑病毒后可产生中和抗体，维持数年至终生，对病毒再次感染有免疫力。隐性感染后亦可获得牢固免疫力。

（三）微生物学检查

患者早期血液和脑脊液可分离出病毒，但阳性率低。一般取患者急性期和恢复期双份血清，进行血凝抑制试验、补体结合试验等检测患者血清中的特异性抗体，恢复期血清抗体效价比急性期增高 4 倍以上有诊断意义。

（四）防治原则

防蚊灭蚊是预防乙脑的关键。接种乙型脑炎减毒活疫苗或冻干乙型脑炎灭活疫苗（Vero 细胞）是预防乙脑流行的重要环节。给流行区的幼猪接种疫苗，有利于控制乙脑在猪群及人群的传播和流行。对乙脑患者应隔离治疗。

二、登革病毒

登革病毒（dengue virus）是登革热（dengue fever，DF）、登革出血热的病原体，广泛流行于热带和亚热带地区。我国南方在 20 世纪 20～40 年代曾发生过登革热流行，经过 30 多年的中断期，自 1978 年以来，我国南方不断发生登革热的流行或暴发流行，目前，登革热已成为世界上分布最广、发病最多的虫媒病毒病。

登革病毒的形态和结构与乙脑病毒相似，有四个血清型，各型病毒间有交叉抗原性。

人和灵长类动物是登革病毒的自然宿主，白纹伊蚊和埃及伊蚊是登革病毒的主要传播媒介，患者和隐性感染者是主要传染源。病毒通过蚊叮咬进入人体，先在毛细血管内皮细胞和单核细胞中增殖，然后经血流播散，引起发热、肌肉和关节酸痛、淋巴结肿胀及皮肤出血、休克等。临床上分为普通登革热和重症登革热两种类型，前者病情较轻，后者多发生于再次感染异型登革病毒后，病情较重，病死率较高。人群对登革病毒普遍易感，但在地方性流行区，儿童发病率较高。

登革病毒感染的预防措施主要是灭蚊及改善环境卫生、减少蚊虫滋生和对人的叮咬。接种疫苗是预防登革热最有效的手段。数种基因工程疫苗已进入临床试验。

链接

出血热病毒——汉坦病毒、埃博拉病毒

汉坦病毒、埃博拉病毒分别属于汉坦病毒科和丝状病毒科。感染后引起人类出血热，临床共同特征为高热、出血、低血压等，病死率较高。

汉坦病毒主要引起①肾综合征出血热（HFRS），以发热、出血、急性肾功能损害为主要特征；我国是 HFRS 疫情较严重的国家。②汉坦病毒肺综合征（HPS），以肺组织浸润及肺间质水肿迅速发展为呼吸窘迫、呼吸衰竭为特征，我国尚未见 HPS 的病例报道。在我国，汉坦病毒的主要宿主动物和传染源均为黑线姬鼠和褐家鼠，主要传播途径是动物源性传播（包括通过呼吸道、消化道和伤口途径）。人群普遍易感，但多呈隐形感染，感染和流行有明显的地区性和季节性。

埃博拉病毒可引起高致死性出血热，主要流行于非洲，是致死率最高的病毒之一。病毒主要在猴群中传播，通过猴传给人，并在人群间传播和流行。传播途径主要有密切接触及注射传播等。医护人员或患者家庭成员与患者密切接触是造成该病扩大蔓延的重要因素。其微生物学检验必须在高等级生物安全实验室中进行。

三、森林脑炎病毒

森林脑炎病毒（forest encephalitis virus）是森林脑炎的病原体，属于虫媒病毒乙群，为 RNA 病毒，可在多种细胞中增殖，耐低温，对高温及消毒剂敏感。

森林脑炎是一种中枢神经系统的急性传染病，蝙蝠、刺猬、松鼠、野兔是本病毒的储存宿主。硬蜱是森林脑炎病毒的主要传播媒介，亦是长期储存宿主。传播途径主要是硬蜱叮咬。人被病毒感染后，经 10 ～ 14 天潜伏期，突然发病，出现高热、头痛、恶心、呕吐、颈项强直，继而出现昏睡、肢体弛缓性麻痹等症状。病死率高达 30%。感染后可获持久免疫力。

灭蜱、防蜱、注意个人防护是预防的重点，接种森林脑炎灭活疫苗是有效的预防措施。

链接

寨卡病毒

寨卡病毒（Zika virus，ZIKV）是寨卡病毒病的病原体。1947 年寨卡病毒首次从乌干达一只有发热症状的恒河猴体内分离成功。2007 年以前，寨卡病毒主要在非洲和亚洲南部一些国家和地区动物中流行，2015 年以后，南美洲的多个国家发生暴发流行，并蔓延至非洲、北美洲、亚洲和太平洋地区，我国也存在输入性寨卡病毒病病例。感染者是主要传染源，主要传播媒介是埃及伊蚊和白纹伊蚊，传播途径主要为蚊子叮咬传播，其流行区域与伊蚊分布有关。人群对病毒普遍易感，绝大多数感染者为隐性感染，仅少数出现临床症状，其症状与普通登革热十分相似。寨卡病毒可以突破血胎屏障、血眼屏障、血睾屏障和血脑屏障，且具有嗜神经性，可能与先天性小头畸形及自身免疫性神经系统疾病——吉兰 - 巴雷综合征有关。

第 2 节　疱疹病毒

疱疹病毒（herpes virus）是一群中等大小、有包膜的 DNA 病毒，现已发现 100 种以上。引起人类疾病的疱疹病毒称为人类疱疹病毒（HHV），主要有单纯疱疹病毒、水痘 - 带状疱疹病毒、EB 病毒、巨细胞病毒等。

疱疹病毒的共同特征有：①病毒呈球形，直径 150 ～ 200nm，核心为双链线形 DNA，衣壳为二十面体立体对称，有包膜，表面有糖蛋白刺突；②除 EB 病毒外，疱疹病毒能在人二倍体细胞核内复制，产生明显的细胞病变，核内出现嗜酸性包涵体，感染细胞可与邻近未感染细胞整合，形成多核巨细胞。③潜伏和复发感染是疱疹病毒的突出特点，有些疱疹病毒可引起先天性感染，而有些疱疹病毒与肿瘤有关。④病毒感染的控制主要依赖于细胞免疫。

一、单纯疱疹病毒

（一）生物学性状

单纯疱疹病毒（HSV）有 HSV-1 和 HSV-2 两个血清型，HSV 有较广的宿主范围。常用原代兔肾、人胚肾细胞及地鼠肾等分离培养病毒。HSV 感染细胞很快产生明显的细胞病变，并出现嗜酸性核内包涵体。HSV 抵抗力较弱，对脂溶剂等多种消毒剂敏感。

（二）致病性与免疫性

在人群中分布广泛，感染率可达 80% ～ 90%。人是唯一自然宿主，感染后可引起皮肤形成水疱性皮疹。传染源为患者和健康带毒者，主要传播途径为直接密切接触（HSV-1）和性接触（HSV-2）传播，也可经飞沫传播。感染类型通常分为原发感染、潜伏与复发感染和先天性及新生儿感染三种类型。

1. 原发感染　表现为黏膜与皮肤局部疱疹。HSV-1 型主要引起口唇单纯疱疹，HSV-2 型是生殖器疱疹的主要病原体。潜伏期 2 ～ 12 天，病程持续 2 ～ 3 周。HSV-1 型原发感染多见于 6 个月至 2 岁婴幼儿，多数无明显症状，少数表现为牙龈炎，还可引起疱疹性角膜结膜炎、皮肤疱疹性湿疹或疱疹性脑炎。

2. 潜伏与复发感染　原发感染后，HSV-1 型主要潜伏于三叉神经节和颈上神经节，HSV-2 型潜伏于骶神经节。当机体受到多种因素刺激，如发热、寒冷、某些病原体感染、紫外线或机体免疫功能降低时，可导致局部疱疹复发。

3. 先天性及新生儿感染　妊娠期妇女感染 HSV-1 后，病毒可经胎盘感染胎儿，导致流产、死胎或先天性畸形。分娩时，HSV-1、HSV-2 均可通过产道导致新生儿感染，发生新生儿疱疹，以 HSV-2 型多见。

HSV 原发感染后，血液中可出现中和抗体并持续多年，能中和游离病毒，但不能清除神经节内潜伏病毒和阻止病毒复发。细胞免疫可以破坏病毒感染细胞并清除病毒，但不能清除神经节内潜伏病毒。

（三）微生物学检查

采集患者唾液、脑脊液及口腔、宫颈、阴道分泌液，或取角膜结膜刮取组织等；经分离培养后接种在易感细胞中再培养 2～3 天，根据细胞肿胀变圆、相互融合等病变，可做出初步诊断。也可用 IFA、ELISA 等方法检测标本中的抗原，或用核酸杂交或 PCR 技术检测病毒核酸。

（四）防治原则

目前 HSV 感染尚无特异性预防方法，应避免与患者接触，切断传播途径。孕妇围生期产道感染 HSV-2 者，建议行剖宫产或分娩后立即给新生儿注射丙种球蛋白紧急预防。抗病毒药阿昔洛韦、更昔洛韦等对生殖器疱疹、疱疹性脑炎及复发性疱疹病毒感染和疱疹性角膜炎的疗效较好，但均不能清除潜伏状态的病毒或防止潜伏感染的复发。

二、水痘 - 带状疱疹病毒

🩺 案例 24-1

患者，男，58 岁，7 天前无明显诱因出现左腰腹部阵发性刀割样疼痛，行止痛治疗不缓解，且疼痛逐渐加剧，轻轻碰触即引起疼痛，严重影响睡眠与食欲。查体：神清，精神差，左第 4～10 肋间轻触痛，痛觉过敏，左下腹部见数个淡红色皮疹，予以神经阻滞剂普瑞巴林和维生素 C 口服，2 天后疼痛明显减轻，左下腹部皮疹未见增多。
问题：该患者可能患有什么疾病？病原体是什么？

水痘 - 带状疱疹病毒（VZV）是引起水痘和带状疱疹的病原体。儿童初次感染引起水痘，恢复后病毒可潜伏在体内，少数人成年后病毒再发而引起带状疱疹，故被称为水痘 - 带状疱病毒。

（一）生物学性状

VZV 的生物学特性与 HSV 基本相似，只有一个血清型。只能在人或灵长类动物的成纤维细胞增殖，并缓慢引起细胞病变，出现嗜酸性包涵体和多核巨细胞。

（二）致病性与免疫性

人是 VZV 唯一的自然宿主，儿童易感，感染发病率可达 90%。皮肤是主要靶器官，传染源主要为患者，急性期水痘患者的水疱内容物及上呼吸道分泌物或带状疱疹患者水疱内容物中都有病毒。VZV 感染多在冬春季流行，好发年龄为 3～9 岁，经呼吸道或直接接触传播。VZV 感染致病有以下两种类型。

1. 原发感染　儿童初次感染约经 2 周后，全身皮肤出现斑丘疹、水疱疹，并可发展为脓疱疹。皮疹分布呈向心性，躯干比四肢、面部多发。疱疹水痘病情一般较轻，偶可并发病毒性脑炎或肺炎。成人首次感染 VZV，常发生病毒性肺炎，一般病情较重，病死率较高。妊娠期妇女病情较重，可导致胎儿畸形、流产或死胎。

2.潜伏感染 原发感染后，VZV 潜伏于脊髓后根神经节或脑神经的感觉神经节中。成年以后，当机体细胞免疫功能下降时，病毒可被激活，复发疱疹。疱疹沿感觉神经支配皮肤分布，连成带状，故称带状疱疹。多见于躯干和额面部，呈单侧分布（图 24-1）。儿童患水痘后，可产生牢固免疫力，终生抵抗 VZV 外源性再感染，极少再患水痘，但不能有效地清除潜伏于神经节中的病毒，阻止带状疱疹的发生。

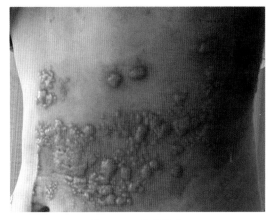

图 24-1　带状疱疹

（三）微生物学检查与防治原则

诊断主要依靠临床表现，一般不需进行微生物学检查。

特异性预防可用水痘减毒活疫苗，接种对象为 1 岁以上健康易感儿童。在接触传染源 72 ～ 96 小时内，用水痘 - 带状疱疹免疫球蛋白可预防感染或减轻临床症状，对免疫功能低下的儿童尤为必要。临床可使用阿糖腺苷、阿昔洛韦和干扰素等抗病毒药物。

三、EB 病 毒

1964 年，Epstein 和 Barr 自非洲儿童恶性淋巴瘤细胞培养物中发现了 EB 病毒（EBV）。EBV 长期潜伏在淋巴细胞内，以环状 DNA 形式游离于胞质中并可整合入染色体内。人群中的流行率高，由其感染引起或与其感染有关的疾病有传染性单核细胞增多症、伯基特淋巴瘤、鼻咽癌等。

（一）生物学性状

EBV 的形态结构与其他疱疹病毒相似。其基因组可编码多种抗原，主要有病毒潜伏感染时表达的抗原 [EBV 核抗原（EBNA）、膜蛋白（LMP）]，以及病毒增殖性感染时表达的抗原 [EBV 早期抗原（EA）、EBV 衣壳抗原（VCA）、EBV 膜抗原（MA）]。

（二）致病性与免疫性

我国 3 ～ 5 岁儿童 EBV 的 VCA-IgG 阳性率达 90% 以上，多为隐性感染。传染源为患者和隐性感染者，主要通过呼吸道飞沫传播，也可通过唾液传播。EBV 在口腔上皮细胞内增殖，然后感染 B 细胞，再进入血液造成全身感染。与 EBV 感染有关的疾病主要有三种。

1.伯基特（Burkitt）淋巴瘤 又称非洲儿童恶性淋巴瘤，是一种高度侵袭性的 B 细胞淋巴瘤。多发生于中非新几内亚和美洲温热带地区 5 ～ 12 岁儿童，好发部位为颜面、腭部。所有患者血清均含 EBV 抗体，其中 80% 以上抗体滴度高于正常人。

2.传染性单核细胞增多症 由 EBV 引起急性自限性感染性疾病，多于青春期初次感染 EBV 后发病。是一种急性全身淋巴细胞增生性疾病。典型临床表现为发热、咽峡炎、淋巴结肿大。随病情发展可出现肝脾肿大、肝功能异常等现象。

3.鼻咽癌 是我国广东、广西、福建等地常见的一种恶性肿瘤。多发生在 40 岁以上人群。鼻咽癌发生与 EBV 感染密切相关。

病毒原发感染后，机体产生的中和抗体和细胞免疫能阻止外源性病毒再感染，但不能清除潜伏于细胞内的 EBV。

（三）微生物学检查

现一般多用血清学方法做辅助诊断，如用免疫酶染色法或免疫荧光法检测病毒特异性抗体，若抗体效价持续升高，对鼻咽癌有辅助诊断意义。检测嗜异性抗体有助于对传染性单核细胞增多症的诊断，亦可用原位杂交或 PCR 法检测标本中 EBV DNA。

四、巨细胞病毒

巨细胞病毒（CMV）是新生儿巨细胞包涵体病的病原体，该病的特点是在多个器官组织中可见巨大的病毒感染细胞，内含包涵体，患者常有肝脾肿大、持续性黄疸、皮肤瘀点、小头畸形等表现。

（一）生物学性状

巨细胞病毒的形态结构与 HSV 相似，但比 HSV 大 5%。CMV 只能在人成纤维细胞中增殖，且增殖缓慢，复制周期长。病毒感染细胞肿大变圆，核变大，核内出现大型嗜酸性包涵体。

（二）致病性与免疫性

人群中 CMV 感染极为普遍，多呈隐性感染，仅少数人出现临床症状。传染源为患者及隐性感染者，传播方式为密切接触、性接触、医源性传播和垂直传播。

1. 先天性感染　CMV 是引起先天性感染的主要病毒之一。孕妇在妊娠 3 个月内感染 CMV 后，病毒可通过胎盘引起胎儿原发感染，出现死胎或先天性疾病，少数患儿表现为黄疸、肝脾肿大、血小板减少性紫癜、溶血性贫血及神经系统损害，极少数表现为先天性畸形，如小头、智力低下、神经肌肉运动障碍、耳聋和脉络膜视网膜炎等。

2. 新生儿感染　是指分娩时经产道或出生后由母体排出的病毒所引起的感染，多数临床症状轻微或无临床症状。部分患儿常在出生后数月至数年才出现智力低下、耳聋等症状。

3. 免疫功能低下者的感染　指发生于器官移植、放化疗、艾滋病、肿瘤或长期使用免疫抑制剂治疗的感染，除原发感染外，还可激活潜伏的病毒，引发肺炎、脑膜炎等严重感染。

4. 输血感染　是指输入含有大量 CMV 的新鲜血液所引发的单核细胞增多症、肝炎及潜伏感染。患者血清中无嗜异性抗体和 EBV 相关抗体，可以此区别 EBV 所致的单核细胞增多症。

CMV 感染后机体可产生多种抗体，但对防御 CMV 感染的保护作用不强。细胞免疫在抗 CMV 感染中起主要作用。

（三）微生物学检查

取患者血液、唾液、尿液、宫颈分泌物等标本接种于人胚肺成纤维细胞中分离培养，4 ～ 6 周可观察细胞病变特征；也可取病变组织标本涂片，HE 染色后直接观察细胞病变效应（CPE）和核内嗜酸性包涵体。应用 PCR 与核酸杂交等方法，可快速、敏感地检测巨细胞病毒特异性的 DNA 片段；应用特异性抗体做免疫荧光，可直接检测白细胞、活检组织、组织切片、支气管肺泡洗液等临床标本中的巨细胞病毒抗原。

（四）防治原则

对患儿应予以隔离，避免交叉感染。孕妇要避免接触巨细胞病毒感染者。重视对献血员的血液学检查，避免将巨细胞病毒阳性的血液输给巨细胞病毒阴性者，避免将血清阳性供者的器官移植给血清阴性的受者，以免引起原发感染。

目前尚无安全有效的巨细胞病毒疫苗，可用高滴度抗巨细胞病毒免疫球蛋白及抗病毒药物更昔洛韦等联合应用治疗。

人类疱疹病毒的种类及其所致疾病见表 24-1。

表 24-1　人类疱疹病毒的种类及其所致主要疾病

病毒名称	常用名	所致疾病
HHV-1	单纯疱疹病毒 1 型	唇疱疹、龈口炎、角膜结膜炎、脑炎
HHV-2	单纯疱疹病毒 2 型	生殖器疱疹、新生儿疱疹
HHV-3	水痘 - 带状疱疹病毒	水痘 - 带状疱疹、脑炎
HHV-4	EB 病毒	传染性单核细胞增多症、伯基特（Burkitt）淋巴瘤、鼻咽癌
HHV-5	人类巨细胞病毒	先天性巨细胞病毒感染、单核细胞增多症、间质性肺炎、先天性畸形、肝炎
HHV-6	人类疱疹病毒 6 型	幼儿急疹、间质性肺炎、骨髓抑制
HHV-7	人类疱疹病毒 7 型	未明确
HHV-8	人类疱疹病毒 8 型	卡波西（Kaposi）肉瘤

第 3 节　反转录病毒

反转录病毒（retrovirus）又称逆转录病毒，是一类 RNA 病毒，含有反转录酶，可使病毒 RNA 基因反转录为病毒 DNA，整合到宿主染色体并随之复制。临床呈现慢性感染过程。反转录病毒科中对人类致病的主要为人类免疫缺陷病毒（HIV），以及人类嗜 T 细胞病毒 1 型（HTLV-1）。

反转录病毒具有以下共同特性：①病毒呈球形，有包膜，有刺突，其直径 100nm 左右；②病毒基因组由两条相同的单正链 RNA 组成；③反转录病毒基因组相似，均含有序列及功能相似的 *gag*、*pol*、*env* 三个结构基因及多个调节基因；④病毒核心含有反转录酶、核酸内切酶、整合酶及 RNA 酶 H；⑤通过 DNA 中间体独特的复制方式，病毒基因可整合于宿主细胞的染色体上；⑥易感宿主细胞受体决定病毒的细胞或组织嗜性。

HIV 是获得性免疫缺陷综合征（AIDS，又称艾滋病）的病原体。HIV 包括 HIV-1 和 HIV-2 两个类型。我国的 AIDS 大多由 HIV-1 所致。

（一）生物学性状

1. 形态结构　HIV 呈球形，直径 100 ～ 120nm，有包膜。电镜下病毒内部有一致密的圆柱状核心，该核心是由两条相同单正链 RNA、反转录酶和核蛋白等构成，核心外面是壳蛋白 p24，与核心构成病毒核衣壳，呈二十面体立体对称。病毒核衣壳外包有两层膜结构，内层是内膜蛋白（p17），最外层是脂质双层包膜，包膜表面有糖蛋白刺突 gp120 和 gp41。gp120 与细胞表面受体 CD4 分子结合，可诱生中和抗体；gp41 是介导病毒包膜与宿主细胞膜融合有利于病毒侵入细胞的跨膜蛋白（图 24-2）。

2. 培养特性　HIV 仅感染表面有 CD4 分子的 T 细胞和巨噬细胞。实验室常用新鲜分离的正常人 T 细胞或用患者自身分离的 T 细胞培养病毒。黑猩猩和恒河猴可作为 HIV 感染的动物模型，但其感染过程和产生的症状与人类不同。实验室中常用新分离的正常人 T 细胞或用患者自身分离的 T 细胞培养 HIV。

3. 抵抗力　HIV 在外界环境中的生存能力较弱，对物理因素和化学因素的抵抗力较低。一般消毒

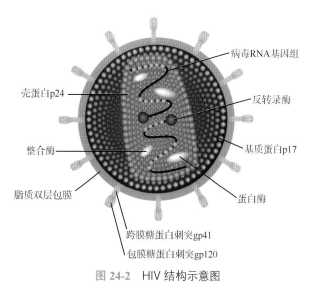

图 24-2　HIV 结构示意图

（图注：病毒RNA基因组、反转录酶、基质蛋白p17、蛋白酶、包膜糖蛋白刺突gp120、跨膜糖蛋白刺突gp41、脂质双层包膜、整合酶、壳蛋白p24）

剂如碘酊、过氧乙酸、戊二醛、次氯酸钠等，对 HIV 都有良好的灭活作用。除此之外，70% 的乙醇也可灭活 HIV，但紫外线或 γ 射线不能灭活 HIV。HIV 对热敏感，对低温耐受性强于高温。56℃ 30 分钟可使 HIV 在体外对人的 T 细胞失去感染性，但不能完全灭活血清中的 HIV；100℃处理 20 分钟可将 HIV 完全灭活。

（二）致病性与免疫性

1. 传染源　艾滋病的传染源主要是 AIDS 患者和 HIV 无症状携带者。其外周血液、精液、阴道分泌液、乳汁、唾液、脑脊液、骨髓、皮肤及中枢神经组织等标本中均可分离到 HIV。

2. 传播方式及途径　HIV 传播途径主要有三种。①性接触传播：是最常见的传播方式；②血液及血制品传播：通过输入含 HIV 的血液、血液制品，使用 HIV 污染的注射器、内镜、手术器械等感染；③母婴传播：孕期经胎盘，分娩时经产道，出生后经哺乳等方式传播。

3. 致病机制　HIV 主要侵犯人体的免疫系统，包括 $CD4^+T$ 细胞、单核 / 巨噬细胞和树突状细胞等，主要表现为 $CD4^+T$ 细胞数量不断减少，最终导致人体细胞免疫功能缺陷，引起各种机会性感染和肿瘤的发生。此外，HIV 感染也会导致心血管疾病、骨病、肾病和肝功能不全等疾病的发病风险增加。

4. 免疫性　HIV 感染可使机体产生抗 HIV 多种蛋白抗原的抗体，其中抗 gp120 中和抗体有一定的保护作用，但不能清除体内的病毒。HIV 感染也能刺激机体产生细胞免疫应答，特异性 CTL 和 NK 细胞对杀伤 HIV 感染细胞及阻止病毒扩散有一定作用，但不能彻底清除 HIV 潜伏感染的细胞。因此，HIV 一旦感染，便终生携带。

（三）微生物学检查

检测 HIV 目的在于：① AIDS 的诊断；②指导抗病毒药物的治疗；③筛查和确认 HIV 感染者，以阻断 HIV 的传播。

1. 检测抗体　是目前最常用的方法。①筛查试验：一般 HIV 感染 2 ～ 3 个月或更长时间后可检出 HIV 抗体。常用 ELISA、胶乳凝集试验作为常规方法对 HIV 抗体阳性患者进行初筛。②补充试验（确认试验）：对初筛阳性者用免疫印迹试验检测 HIV 壳蛋白（p24）抗体和糖蛋白（gp41、gp120/gp160）抗体等，进行确认，以排除初筛试验的假阳性者。在同时检测到两种抗体（p24、gp120）呈阳性时方可确认 HIV 感染。对供血者必须同时检查 HIV-1 和 HIV-2 抗体。

2. $CD4^+T$ 细胞检测　常用的检测方法为流式细胞术。$CD4^+ T$ 细胞是 HIV 感染最主要的靶细胞，HIV 感染人体后，出现 $CD4^+ T$ 细胞进行性减少，$CD4^+$ 与 $CD8^+T$ 细胞比值倒置，细胞免疫功能受损。

3. 检测核酸　常采用 RT-PCR 检测 HIV RNA，具有快速、有效、敏感和特异等优点，用于判断新生儿感染、监测疾病进展和评价抗病毒治疗效果。PCR 可检测感染细胞中的 HIV 前病毒 DNA，用于诊断血清转阳前的急性感染。

> **链接**
>
> ### 什么是 AIDS 窗口期
>
> 　　AIDS 窗口期是从感染 HIV 到体内产生抗体的这段时间。此期虽然感染者体内已有 HIV 的存在，但相应抗体尚未产生。所以在窗口期感染者血液中即使测不出抗体，也不能排除感染 HIV 的可能。窗口期短则 2 ～ 3 周，长者可达 6 个月，大多不超过 3 个月，此时尽管查不到抗体，但仍可以出现发热、皮疹、淋巴结肿大等症状。所以，如果有感染高危行为如吸毒、不洁性行为等，又出现了上述症状，即使检测不到抗体，也不要放松警惕，应 3 个月后进行复查。

（四）防治原则

目前尚无安全、有效的疫苗。预防措施包括：①正确使用安全套，采取安全的性行为；②不吸毒，不共用针具；③推行无偿献血，对献血人群进行 HIV 筛查；④加强医院感染控菌管理，严格执行消毒制度，控制医院交叉感染，预防职业暴露与感染；⑤控制母婴传播，HIV 抗体阳性妇女应避免怀孕或母乳喂养；⑥对 AIDS 患者的配偶和性伴侣、与 AIDS 患者共用注射器的静脉药物依赖者，以及 AIDS 患者所生的子女，进行 HIV 相关检测，并提供相应的咨询服务。

　　HIV 感染者应在早期接受抗病毒治疗，减缓病情发展，同时降低传播概率。常用的抗反转录病毒药物包括核苷类反转录酶抑制剂（NRTIs）、非核苷类反转录酶抑制剂（NNRTIs）、蛋白酶抑制剂（PIs）、整合酶抑制剂（INS-TIs）、融合抑制剂（FIs）。

> **链接**
>
> ### 人类嗜 T 细胞病毒
>
> 　　人类嗜 T 细胞病毒（HTLV）是引起人类恶性肿瘤的 RNA 肿瘤病毒。20 世纪 80 年代初，HTLV 从人类淋巴细胞白血病患者细胞中首次被分离出，并因证实与人类 T 细胞白血病相关而得名。HTLV 在电镜下呈球形，直径约 100nm，病毒核心为 RNA 及反转录酶。有包膜，表面有糖蛋白刺突 gp120，能与 T 细胞表面的 CD4 结合，与病毒感染入侵细胞有关。HTLV 分 HTLV-1 和 HTLV-2 两型。HTLV-1 主要通过输血、注射、性接触等方式传播，也可通过胎盘、产道和哺乳等途径传播，除引起成人 T 细胞白血病，亦能引起热带痉挛性下肢瘫痪和 B 细胞淋巴瘤。HTLV-2 则引起毛细胞白血病和慢性 CD4$^+$T 细胞淋巴瘤。

第 4 节　其他病毒及朊粒

一、轮 状 病 毒

　　轮状病毒（rotavirus）是 1973 年由澳大利亚学者 Bishop 等发现，它与杯状病毒、肠道腺病毒、星状病毒等都是经消化道感染和传播、主要引起急性肠道内感染性疾病的胃肠道感染病毒，也是人类食源性疾病的主要病原体。这些病毒所致的急性胃肠炎临床表现相似，均以腹泻和呕吐症状为主。轮状病毒属于呼肠孤病毒科轮状病毒属，是引起婴幼儿腹泻的重要病原体。

 案例 24-2

　　患儿，男，1 岁，发热半天，呕吐腹泻多次，大便为蛋花汤样，无特殊臭味。查体：体温 38.3℃，轻度脱水。

　　问题：该患儿可能患何病？该病应如何治疗？

（一）生物学性状

　　轮状病毒呈球形，直径 70nm，核心分为 11 个节段的双链 RNA，二十面体立体对称，具有双层衣壳结构，电镜下可观察到 RNA 分子呈轮状排列（图 24-3）。无包膜。根据其抗原性的差异可将轮状病毒分成 A ～ G 7 个组。轮状病毒对理化因素及外界环境的抵抗力较强，在粪便中可存活数日至数周，耐乙醚和酸碱，在 pH3.5 ～ 10.0 都具有感染性，经胰酶作用后，其感染性增强。56℃ 30 分钟可被灭活。

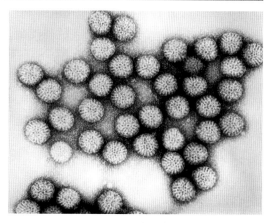

图 24-3　轮状病毒

（二）致病性与免疫性

轮状病毒呈世界性分布，其中 A～C 组轮状病毒能引起人类和动物腹泻，D～G 组只引起动物腹泻。A 组轮状病毒感染最为常见，是婴幼儿腹泻的最主要病原体，6 个月至 2 岁婴幼儿多见；B 组轮状病毒引起成人腹泻，以 15～45 岁青壮年为主，多为自限性感染，病死率低；C 组轮状病毒感染的发病率低，偶见暴发流行。轮状病毒所致腹泻的发生具有一定的季节性，秋冬季高发。

轮状病毒的传染源是患者和无症状病毒携带者，主要通过粪-口途径传播。潜伏期为 24～48 小时，病毒侵入人体后在小肠黏膜绒毛细胞内增殖，病毒非结构蛋白 P4 蛋白是主要致病因子，可造成小肠微绒毛萎缩、变短、脱落，吸收功能下降，引起严重水样腹泻和水电解质平衡失调，常伴呕吐、腹痛、发热等。一般病程 35 天，为自限性感染，可完全恢复。腹泻严重者可因脱水、酸中毒而死亡。

感染轮状病毒后，血清中很快产生 IgM、IgG、IgA 抗体，但起作用的抗体主要是肠道局部 sIgA。由于抗体只对同型病毒具有中和保护作用，加上 6 个月至 2 岁的婴幼儿 sIgA 含量较低，病愈后还可重复感染。

> **链接**
>
> ### 诺如病毒
>
> 诺如病毒具有高度传染性和快速传播能力，是全球急性胃肠炎的散发病例和暴发疫情的主要致病原之一。2014 年以来，我国诺如病毒疫情大幅增多，主要发生在学校、托幼机构等人群聚集场所。该病毒属于杯状病毒科诺如病毒属，直径约 27nm，为单股正链 RNA 病毒，二十面体立体对称，无包膜，具有多个基因型，变异速度快。同一个人可重复感染同一毒株或不同型别的诺如病毒，不同基因型之间无交叉免疫。秋冬季高发，人群普遍易感，患者、隐性感染者及健康带毒者均可为传染源，排毒时间长。粪-口为主要传播途径，也可通过呕吐物的气溶胶传播。病毒感染的潜伏期为 24～48 小时，常突然发病，表现为恶心、呕吐、腹痛和水样腹泻，症状持续 1～3 天。多数感染者呈自限性，预后较好。

（三）微生物学检查

轮状病毒具有特殊的形态和结构，用电子显微镜直接观察或免疫电镜检查，特异性诊断率达 90%～95%。也可以采用 ELISA 检测粪便上清液中的轮状病毒抗原或血清中的抗体。另外，聚丙烯酰胺凝胶电泳法和 RT-PCR 在病原诊断和流行病学调查中也有重要意义。

（四）防治原则

控制传染源，切断传播途径是预防轮状病毒感染的主要措施；目前尚无特异性治疗手段，以对症治疗为主，如及时补液，维持机体电解质平衡，防止严重脱水和酸中毒等。

二、狂犬病毒

 案例 24-3

患者，女，18 岁，近日出现头痛、乏力、流涎、躁动不安，饮水或闻水声时喉肌痉挛。该患者 5 年前曾被家中小狗咬伤，事后未做任何处理。

问题：该患者 5 年前被狗咬伤，现在可能患狂犬病吗？

狂犬病毒（rabies virus）是引起狂犬病的病原体。狂犬病是一种人畜共患的中枢神经系统急性传染病。人主要在被病兽或带病毒动物咬伤后感染。本病至今尚无有效治疗方法，预防本病发生尤为重要。

1. 生物学性状　狂犬病毒形似子弹，大小（130～240）nm×（60～80）nm（图 24-4）。核心为单股负链 RNA；核心外为螺旋对称型排列的蛋白衣壳；外有包膜，包膜上的糖蛋白刺突与病毒的感染性、毒力和血凝性等有关。狂犬病毒在中枢神经细胞（主要是大脑海马旁回的锥体细胞）内增殖时，胞质内形成圆形或椭圆形、直径 20 ～ 30 nm 的嗜酸性包涵体，称内氏小体（Negri body），可作为辅助诊断狂犬病的指标。

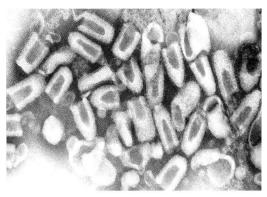

图 24-4 狂犬病毒（电镜图）

2. 致病性与免疫性　狂犬病毒主要在多种野生动物及家畜中传播。人患狂犬病主要是因被带狂犬病毒的犬咬伤所致，也可因被犬挠抓、舔舐皮肤或黏膜破损处而感染。病毒可存在于动物发病前 5 天的唾液中，人被咬伤后，病毒进入伤口。潜伏期一般为 1 ～ 3 个月，但亦有短至 1 周或长达数年者。早期症状为发热、头痛、乏力、伤口周围刺激感和蚁走感、流涎等，继而出现神经兴奋性增强，吞咽或饮水喉头肌痉挛，甚至闻水声或轻微刺激均可引起痉挛，故又称恐水症。发作 3 ～ 5 天后，患者转入麻痹、昏迷，最终因呼吸和循环衰竭而死亡。病程 5 ～ 7 天，一旦发病，病死率 100%。

狂犬病毒感染或接种狂犬病疫苗后能刺激机体产生中和抗体和细胞免疫。

3. 微生物学检查　对可疑动物进行隔离观察，对发病动物进行微生物学检查，如取其脑组织做病理切片，检查内氏小体等。

取可疑患者的唾液、尿沉渣、角膜印片等标本，用免疫荧光、酶联免疫等技术检测其中的病毒抗原及血清中的相应抗体，进行快速诊断及流行病学调查；或取可疑患者的唾液、脑脊液或死亡患者脑组织混悬液等材料，接种易感动物进行病毒分离，然后用中和试验进行病毒鉴定和确诊。微生物学检查阴性的可疑患者仍需早期注射疫苗。

4. 防治原则　捕杀野犬，加强家犬管理，注射犬用疫苗是防止人狂犬病的重要措施。人被动物咬伤或抓伤后，立即用 20% 肥皂水、0.1% 苯扎溴铵（新洁尔灭）或清水反复清洗伤口，再用 2% 碘酊及 70% 乙醇擦洗；立即接种狂犬病疫苗；对可疑的患者和严重咬伤者，注射狂犬病被动免疫制剂（抗狂犬病血清或狂犬病人免疫球蛋白），注射前应做皮试。

三、人乳头瘤病毒

人乳头瘤病毒（HPV）属于乳头瘤病毒科中的乳头瘤病毒属，主要侵犯人的皮肤和黏膜，导致增生性病变，多数型别引起良性病变，某些型别可引起组织癌变，是常见的性传播疾病的病原体。

HPV 呈球形、二十面体立体对称，核酸为双股环状 DNA，无包膜。HPV 具有宿主和组织特异性，只能感染人的皮肤和黏膜，不能感染动物。

HPV 主要通过直接接触感染者的病损部位或间接接触被病毒污染的物品而传播。生殖器感染主要通过性接触传播，新生儿可在通过产道分娩时被感染。病毒感染仅停留于局部皮肤和黏膜中，不入血产生病毒血症。

HPV 对皮肤和黏膜上皮细胞有高度的亲嗜性，侵犯部位和所致疾病有型别差异。HPV 感染皮肤，引起各种类型的疣，如寻常疣、跖疣、扁平疣等；HPV 感染生殖道和呼吸道黏膜，引起生殖器尖锐湿疣、喉乳头瘤等。其中高危型 HPV（16 型、18 型等）与宫颈癌等恶性肿瘤的发生密切相关，低危型 HPV（6 型、11 型等）引起尖锐湿疣，HPV（1 型、4 型等）引起跖疣。

性卫生知识宣传教育对预防 HPV 感染十分重要。通过外科冷冻疗法、电烙或化学方法除疣有效，但常可再发。由主要衣壳蛋白制备的 HPV 病毒样颗粒疫苗，包括 HPV 二价（16、18 型）疫苗、HPV 四价（6、11、16、18 型）疫苗和 HPV 九价（6、11、16、18、31、33、45、52、58 型）疫苗，可预防宫颈癌及生殖器疣等。

> **链接**
>
> ### 中国科学家率先敲开第三代宫颈癌疫苗研制大门
>
> 第一代和第二代宫颈癌疫苗均使用类似于 HPV 天然病毒颗粒的类病毒颗粒作为疫苗抗原，其中九价疫苗可预防约 90% 宫颈癌，但仍有与另外约 10% 宫颈癌相关的 HPV 型别没有得到覆盖。厦门大学夏宁邵研究团队采用新的结构疫苗学方法，获得了只需要 7 种类病毒颗粒就能覆盖 20 种 HPV 病毒型别的第三代宫颈癌疫苗，为研制覆盖所有高危型别 HPV 第三代宫颈癌疫苗奠定了关键技术基础，在国际上首次实现了一种 HPV 类病毒颗粒具有同时保护 3 种 HPV 病毒型别的功能，在增加疫苗可预防病毒型别的同时，减少了疫苗抗原所需的类病毒颗粒的种类。

四、朊　粒

朊粒（prion）又称朊病毒，是由感染性蛋白颗粒组成的一种糖蛋白，也是一种对人和动物均有致病性的蛋白质感染因子，不含核酸，具有自我复制能力和传染性。20 世纪 50 年代末，美国学者 Gajdusek DC 首次证明库鲁病是一种新的致病因子所致的传染性疾病。1982 年，美国学者 Prusiner SB 首次证实羊瘙痒病致病因子的本质是一种传染性蛋白颗粒，并将其命名为 prion，由此获得 1997 年诺贝尔生理学或医学奖。

朊粒对热、辐射、酸、碱及常用消毒剂有很强的抵抗力，对蛋白酶 K 有抗性。目前灭活朊粒采取化学处理和高压蒸汽灭菌相结合的方法，即先 20℃ 1mol/L 氢氧化钠溶液作用 1 小时后，再置高压蒸汽灭菌器（134℃，2 小时）中，可灭活朊粒。对带有朊粒的血液、体液等，要用 100g/L 含氯石灰（漂白粉）溶液或 5% 次氯酸钠处理 2 小时以上，才能使其失去传染性。

朊粒是人和动物传染性海绵状脑病（TSE）的病原体。朊粒引起的动物 TSE 常见的有羊瘙痒病和牛海绵状脑病（俗称疯牛病）；人 TSE 主要有库鲁病（震颤病）、克 - 雅病、新变异型克 - 雅病。这些疾病的共同点是潜伏期长，发病即呈慢性进行性发展直至死亡。病变只发生在中枢神经系统，而不累及其他器官。感染者对朊粒不产生特异性免疫应答。

临床诊断朊粒感染主要依据神经病理学检查。微生物学检查常用免疫组化或免疫印迹法检测脑组织或非神经组织中的朊蛋白。

目前，对朊粒感染以预防为主，医院感染仅与直接接触患者脑组织相关，故应注意医源性感染的预防，杜绝用于透析性痴呆患者诊断的定位神经外科设备的交叉使用；做器官移植时，不应选择尚未确诊的神经系统疾病患者作为供体；用重组人生长因子取代人脑垂体制备的生长因子，减少医源性传播。禁止用任何动物脏器（尤其脑、脊髓、视网膜等）加工成牛或其他动物的饲料，并加强进口牛、羊制品和饲料的检疫。

目标检测

一、单项选择题

1. 流行性乙型脑炎的传播媒介是（　　）
   A. 蚊　　　　B. 蝇　　　　C. 蜱
   D. 螨　　　　E. 蚤

2. 流行性乙型脑炎的主要传染源是（　　）
   A. 幼猪　　　B. 家犬　　　C. 羊羔
   D. 牛犊　　　E. 鸡雏

3. 登革病毒的传播媒介是（　　）
   A. 伊蚊　　　B. 中华按蚊　　C. 三带喙库蚊
   D. 致倦库蚊　E. 淡色库蚊

4. 流行性乙型脑炎患者主要临床表现不包括（　　）
   A. 高热　　　　　　　B. 剧烈头痛
   C. 全血细胞性贫血　　D. 频繁呕吐
   E. 严重中枢神经系统症状

5. 在流行性乙型脑炎的流行环节中，蚊是（　　）
   A. 传染源　　　　　　B. 中间宿主
   C. 储存宿主　　　　　D. 传播媒介和储存宿主
   E. 传染源和储存宿主

6. HSV-1 型常潜伏于（　　）
   A. 三叉神经节和颈上神经节

B. 骶神经节

C. 脊髓后根神经节

D. 脑神经的运动神经节

E. 脑神经的感觉神经节

7. HSV-2 型常潜伏于（　　　）

  A. 三叉神经节和颈上神经节

  B. 骶神经节

  C. 脊髓后根神经节

  D. 脑神经的运动神经节

  E. 脑神经的感觉神经节

8. 单纯疱疹病毒的传播途径是（　　　）

  A. 呼吸道传播

  B. 消化道传播

  C. 密切接触与性接触传播

  D. 血液传播

  E. 虫媒传播

9. 水痘 - 带状疱疹病毒侵犯的主要细胞是（　　　）

  A. 皮肤细胞　　　　　B. 神经细胞

  C. 白细胞　　　　　　D. 巨噬细胞

  E. B 淋巴细胞

10. 以下不是单纯疱疹病毒导致的疾病是（　　　）

  A. 龈口炎　　　　　　B. 疱疹性角结膜炎

  C. 生殖器疱疹　　　　D. 皮肤疱疹性湿疹

  E. 带状疱疹

11. 唇疱疹常由哪种病毒引起（　　　）

  A. HSV-1　　B. HSV-2　　　C. VZV

  D. EBV　　　E. HHV-6

12. 目前认为与鼻咽癌发病有关的病毒是（　　　）

  A. CMV　　B. 鼻病毒　　　C. HSV

  D. VZV　　　E. EBV

13. HIV 主要侵犯的细胞是（　　　）

  A. T 细胞　　　　　　B. 巨噬细胞

  C. 星形细胞　　　　　D. B 细胞

  E. NK 细胞

14. HIV 的传播方式不包括（　　　）

  A. 输血传播　　　　　B. 性接触传播

C. 使用生物制品　　　　D. 垂直传播

E. 食品、餐具传播

15. 以下不属于 HIV 感染临床特点的是（　　　）

  A. 潜伏期长

  B. 多为隐性感染

  C. 严重的免疫系统损伤

  D. 合并各种类型机会感染和肿瘤

  E. 病毒可侵犯神经组织

16. 狂犬病的典型临床表现是（　　　）

  A. 发热和腹泻　　　　B. 腹泻和头痛

  C. 头痛和流涎　　　　D. 不安和流涎

  E. 极度兴奋和恐水症

17. 狂犬病的危害性主要在于（　　　）

  A. 狂犬病毒传染性极强

  B. 狂犬病的病死率极高

  C. 狂犬病毒的抵抗力极强

  D. 狂犬病毒极易变异

  E. 狂犬病的潜伏期太短

18. 人乳头瘤病毒为（　　　）

  A. 双链 DNA 病毒　　　B. 单链 DNA 病毒

  C. 双链 RNA 病毒　　　D. 单正链 RNA 病毒

  E. 单负链 RNA 病毒

19. 人乳头瘤病毒的主要传播途径是（　　　）

  A. 呼吸道传播　　　　B. 消化道传播

  C. 接触传播　　　　　D. 血液传播

  E. 虫媒传播

20. 人和动物感染朊粒可致疾病不包括（　　　）

  A. 羊瘙痒病　　　　　B. 疯牛病

  C. 布鲁病　　　　　　D. 克 - 雅病

  E. 新变异型克 - 雅病

二、思考题

1. 列表说明常见虫媒病毒及其致病性。

2. 简述人类疱疹病毒的种类及所致疾病。

3. 如何理解艾滋病患者的直接死因往往是多种病原体引起的严重感染或恶性肿瘤等疾病？

4. 不慎被犬咬伤或抓伤后，该做何处理？

（丁朋晓　汪秀琴）

第25章
人体寄生虫学概述

一、寄生虫与宿主常见的相关概念与类别

（一）寄生现象、寄生虫和宿主

在自然界，生物与生物之间存在着密切的关系，按获利与受害程度分为共栖、互利共生和寄生三种关系。寄生（parasitism）是指两种生物生活在一起，其中一方受益，另一方受害的关系。受益的一方称为寄生物，若寄生物为动物则称为寄生虫（parasite）；受害的一方称为宿主（host），可为寄生虫提供营养物质和居住的场所。

（二）寄生虫生活史

寄生虫完成一代生长发育、繁殖的全过程称为生活史（life cycle）。其中，寄生虫具有感染人体能力的发育时期称为感染阶段或感染期（infective stage），感染期虫体侵入人体的门户，称为感染方式，如经口、皮肤感染等。有些寄生虫的生活史比较简单，如蛔虫，在整个发育过程中只有一个宿主；有些寄生虫的生活史则较复杂，如吸虫，需要两个或两个以上宿主。

（三）宿主与寄生虫类别

1. 宿主类别　根据寄生虫不同发育阶段对宿主的需求，宿主的类别分为以下几种。

（1）中间宿主（intermediate host）　在生活史中，寄生虫幼虫或无性生殖阶段寄生的宿主称为中间宿主，如果某寄生虫具有两个或两个以上中间宿主，则按先后顺序称为第一中间宿主、第二中间宿主，依此类推。

（2）终宿主（definitive host）　在生活史中，寄生虫的成虫或有性生殖阶段寄生的宿主称为终宿主。

（3）转续宿主（paratenic host）　有些寄生虫侵入非适宜宿主，不能发育成熟，但能存活并长期维持幼虫状态，待有机会进入适宜宿主后方能正常发育，这种含滞育寄生虫幼虫的非适宜宿主，称为转续宿主。

（4）储存宿主（reservoir host）　有些寄生虫除寄生在人体外，还可寄生在某些脊椎动物等体内，可作为传染源经一定途径传播给人，这些脊椎动物被称为储存宿主（保虫宿主）。

2. 寄生虫类别　根据其与宿主的关系主要包括以下几种。

（1）体内寄生虫　寄生于宿主器官、组织、细胞、体液内的寄生虫。

（2）体外寄生虫　寄生于宿主体表的寄生虫，主要指一些节肢动物，如蚊、白蛉、蚤等，它们刺吸血液时与宿主体表接触，吸血后离开。

（3）专性寄生虫　整个生活史过程或某个阶段必须营寄生生活，如钩虫。

（4）兼性寄生虫　既可在外界营自生生活，又可侵入宿主营寄生生活的寄生虫，如粪类圆线虫。

（5）机会性致病寄生虫　即在宿主免疫功能正常时处于隐性感染状态，当宿主免疫功能低下

时，虫体繁殖力和致病力增强，导致宿主出现临床症状的一类寄生虫，如刚地弓形虫、微小隐孢子虫等。

新现寄生虫病与再现寄生虫病

新现寄生虫病是指新识别的和未知的寄生虫病。包括四类：①寄生虫病已被认识，但未被确认或病原体尚未被确认，如铁线虫等；②寄生虫病已存在，但病原体被重新鉴定或分类，如湄公血吸虫、马来血吸虫、亚洲牛带绦虫等；③营自生生活或寄生于动物体内的寄生虫，可以偶然在人体寄生，如巴贝虫新种、棘阿米巴原虫等；④新出现的人体寄生虫病，如以腹泻为特征的微小隐孢子虫病、比氏肠微孢子虫病等。再现寄生虫病是指一些早已熟知，发病率已降至很低，不再被视为公共卫生问题，但现在又重新流行的寄生虫病，如疟疾、血吸虫病、囊尾病、棘阿米巴病、内脏利什曼病、弓形虫病、蓝氏贾第鞭毛虫病、棘球蚴病、并殖吸虫病、旋毛虫病和广州管圆线虫病等。

二、寄生虫与宿主的相互关系

寄生虫侵入人体后，根据寄生虫毒力、数量、寄生部位及机体免疫力强弱而有不同的转归。当机体免疫力较强，而寄生虫致病力较弱时，机体可杀灭或驱除寄生虫，患者痊愈；反之，寄生虫可在体内继续发育或大量增殖，导致寄生虫病；当机体免疫力与寄生虫致病力处于平衡状态时，机体虽有寄生虫感染，却无明显的临床表现，称为带虫者。

（一）寄生虫对宿主的致病作用

1.掠夺营养　寄生虫生长、发育及繁殖所需的营养物质均来自宿主。例如，钩虫吸附于宿主肠黏膜吸取血液，导致宿主营养不良。

2.机械性损伤　寄生虫在宿主体内的移行和定居、占位等，可对宿主组织造成损伤或破坏。例如，蛔虫可阻塞肠道引起肠梗阻，猪囊尾蚴寄生在脑组织引起脑囊虫病，布氏姜片吸虫依靠吸盘吸附在肠壁上，对肠壁造成损伤。

3.毒性与免疫损伤　寄生虫的分泌物、排泄物及虫体死亡的分解物均可对宿主产生毒害或免疫病理作用。例如，溶组织内阿米巴分泌溶组织酶，导致宿主肠壁溃疡和肝脓肿；细粒棘球蚴中的囊液可导致宿主发生 I 型超敏反应，严重的可以引起过敏性休克，甚至死亡；日本血吸虫虫卵分泌的可溶性抗原可导致宿主发生Ⅳ型超敏反应，引起肝内虫卵肉芽肿，也能与宿主抗体结合形成免疫复合物沉积于肾小球，导致宿主发生Ⅲ型超敏反应，引起肾小球基底膜损伤。

（二）宿主对寄生虫的免疫作用

1.固有免疫　宿主对某种寄生虫具有先天的不易感性，如人对牛囊尾蚴具有先天的不易感性。此外，固有免疫还包括宿主的屏障结构、吞噬细胞、自然杀伤细胞、组织和体液中的抗微生物物质等。

2.适应性免疫　寄生虫抗原较复杂（有体抗原、表膜抗原、代谢抗原等），宿主对寄生虫的特异性免疫反应也相对复杂，有两种类型。

（1）消除性免疫　宿主感染某种寄生虫后产生完全的保护性免疫力，既能清除体内寄生虫，还能完全抵御再感染，这是寄生虫感染中较少见的一种免疫状态。

（2）非消除性免疫　宿主感染寄生虫后产生部分保护性免疫力，不足以清除体内的寄生虫，但却具有一定的抵御再感染的能力。寄生虫感染的免疫多属此类型，如疟疾的带虫免疫和血吸虫诱导的伴随免疫。

3. 免疫逃逸　有些寄生虫侵入宿主后,能逃避宿主的免疫攻击而继续生存,这种现象称为免疫逃逸。其主要与以下因素有关:①抗原的改变,即抗原变异、抗原伪装;②宿主免疫应答被抑制,即有些寄生虫抗原可通过调节性 T 细胞的诱导与激活、封闭抗体的产生等直接诱导宿主产生免疫抑制;③解剖位置的隔离,即特殊的解剖生理屏障可使其与宿主免疫系统隔离等,常见于寄生在组织、细胞、腔道中的寄生虫。

三、寄生虫的分类

人体寄生虫按形态特点可将其分为三大类。①医学蠕虫:指寄生人体并致病的软体多细胞无脊椎动物,借肌肉的伸缩做蠕形运动,代表性种类有线虫、吸虫、绦虫和棘头虫等。②医学原虫:指寄生人体并致病的单细胞寄生虫,代表性种类有鞭毛虫、纤毛虫、阿米巴原虫和孢子虫等。③医学节肢动物:指传播疾病和致病的节肢动物,代表性种类有蚊、蝇、蜱和螨等。

四、寄生虫病的实验室诊断

1. 病原学检查　检查出寄生虫病病原体是确诊的依据。根据寄生虫的种类和定居部位采集相应的标本,采取不同的检查方法,包括肉眼观察、显微镜观察等。

2. 免疫学诊断　可采取免疫学检测方法检测抗体、抗原或免疫复合物等进行辅助诊断。

3. 分子生物学诊断　如核酸探针、PCR 技术等已用于疟疾的分子诊断。

五、寄生虫病的流行情况与防治原则

（一）寄生虫病的流行情况

寄生虫病流行必须具备三个基本环节,即传染源、传播途径和易感人群。当这三个环节在某一地区同时存在并相互联系时,可引起寄生虫病的流行。

1. 流行的基本环节

（1）传染源　指感染了寄生虫的人和动物,包括寄生虫病患者、带虫者与保虫宿主。例如,肺吸虫病的传染源可以是人或猫、犬等动物。

（2）传播途径　指寄生虫从传染源排出,借助于某些传播因素侵入另一易感宿主的全过程。主要经水（人则可因饮水或接触疫水感染）、食物、土壤、节肢动物、空气（飞沫）传播或经人体直接传播。

（3）易感人群　指对某种寄生虫缺乏免疫力或免疫力低的人群。非流行区的人进入疫区内也属易感人群,通常儿童比成人易感。

2. 影响流行的因素

（1）自然因素　包括地理环境和气候因素,如温度、湿度、雨量、光照等。例如,长江以北的自然条件不适合日本血吸虫的中间宿主钉螺生存,因此我国北方地区无血吸虫病流行。

（2）生物因素　有些寄生虫在完成生活史过程中需要中间宿主或节肢动物存在。例如,我国丝虫病和疟疾的流行与相应蚊媒的地理分布是一致的。

（3）社会因素　社会制度、经济状况、科学文化教育水平、医疗卫生、防疫保健、生产方式、生活习惯等直接和间接影响寄生虫病流行。例如,某些地区的牧民因生食牛肉易患牛带绦虫病。

3. 流行特点

（1）地方性　寄生虫病的流行具有明显的地方性特点。主要是因为气候差异、中间宿主的种类与分布,以及当地居民的生活习俗与生产方式。

（2）季节性　虫媒寄生虫病的传播与昆虫的活动一致;人类的生产活动与饮食方式因季节而异,多数寄生虫感染好发于温暖、潮湿的季节。

（3）自然疫源性　在原始森林或荒漠地区,有的寄生虫病可在脊椎动物与人类之间自然地传播,此类病称为人畜共患寄生虫病。当人进入该地区后，则可从脊椎动物传播给人，这种地区称为自然疫源地。

（二）寄生虫病的防治原则

1. 控制传染源　在流行区，积极治疗现症患者，普查普治带虫者，适当处理带虫者。在非流行区，监测和控制来自流行区的流动人口，防止传染源输入和扩散。

2. 切断传播途径　控制和消灭媒介昆虫与中间宿主，加强粪便和水源管理，搞好环境卫生，注意个人卫生等。

3. 保护易感人群　加强对易感人群的健康教育，改变不良的饮食习惯和行为方式，提高自我保护意识，对于某些寄生虫可采取预防用药。

目标检测

一、单项选择题

1. 寄生是指两种生物生活在一起的利害关系（　　　）
 A. 一方受益，另一方无害
 B. 一方受益，另一方受害
 C. 双方都有利
 D. 双方都无利
 E. 双方无利也无害

2. 感染期是指寄生虫生活史中（　　　）
 A. 对人具有感染性的阶段
 B. 对动物具有感染性的阶段
 C. 感染人体的日期
 D. 发育到具有感染性的日期
 E. 对人具有致病性的时期

3. 中间宿主是指（　　　）
 A. 寄生虫的成虫或无性生殖阶段寄生的宿主
 B. 寄生虫的幼虫或无性生殖阶段寄生的宿主
 C. 寄生虫的成虫或有性生殖阶段寄生的宿主
 D. 寄生虫的幼虫或有性生殖阶段寄生的宿主
 E. 寄生虫的成虫寄生的宿主

4. 有些寄生虫的成虫除能寄生于人体外，还可寄生于某些脊椎动物体内，这些动物可为人体寄生虫病传播的来源，故称这些动物为（　　　）
 A. 终宿主　　　　　　B. 中间宿主
 C. 储存宿主　　　　　D. 转续宿主
 E. 传播媒介

5. 寄生虫的生活史是指（　　　）
 A. 寄生虫的繁殖方式
 B. 寄生虫的取食来源
 C. 寄生虫生长、发育、繁殖的过程
 D. 寄生虫宿主的种类
 E. 寄生虫寄生于宿主的部位

6. 带虫者是指（　　　）
 A. 患者
 B. 感染了寄生虫而未出现临床症状的人
 C. 无免疫力的人
 D. 易感者
 E. 以上都不是

7. 人体寄生虫包括下列哪三大类（　　　）
 A. 线虫、吸虫、绦虫
 B. 线虫、原虫、绦虫
 C. 蠕虫、原虫、医学节肢动物
 D. 原虫、线虫、医学节肢动物
 E. 蠕虫、吸虫、医学节肢动物

8. 寄生虫病的传染源包括（　　　）
 A. 患者
 B. 患者和保虫宿主
 C. 带虫者和保虫宿主
 D. 患者和带虫者
 E. 患者、带虫者、保虫宿主

9. 寄生虫的传播途径包括（　　　）
 A. 经空气（飞沫）传播
 B. 经食物传播
 C. 经土壤传播
 D. 经节肢动物传播
 E. 以上都是

10. 寄生虫对宿主的致病作用包括（　　　）
 A. 夺取营养　　　　　B. 机械性损伤
 C. 毒性　　　　　　　D. 免疫损伤或损害
 E. 以上都是

二、思考题

1. 简述寄生虫对宿主的致病作用。

2. 举例说出宿主与寄生虫类别。

（孟凡云）

第26章
医学蠕虫

蠕虫（helminth）是多细胞无脊椎动物，这些动物依赖肌肉收缩进行蠕动状运动，由蠕虫引起的疾病统称蠕虫病。本章主要介绍有医学意义的线虫、吸虫和绦虫。

在流行病学上，蠕虫按生活史可以分为：①土源性蠕虫，在完成生活史过程中不需要中间宿主，虫卵或幼虫在外界（主要指土壤）直接发育至感染期后感染人体；②生物源性蠕虫，完成生活史需要在中间宿主或媒介昆虫体内发育至感染期后才能感染人体。

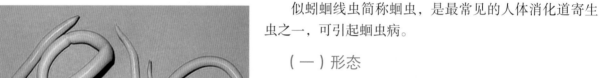

第1节 线 虫

一、似蚓蛔线虫

似蚓蛔线虫简称蛔虫，是最常见的人体消化道寄生虫之一，可引起蛔虫病。

（一）形态

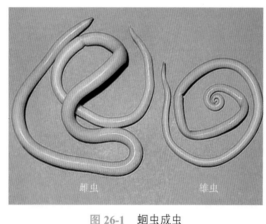

图 26-1 蛔虫成虫

1. 成虫 呈长圆柱状，两端略细，形似蚯蚓，活时为粉红色，死后呈灰白色（图 26-1）。体表有横纹和两条侧线，口位于虫体顶端，口唇有三个唇瓣围绕呈品字形，唇瓣内缘各有乳突一对，肛门位于虫体末端。雌虫长 20～35cm，有的长达 49cm，直径为 3～6mm，尾端钝圆；雄虫长 15～31cm，直径为 2～4mm，尾部向腹面弯曲，末端有一对镰刀状可伸缩的交合刺。

2. 虫卵 分为受精卵和未受精卵（图 26-2）。

（1）受精卵 呈宽椭圆形，大小为（45～75）μm×（35～50）μm。新鲜粪便中受精卵卵壳内有一个大而圆的卵细胞，卵壳间常见有新月形空隙。卵壳厚而透明，自外向内由受精膜、壳质层及蛔苷层组成。卵壳外有一层由虫体子宫分泌物形成的蛋白质膜，表面凹凸不平，在人肠道内被胆汁染成棕黄色。

（2）未受精卵 呈长椭圆形，大小为（88～94）μm×（39～44）μm，蛋白质膜及卵壳较薄，无蛔苷层，卵壳内充满大小不等的折光性较强的卵黄颗粒。若蛔虫卵最外面的蛋白质膜脱落，卵壳则呈无色透明，但其卵壳厚，仍可与其他线虫卵区别。

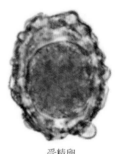
受精卵

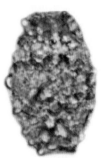
未受精卵

图 26-2 蛔虫卵

（二）生活史

蛔虫属土源性线虫，完成生活史不需要中间宿主。成虫寄生于人体小肠中，以宿主半消化食物为营养，雌、雄虫交配后产出的多为受精卵，平均每天每条雌虫可产卵 24 万个。虫卵随宿主粪便排出体外，在潮湿、荫蔽、氧气充足的泥土中，于 21 ～ 30℃条件下经 5 ～ 10 天的发育，受精卵内的胚细胞经分裂并发育为幼虫。再经 1 周，卵内幼虫蜕皮 1 次成为感染期虫卵。人因误食被蛔虫感染期虫卵污染的食物或水而感染。感染期虫卵在人小肠内孵出幼虫，然后侵入肠黏膜和黏膜下层，钻入静脉或淋巴管，经肝、右心，到达肺，穿破肺泡毛细血管，进入肺泡，经第 2 次和第 3 次蜕皮后，沿支气管、气管逆行至咽部，最后随人的吞咽动作而入消化道，在小肠内经第 4 次蜕皮后变为童虫，数周后发育为成虫（图 26-3）。自人体感染到雌虫开始产卵需 60 ～ 75 天。蛔虫在人体内的寿命一般为 1 年左右。

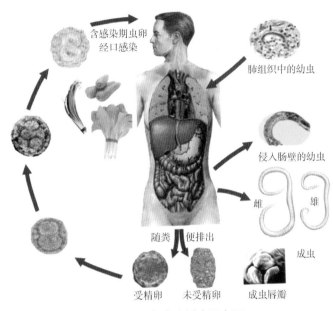

图 26-3　蛔虫生活史示意图

（三）致病性

案例 26-1

患儿，男，13 岁。近日出现突发性右下腹痛，呈阵发性绞痛，伴恶心、呕吐，呕吐物为胃内容物。体温 36.8℃，血压 113/68mmHg，消瘦，神志清，急性痛苦病容，心肺无异常。腹部平坦，腹肌略紧张，右下腹麦克伯尼点压痛，反跳痛（＋），肠鸣音正常，拟诊为急性阑尾炎。手术探查：腹腔内无积液，阑尾明显充血、肿胀，切开阑尾于其内取出一蛔虫头端，下半部于肠腔内。术后病理证实阑尾内容物为蛔虫。粪检发现蛔虫卵，予阿苯达唑口服。

问题：蛔虫常见的并发症有哪些？蛔虫病在我国广泛流行的原因是什么？

1.幼虫致病及症状

（1）蛔虫幼虫所致肺炎　蛔虫幼虫在肺内移行，患者可出现过敏性肺炎症状。如短期吞入大量感染期虫卵，则可引起蛔虫性哮喘，主要症状为气喘、干咳和喉部异物感。

（2）异位寄生　重度感染时，幼虫可通过肺毛细血管、左心进入大循环，侵入一些组织和器官，引起相应部位的病变。

2.成虫致病及症状

（1）夺取营养和破坏肠黏膜影响吸收　蛔虫在小肠内夺取大量营养，并损伤肠黏膜，造成消化不良和营养吸收功能障碍，导致营养不良。患者常有食欲不振、恶心、呕吐、腹泻或便秘及间歇性脐周痛等症状。重度感染的儿童可出现发育障碍或智力迟钝。

（2）毒素作用与变态反应　虫体代谢产物或死后分解产物可引起荨麻疹、皮肤瘙痒、血管神经性水肿、结膜炎等变态反应，也可出现失眠、磨牙、惊厥等神经症状。

（3）钻孔习性与常见并发症　成虫有窜扰钻孔的习性，虫体可钻入开口于肠壁的管道（如胆管、胰腺管和阑尾），引起胆道蛔虫病、蛔虫性肠梗阻、蛔虫性阑尾炎等并发症，严重的可引起肠坏死、肠穿孔和急性腹膜炎等。

（四）实验室诊断

检获出患者粪便中的虫卵，或吐出、排出蛔虫均可确诊。常用的粪便检查方法有生理盐水直接涂片法、定量透明法和饱和盐水浮聚法。饱和盐水浮聚法和沉淀法检出效果更佳。

（五）流行情况与防治原则

蛔虫呈世界性分布，主要流行于温暖、潮湿和卫生条件较差的热带和亚热带地区。人群感染特点为农村高于城市，儿童高于成人。农村地区学龄前和低龄学童的感染尤为明显。

防治措施包括加强卫生宣教，注意个人卫生及饮食卫生，防止食入感染期虫卵，加强粪便的管理及粪便无害化处理、消灭苍蝇和蟑螂等。目前常用的驱虫药有阿苯达唑、甲苯咪唑等。

二、十二指肠钩口线虫与美洲板口线虫

钩虫是钩口科线虫的统称。在我国主要流行十二指肠钩口线虫（简称十二指肠钩虫）和美洲板口线虫（简称美洲钩虫）。钩虫寄生于人体小肠，引起钩虫病。

（一）形态

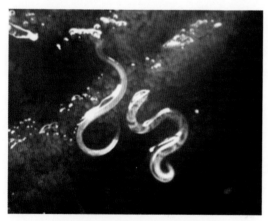

图 26-4　小肠中的活体美洲钩虫

1. 成虫　体长约 1cm，活时呈肉红色，半透明（图 26-4），死后呈灰白色。虫体前端有一角质口囊，是附着于宿主肠壁的器官。口囊两侧有 1 对头感器与 1 对头腺相连，开口于口囊的齿部，能分泌抗凝素，具抗凝血作用。咽管壁内有 3 个咽腺，能分泌多种酶和化学物质。钩虫雌雄异体，雌虫略大于雄虫。雌虫尾部尖直，呈圆锥状；雄虫尾部膨大，由角皮层向后延伸形成膜质交合伞，其内有两根从泄殖腔伸出的细长可收缩的交合刺。十二指肠钩虫虫体外形呈 C 形，口囊内腹侧有两对钩齿；美洲钩虫，虫体外形呈 S 形，口囊内腹侧前缘有一对板齿（图 26-5）。

2. 虫卵　两种钩虫卵形态相似，统称钩虫卵，呈卵圆形，无色透明，大小为（57 ～ 76）μm×（36 ～ 40）μm，内含 2 ～ 8 个分裂细胞。卵壳较薄，与卵细胞之间有明显空隙（图 26-6）。

（二）生活史

两种钩虫生活史基本相似，成虫寄生于人体小肠上段，以其钩齿或板齿咬附在肠黏膜上，以血液、组织液和肠黏液为食。雌雄交配后，雌虫产卵，卵随粪便排出体外，在荫蔽、潮湿、氧气充足的疏松土壤中，卵内细胞不断分裂，经 24 ～ 48 小时，孵化出幼虫（杆状蚴）。杆状蚴在土壤中以细菌和有机物为食，经 7 ～ 8 天，通过 2 次脱皮，成为丝状蚴。丝状蚴是钩虫的感染阶段。丝状蚴具有向湿、向温及向上移行的特性。当其与人体皮肤接触时，活动性增强，依靠机械性穿刺和酶的作用，通过毛

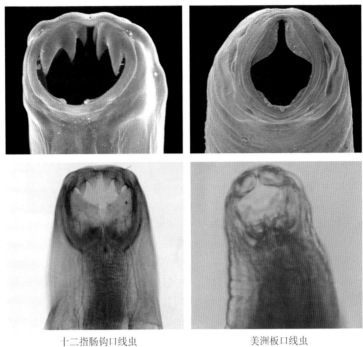

十二指肠钩口线虫　　　　　　　美洲板口线虫

图 26-5　钩虫口囊

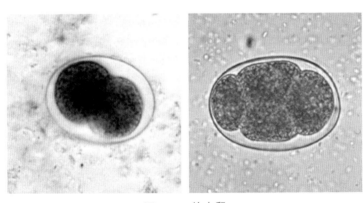

图 26-6　钩虫卵

囊、汗腺、破损皮肤侵入人体。少数丝状蚴也可以经口侵入口腔、食管黏膜感染人体。多数幼虫进入皮肤时脱去鞘，0.5～1.0 小时后穿过皮肤，在皮下组织内移行，24 小时后进入小静脉或淋巴管，经右心由肺动脉至肺。幼虫穿过微血管进入肺泡，并借助于宿主呼吸道上皮细胞纤毛的运动，沿支气管、气管上行至咽。一部分幼虫可随宿主痰液被吐出，大部分幼虫随宿主的吞咽活动，经食管、胃到达小肠，此过程大约需要 1 周。幼虫在小肠内迅速生长发育，经 2 次蜕皮发育为成虫（图 26-7）。自幼虫钻入皮肤至成虫交配产卵需 4～6 周或更久，十二指肠钩虫成虫一般可存活 7 年，美洲钩虫成虫可存活 5 年以上。钩虫幼虫还可通过胎盘进入胎儿体内。

（三）致病性

两种钩虫的致病作用相似，十二指肠钩虫对人体危害更大，是婴儿钩虫病的主要致病虫种。

1. 幼虫致病作用

（1）钩蚴性皮炎　俗称粪毒块。人在田间劳作时，皮肤接触土壤，丝状蚴可钻入皮肤，数分钟至 1 小时后侵入的皮肤局部有烧灼、针刺、奇痒感，出现充血斑点或丘疹，1～2 天内出现红肿及水疱，继发感染形成脓疱，3～4 天后结痂、脱皮自愈。皮炎常见于足趾、手指间，也可见于手、足背部。

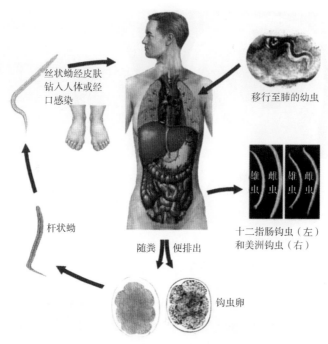

丝状蚴经皮肤
钻入人体或经
口感染

移行至肺的幼虫

杆状蚴

雄虫 雌虫 雄虫 雌虫

十二指肠钩虫（左）
和美洲钩虫（右）

随粪 便排出

钩虫卵

图 26-7　钩虫生活史示意图

（2）呼吸道症状　感染后 1 周左右，钩蚴移行到肺部，引起局部出血和炎症反应。患者出现咽喉发痒、咳嗽、痰中带血、哮喘，伴有畏寒、低热等全身症状。

2. 成虫致病作用

（1）消化道症状　成虫以口囊咬附于肠黏膜，造成散在性出血点和小溃疡，甚至形成片状出血性瘀斑。患者早期表现为上腹不适或隐痛、恶心、呕吐、腹泻、大便隐血等。少数患者出现异食癖，喜食生米、生豆、煤渣、破布等。

（2）贫血　钩虫的主要危害是成虫吸血，使患者长期处于慢性失血状态。

（3）婴儿钩虫病　多由十二指肠钩虫引起。患儿常出现食欲减退、急性便血性腹泻，大便呈黑色或柏油状。婴儿钩虫病预后差。

（四）实验室诊断

粪便检查出虫卵，或经钩蚴培养检出幼虫是确诊本病的依据。常用的方法有生理盐水直接涂片法、饱和盐水浮聚法、改良加藤法和钩蚴培养法。饱和盐水浮聚法检出率较高，是诊断钩虫病的首选方法。钩蚴培养法可观察幼虫形态并鉴别虫种，常用于流行病学调查，但需培养 5 ～ 6 天才能见到幼虫。

（五）流行情况与防治原则

钩虫感染呈世界性分布，主要流行于热带和亚热带发展中国家。我国除少数气候干燥、寒冷地区外，其他各省均有钩虫感染，北方以十二指肠钩虫为主，南方以美洲钩虫为主，多属混合感染。

钩虫感染者和钩虫病患者是本病传染源，人主要因生产劳动等接触污染的土壤而受感染，特别是赤脚在用新鲜人粪施肥的田地中耕作更易感染。

预防措施主要包括加强粪便管理和个人防护。常用驱虫药物有甲苯咪唑和阿苯达唑。此外，三苯双脒、噻嘧啶及伊维菌素也具有较好的驱虫效果。

三、蠕形住肠线虫

蠕形住肠线虫简称蛲虫，主要寄生于人体盲肠、结肠及回肠下段，引起蛲虫病。

（一）形态

1. 成虫　细小，乳白色，呈线头样（图 26-8），有头翼和咽管球。雌虫大小为（8～13）mm×（0.3～0.5）mm，虫体中部膨大，尾端长直而尖细，生殖系统为双管型。雄虫较小，大小为（2～5）mm×（0.1～0.2）mm，尾端向腹面卷曲。

2. 虫卵　无色透明，长椭圆形，两侧不对称，一侧扁平，另一侧稍凸，大小为（50～60）μm×（20～30）μm，卵壳较厚，刚产出的虫卵内含一蝌蚪期胚胎（图 26-9）。

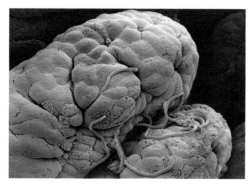

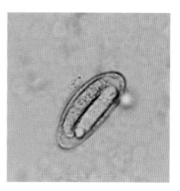

图 26-8　小肠绒毛上的蛲虫成虫　　　图 26-9　蛲虫卵

（二）生活史

成虫寄生于人体回盲部。以肠腔内容物、组织液和血液为食，雌雄交配后雄虫很快死亡随粪便排出，雌虫子宫内充满虫卵，并向肠腔下段移行至直肠。当宿主入睡时，肛门括约肌松弛，雌虫移至肛周，在肛周产卵。

黏附在肛门周围和会阴皮肤上的虫卵，因温度（34～36℃）、湿度（相对湿度 90%～100%）适宜，氧气充足，卵胚很快发育，约经 6 小时，发育为感染期虫卵。感染期虫卵经肛门 - 手 - 口方式形成自身感染；也可污染玩具、食物，或散落在衣裤、被褥上，经口使自身或他人感染。粘在灰尘上的虫卵可随尘埃飞扬，经空气吸入，黏附在咽部，随吞咽进入消化道而感染。食入的虫卵在十二指肠内孵出幼虫，幼虫沿小肠下行，在结肠发育为成虫（图 26-10）。从食入感染期虫卵至虫体发育成熟产卵需 2～4 周。雌虫寿命一般约 1 个月，很少超过 2 个月。

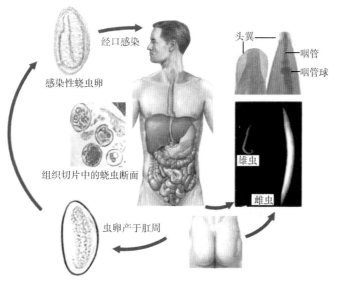

图 26-10　蛲虫生活史示意图

（三）致病性

成虫寄生于肠道可造成肠黏膜损伤。轻度感染无明显症状，重度感染可引起营养不良和代谢紊乱。雌虫在肛周爬行、产卵，刺激肛周及会阴部皮肤黏膜，引起局部瘙痒，患者常常抓破皮肤，引起继发感染，表现为烦躁不安、失眠、夜间磨牙、食欲下降、消瘦。还可因异位寄生引起阑尾、尿道、阴道、子宫、输卵管等相关脏器炎症。

（四）实验室诊断

根据蛲虫在肛周产卵的特性，可用透明胶纸法或棉签拭子法于清晨排便或洗澡前在肛周收集虫卵。雌虫常于夜间爬出肛门产卵，若在肛门周围发现白色的线头样小虫，可用镊子夹入盛有 70% 乙醇的小瓶内送检，根据蛲虫的形态特点可做出诊断。

（五）流行情况与防治原则

蛲虫呈世界性分布。蛲虫生活史简单，虫卵发育迅速，感染期虫卵抵抗力强（在适宜的外界条件下可存活 20 天），因而蛲虫病流行广泛，其分布具有儿童集体机构及家庭聚集性的特点。近年来农村集体生活的儿童感染率明显上升，个别乡村幼儿园感染率较高。

应采取综合性防治措施，以防止相互感染和自身重复感染。注意个人卫生和环境卫生。常用的治疗药物有阿苯达唑和甲苯咪唑，3% 噻嘧啶和蛲虫油膏可局部外用。

四、毛首鞭形线虫

毛首鞭形线虫简称鞭虫，是常见的人体肠道寄生线虫。其成虫主要寄生于人体盲肠，引起鞭虫病。

1. 形态

（1）成虫　外形似马鞭，故得名。虫体前 3/5 呈细线状，后 2/5 粗如鞭柄。雌虫长 30～50mm，尾端钝圆；雄虫稍小，长 30～45mm，尾端向腹面呈环状卷曲（图 26-11）。

（2）虫卵　呈纺锤形或腰鼓形，大小（50～54）μm×（22～23）μm，棕黄色，卵壳较厚，两端各有一透明塞状突起（图 26-12）。虫卵随粪便排出时，卵内有 1 个尚未分裂的细胞。

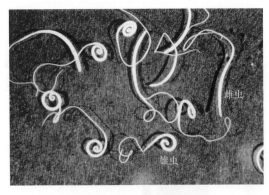

图 26-11　鞭虫成虫

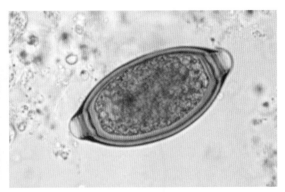

图 26-12　鞭虫卵

2. 生活史　成虫寄生于盲肠，严重感染时也可寄生于结肠、直肠甚至回肠下端。虫卵随粪便排出，在 20～30℃温暖、潮湿的土壤中，约经 3 周发育为感染期虫卵。感染期虫卵随污染的食物或饮水被人吞食，进入小肠。感染后约 1 小时幼虫从卵内孵出，钻入肠上皮内摄取营养，经 8～10 天后回到肠腔，再移行至盲肠发育为成虫（图 26-13）。鞭虫成虫细长的前端钻入肠上皮层内，以血液和组织液为食。自感染到产卵约需 60 天，成虫寿命为 3～5 年。

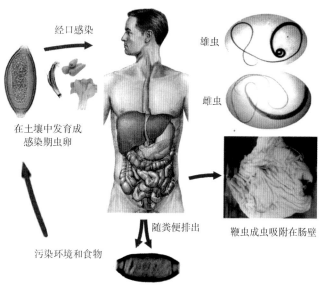

经口感染

雄虫

雌虫

在土壤中发育成
感染期虫卵

污染环境和食物

随粪便排出

鞭虫成虫吸附在肠壁

图 26-13 鞭虫生活史示意图

3. 致病性 成虫以其细长的前端钻入肠壁，可致肠黏膜组织充血、水肿、出血或溃疡等慢性炎症反应，继而形成肉芽肿病变。轻度感染者一般无明显症状。重度感染者可有慢性失血。若虫体侵入阑尾，可继发细菌感染，引起急性阑尾炎。

4. 实验室诊断 在粪便中检出虫卵即可确诊，常用的方法有直接涂片法、改良加藤厚涂片法、沉淀集卵法或饱和盐水浮聚法。

5. 流行情况与防治原则 鞭虫的流行分布特点、流行因素及防治措施与蛔虫基本相同，但感染率不及蛔虫高。

五、班氏吴策线虫和马来布鲁线虫

丝虫是由节肢动物传播的寄生性线虫，因虫体细长如丝线而得名。寄生在人体的丝虫有 8 种，我国常见的丝虫有 2 种，即班氏吴策线虫（班氏丝虫）和马来布鲁线虫（马来丝虫）。丝虫成虫寄生于人体淋巴系统可引起丝虫病。

（一）形态

1. 成虫 两种丝虫成虫形态结构基本相似。虫体乳白色，细线状，体表光滑。雌虫尾端略向腹面弯曲，雄虫尾端向腹面卷曲 2～3 圈。班氏丝虫较大，雌虫为（58.5～105.0）mm×（0.2～0.3）mm，雄虫为（28.2～42.0）mm×（0.10～0.15）mm；马来丝虫雌虫为（40～69）mm×（0.12～0.22）mm，雄虫为（13.5～28.0）mm×（0.07～0.11）mm。

2. 微丝蚴 雌虫产出的幼虫称微丝蚴。微丝蚴的大小、自然体态、头间隙长短、体核的形态及排列、尾核的有无等均是鉴别两种丝虫微丝蚴的主要依据。两种丝虫的微丝蚴的形态鉴别见表 26-1、图 26-14。

表 26-1 班氏微丝蚴和马来微丝蚴形态鉴别

	班氏微丝蚴	马来微丝蚴
长、宽（μm）	（244～296）×（5.3～7.0）	（177～230）×（5～6）
体态	柔和，弯曲较大	硬直，大弯中有小弯
头间隙	长度与宽度相等或仅为宽度的一半	长度约为宽度的 2 倍
体核	圆形，较小，大小均匀，排列疏松，相互分离，清晰可数	卵圆形，排列紧密，常相互重叠，不易分清
尾部	后 1/3 较尖细，无尾核	有两个尾核，前后排列，尾核处较膨大

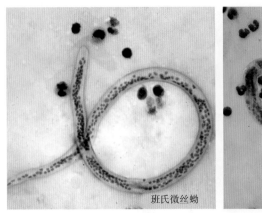
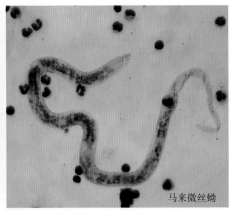

班氏微丝蚴

马来微丝蚴

图 26-14　丝虫微丝蚴光镜图

（二）生活史

两种丝虫的生活史基本相同。发育过程分为幼虫在蚊体内发育和成虫在人体内发育（图 26-15）。

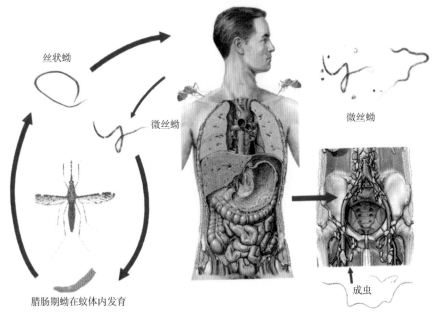

丝状蚴

微丝蚴

微丝蚴

成虫

腊肠期蚴在蚊体内发育

图 26-15　丝虫生活史示意图

1. 幼虫在蚊体内发育　雌蚊叮吸患者血液时，微丝蚴被吸入蚊胃内，经过 1 ～ 7 小时，微丝蚴脱去鞘膜，穿过胃壁进入胸肌。经 2 ～ 4 天，虫体缩短变粗，形似腊肠，称腊肠期蚴。腊肠期蚴继续发育，蜕皮 2 次，经第二期幼虫发育成为细长而活跃的丝状蚴，即感染期幼虫。此时，丝状蚴离开蚊的胸肌进入血腔及下唇。当蚊再次叮人吸血时，丝状蚴从蚊下唇逸出，经吸血伤口或正常皮肤侵入人体。微丝蚴在蚊体内发育为感染期幼虫所需时间与温度和湿度有关。在最适温度（20 ～ 30℃）和相对湿度（75% ～ 90%）条件下，班氏微丝蚴需 10 ～ 14 天，马来微丝蚴约需 6 天。较高温度和湿度也有利于丝状蚴侵入人体。

2. 成虫人体内发育　丝状蚴侵入人体后，迅速经小淋巴管移行至大淋巴管或淋巴结内寄生，经 2 次蜕皮发育为成虫。雌雄交配后，雌虫产生的微丝蚴大部分随淋巴液进入血液循环，并可定期出现于人体外周血液。成虫寿命 4 ～ 10 年，最长可达 40 年。人是班氏丝虫的唯一终宿主，马来丝虫除可寄生于人体外，还能在多种脊椎动物体内发育成熟。

微丝蚴具有夜现周期性。微丝蚴可停留于淋巴液中，但多随淋巴经胸导管入血液循环。它们白天滞留于肺微血管中，夜晚则出现于外周血液，故在人体外周血液中呈现夜多昼少的现象，此为微丝蚴的夜现周期性。两种微丝蚴在外周血液中出现的高峰时间为：班氏微丝蚴自晚上 10 时至次晨 2 时，马来微丝蚴自晚上 8 时至次晨 4 时。

（三）致病性

丝虫的成虫、丝状蚴、微丝蚴对人体均有致病作用，但以成虫为主。

1. 微丝蚴血症　潜伏期后血中出现微丝蚴，感染者可持续多年无症状，成为带虫者。

2. 急性期超敏反应及炎症反应　微丝蚴和成虫的代谢产物、分泌物、蜕皮液、死亡虫体均能刺激机体产生超敏反应和炎症反应。临床表现为淋巴管炎、淋巴结炎和丝虫热。

3. 慢性期阻塞病变　急性病变局部出现增生性肉芽肿，不断发展，使淋巴管内皮细胞增生，管壁增厚，管腔狭窄或阻塞，淋巴液回流受阻，远端淋巴管内压力增高，致使淋巴管曲张及淋巴水肿，甚至破裂，大量淋巴液流入组织，导致睾丸鞘腔积液、乳糜尿、象皮肿（图 26-16）等。

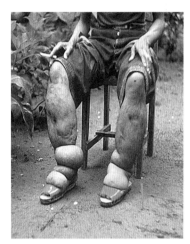

图 26-16　下肢象皮肿

（四）实验室诊断

从血液中查找微丝蚴是诊断丝虫病的主要病原学诊断方法。根据微丝蚴的夜现周期性，采血时间以晚上 9 时至次晨 2 时为宜，常用方法有厚血膜法、新鲜血滴法等。也可用免疫学方法检测患者血液中的特异性抗体或循环抗原。常用方法有 ELISA、免疫层析技术（IGT）等。

（五）流行情况与防治原则

丝虫病是全世界重点控制的十大热带病之一，也曾是我国五大重点防治的寄生虫病之一。2007 年，我国在全球 83 个丝虫病流行国家和地区中率先消除丝虫病。

在我国，班氏丝虫的主要传播媒介为淡色库蚊和致倦库蚊；马来丝虫的主要传播媒介为中华按蚊和嗜人按蚊。防蚊灭蚊是控制丝虫病的重要措施。常用药物为乙胺嗪等。

医者仁心

中国医学寄生虫学的奠基人之一——冯兰洲

冯兰洲（1903—1972），中国当代寄生虫学家、医学专家。冯兰洲最早证实中国存在着马来丝虫和班氏丝虫，马来丝虫的主要传播媒介是中华按蚊，并证实中华按蚊种群中有宽卵型和窄卵型之分。其主要著作有《中国血丝虫病之分布及其传染法》《马来及班氏微丝蚴形态比较》《中国蚊虫名录》《通过白蛉将狗的黑热病传给地鼠的研究》《用南瓜籽与槟榔合并治疗绦虫之研究》《中华按蚊传染马来丝虫的进一步研究》等。冯兰洲一生生活艰苦朴素，热爱科研工作，多次深入寄生虫病流行现场，为我国的寄生虫病防治做出了重要的贡献。

六、旋毛形线虫

旋毛形线虫简称旋毛虫，其成虫和幼虫分别寄生于同一宿主的小肠和骨骼肌细胞内。人和多种哺乳动物可作为该虫的宿主，该虫寄生于人体引起旋毛虫病，是重要的食源性人畜共患寄生虫病，严重感染时可导致患者死亡。

1. 形态　旋毛形线虫细小呈线状，前细后粗。雄虫大小为（1.4～1.6）mm×（0.04～0.05）mm，雌虫为（3～4）mm×0.06mm。雄虫尾端有 1 对叶状交配附器，无交合刺。雌虫卵巢位于体后部，输卵管短窄，子宫较长，充满虫卵，近阴门处已孵化出幼虫。阴门位于虫体前 1/5 处腹面。新产出的幼虫细长，约为 124μm×6μm，在宿主横纹肌中发育成熟，并卷曲在梭形囊包中。囊包与肌纤维平行，大小为（0.25～0.50）mm×（0.21～0.42）mm，内含 1～2 条幼虫，多至 6～7 条。

2. 生活史　旋毛形线虫可寄生于人和多种哺乳动物体内。成虫寄生于宿主小肠，幼虫则寄生在同一宿主肌细胞内，不需在外界发育，但完成生活史必须更换宿主。当宿主吞食含有活幼虫囊包的肉类后，在消化液作用下，经数小时囊包内幼虫逸出，并立即侵入小肠上段黏膜，多数定居在肠绒毛基部或腺隐窝的上皮细胞内。24 小时后返回肠腔，48 小时内经 4 次蜕皮后，发育为成虫。雌虫、雄虫交配后，雄虫大多很快死亡，自肠道排出。雌虫继续长大，并深入肠黏膜，或可至腹膜及肠系膜淋巴结处寄生。感染后约第 5 天开始产幼虫，一般持续 4～6 周，直至成虫死亡。产出的幼虫多数侵入局部肠淋巴管或小静脉，随血流到达全身组织。但只有到达横纹肌内的幼虫才能继续发育。感染后 1 个月内，由于幼虫的机械刺激和分泌物作用，肌纤维发生炎症，纤维组织增生，形成含幼虫囊包（图 26-17）。约半年后囊包两端钙化，囊内幼虫随之死亡。但钙化囊包中的幼虫可继续存活多年，最长可达 31 年之久。

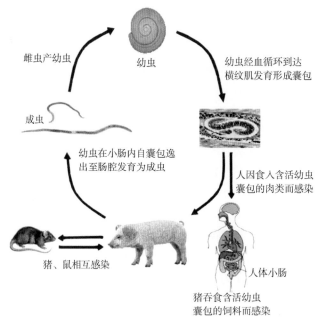

图 26-17　旋毛虫生活史示意图

3. 致病性　旋毛虫成虫和幼虫均可致病，其症状的轻重与食入囊包的数量、活力、幼虫侵犯部位及宿主的免疫状态有关。轻者可无明显症状，重者临床表现复杂多样，如不及时诊治，可在发病后 3～7 周内死亡。根据病理和临床表现可将致病过程分为侵入期、幼虫移行期、囊包形成期。

4. 实验室诊断　病原学检查采用活组织检查法，即从患者的腓肠肌或肱二头肌处取样，经压片法或切片镜检幼虫及囊包。免疫学检测对早期感染和轻度感染有重要意义，常用酶联免疫吸附试验（ELISA）和间接荧光抗体试验（IFAT）等。

5. 流行情况与防治原则　旋毛虫病呈世界性分布，我国感染率较高的动物是猪、犬、猫和某些鼠类。猪与鼠之间相互传播是导致人群旋毛虫病流行的重要因素，猪为主要动物传染源。防治该病应该采取综合防治措施。常用药物有阿苯达唑、甲苯咪唑等。

第 2 节　吸　虫

一、日本血吸虫

日本血吸虫也称日本裂体吸虫，其成虫寄生于人及多种哺乳动物的门脉 - 肠系膜静脉系统，引起血吸虫病。

（一）形态

1. 成虫　雌雄异体。虫体呈圆柱形，外观似线虫。口、腹吸盘位于虫体前端。雄虫较粗短，乳白色，长 12 ～ 20mm，有发达的口、腹吸盘，自腹吸盘以下虫体形成抱雌沟，雌虫常居留于雄虫的抱雌沟内，呈雌雄合抱状态。雌虫呈圆柱形，前细后粗，体长 12 ～ 28mm，腹吸盘不及雄虫明显，因肠管内含较多的红细胞消化后残留的物质，故外观呈黑褐色（图 26-18）。

2. 虫卵　椭圆形，淡黄色，大小约 89μm×67μm。卵壳薄而均匀，无卵盖，一侧有一小棘，称侧棘，卵壳表面常附有宿主组织残留物，内含一成熟毛蚴（图 26-19），毛蚴和卵壳间常可见到大小不等的圆形或椭圆形的油滴状毛蚴分泌物。

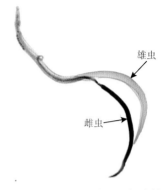

图 26-18　血吸虫成虫雌雄合抱

3. 尾蚴　血吸虫尾蚴属叉尾型，体长 280 ～ 360μm。由体部和尾部组成，尾部又分为尾干和尾叉。体部前端有特化的头器，其中央有一大的单细胞腺体，称为头腺。口孔位于虫体前端正腹面，腹吸盘位于体部后 1/3 处。腹吸盘周围有 5 对单细胞腺体，称为钻腺，有 5 对腺管（2 对为前钻腺，3 对为后钻腺）向前分两束伸入头器，并开口于顶端（图 26-20）。

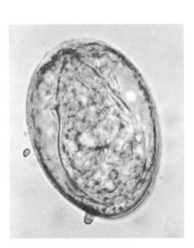

图 26-19　血吸虫卵

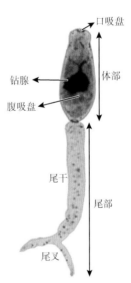

图 26-20　血吸虫尾蚴

（二）生活史

血吸虫的生活史包括虫卵、毛蚴、母胞蚴、子胞蚴、尾蚴、童虫和成虫等阶段。成虫寄生于人及多种哺乳动物的门脉 - 肠系膜静脉系统。雌雄合抱的虫体常逆血流移行至黏膜下层静脉末梢内产卵。虫卵大部分沉积于肠壁的小血管壁，部分虫卵随血流至肝门静脉并沉积在肝脏。约经 11 天虫卵发育为毛蚴，肠黏膜内虫卵由于卵内毛蚴分泌的溶细胞物质能透过卵壳，破坏血管壁，使周围组织发炎坏死，加以肠蠕动、腹内压和血管内压的作用，使坏死组织向肠腔溃破，虫卵随坏死组织落入肠腔，随粪便排出体外。含虫卵的粪便污染水体，在 25 ～ 30℃适宜的温度下，卵内毛蚴孵出。如遇到中间宿主钉螺，毛蚴主动侵入螺体，经母胞蚴、子胞蚴的无性繁殖阶段产生许多尾蚴。成熟尾蚴在适宜的温度，光照等条件下，从钉螺体内逸出。尾蚴在水中游动时若与宿主皮肤接触，约需 10 秒即可钻入宿主皮肤，脱去尾部，转化为童虫。童虫很快侵入末梢血管或淋巴管内，随血流经右心到肺，再由左心进入体循环，到达肠系膜动脉，穿过毛细血管进入肝内门静脉寄生。此期童虫发育到一定程度，雌雄虫体分化、合抱并继续发育，最后逆血流移行至肠系膜下静脉内寄生、交配、产卵（图 26-21）。日本血吸虫自尾蚴钻入皮肤到虫体发育成熟并产卵约需 24 天，成虫平均寿命约 4.5 年。

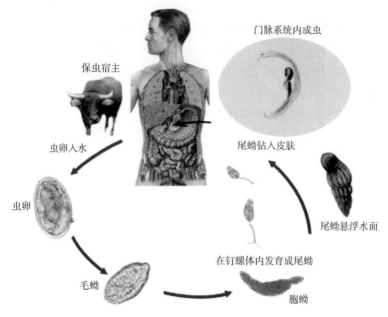

图 26-21　血吸虫生活史示意图

（三）致病性

血吸虫的尾蚴、童虫、成虫和虫卵均可对宿主造成损害，其主要原因是血吸虫不同虫期释放的抗原均能诱发宿主出现一系列免疫病理变化。尾蚴钻入宿主皮肤后可引起尾蚴性皮炎；童虫在宿主体内移行可致血管炎，以肺部病变较为明显；成虫可引起静脉内膜炎及静脉周围炎等，其代谢物、分泌物和排泄物等可形成免疫复合物，引起Ⅲ型超敏反应；虫卵是主要致病阶段，其内的活毛蚴不断释放可溶性抗原诱导形成虫卵肉芽肿。随着病程发展，卵内毛蚴死亡和组织修复，可引起纤维化，最终可导致肝脏窦前静脉广泛阻塞，引起门脉高压。严重感染时，还可有异位损害，多见于肺，其次是脑、胃等组织器官。

（四）实验室诊断

1.病原学检查　急性期患者黏液血便中常可查到虫卵，常用直接涂片法、毛蚴孵化法和尼龙袋集卵法等。

2.免疫学检查　方法有皮内试验、环卵沉淀试验、ELISA 等。

（五）流行情况与防治原则

日本血吸虫病流行于亚洲。血吸虫病患者或感染动物是传染源。其中，患者和病牛是最重要的传染源。含血吸虫虫卵的粪便污染水源、水中钉螺的存在及人们由于生产和生活活动接触疫水，是传播的三个重要环节。控制血吸虫病传染源需人畜同步化疗，可选用吡喹酮等药物。灭螺是切断传播的关键，常用灭螺药为氯硝柳胺。

普及健康教育，管理粪便，保护水源，安全供水对控制血吸虫病的传播至关重要。

二、华支睾吸虫

华支睾吸虫又称肝吸虫。其成虫寄生于人体的肝胆管内，可引起华支睾吸虫病，又称肝吸虫病。1975 年先后在湖北江陵西汉古尸和战国楚墓古尸体内发现了本虫的虫卵，证明华支睾吸虫病在我国的流行至少已有 2300 年历史。

（一）形态

1.成虫　体形狭长，背腹扁平，前端稍窄，后端钝圆，状似葵花子（图 26-22）。虫体大小一般为（10～25）mm×（3～5）mm。口吸盘略大于腹吸盘，前者位于虫体前端，后者位于虫体前 1/5 处。消化器官包括口、咽、食管及分叉的肠支。雌雄同体，雄性生殖器有睾丸 2 个，分支状，前后排列，受精囊为椭圆形；雌性生殖器有一卵巢，位于睾丸之前，腹吸盘和卵巢间可见盘曲的子宫，开口于生殖腔。

2.虫卵　形似芝麻，淡黄褐色，一端较窄且有盖，卵盖周围的卵壳增厚形成肩峰，另一端有小疣。卵甚小，大小为（27～35）μm×（12～20）μm。从粪便中排出时，卵内已含有毛蚴（图 26-23）。

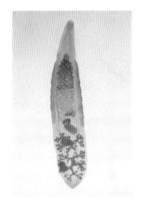 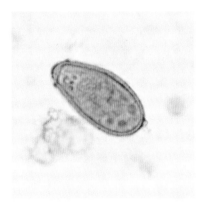

图 26-22　华支睾吸虫成虫　　　　图 26-23　华支睾吸虫虫卵

（二）生活史

成虫寄生于人和肉食类哺乳动物（猫、犬等）的肝胆管内，虫卵随胆汁进入肠道，随粪便排出体外。虫卵入水后，被第一中间宿主淡水螺（豆螺、沼螺等）吞食，在其消化道孵出毛蚴，经过胞蚴、雷蚴无性增殖后发育为尾蚴，尾蚴逸出螺体后侵入第二中间宿主（淡水鱼、虾）体内发育为囊蚴。人或哺乳动物若食入含有活囊蚴的鱼、虾，囊内幼虫可破囊而出，经胆总管循胆汁逆流而行，也可经血管或穿过肠壁到达肝胆管内，在此发育为成虫并产卵（图 26-24）。囊蚴进入人体内至发育为成虫并在粪中检到虫卵所需时间约 1 个月，成虫寿命 20～30 年。

（三）致病性

成虫寄生于肝胆管内，引起胆管炎、胆囊炎和阻塞性黄疸，感染严重时可出现胆汁性肝硬化、胆石症。已证实华支睾吸虫感染与胆管癌有关。所致疾病的严重程度与寄生的虫数和宿主免疫力有关。急性期主要表现为消化道不适和过敏反应；临床上较常见的慢性期患者，一般以消化系统的症状为主；晚期可出现肝硬化腹水、胆管癌，甚至死亡。儿童感染后临床表现较重，可引起发育不良，严重者可致侏儒症。

（四）实验室诊断

注意询问患者病史，了解患者是否曾生活于流行区，有无生吃或半生吃淡水鱼、虾史。粪检找到华支睾吸虫卵是确诊的依据，改良加藤法和集卵法检出率较高；十二指肠引流胆汁检查的检出率接近100%；可用 ELISA 等方法，还可结合 B 超、CT 等影像学方法协助诊断。

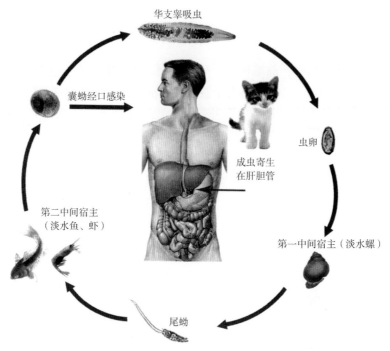

图 26-24　华支睾吸虫生活史示意图

（五）流行情况与防治原则

华支睾吸虫病主要分布于亚洲，是人畜共患病。预防需加大宣传教育，把好入口关，不生吃或半生吃鱼和虾；加强粪便管理。药物治疗可选吡喹酮等。

三、卫氏并殖吸虫

案例 26-2

患者，男，37 岁。低热，干咳伴胸痛 2 周，加剧 3 天，入院前 2 个月曾吃大量生醉蟹和生鱼片，近两周来出现刺激性咳嗽，痰白色黏稠状且带腥味，伴轻度胸痛。查体：神清，体温 37.6℃，右下肺呼吸音略低，左下肺可闻及少量湿啰音。胸片显示右侧中下肺野见密度不均匀、边界模糊的圆形浸润阴影，双侧胸腔少量积液。血常规示 WBC 16.3×10^9/L，嗜酸性粒细胞明显增高，血清循环抗体检查示卫氏并殖吸虫循环抗体阳性。诊断为肺吸虫病。予口服吡喹酮。2 周后症状、体征明显好转。

问题：肺吸虫病的临床分型包括哪些？如何预防肺吸虫病？

卫氏并殖吸虫又称肺吸虫，成虫寄生于人体肺部，引起卫氏并殖吸虫病，也称肺吸虫病。

（一）形态

1. **成虫**　虫体肥厚，呈椭圆形，腹面扁平，背面隆起。活体呈红褐色，死后呈灰白色。其长为 7～12mm，宽 4～6mm，厚 2～4mm。全身有体棘，口吸盘位于虫体前端，腹吸盘位于虫体中央略偏前，两吸盘大小略相似。消化器官包括口、咽、食管及两根弯曲的肠支，肠支末端为盲端。雌雄同体，雄性生殖器官为指状分枝的睾丸一对，位于虫体的后 1/3 处、左右排列。雌性生殖器官为有分叶状卵巢一个，与子宫左右并列于腹吸盘之后，卵黄腺分布于虫体两侧。

2. **虫卵**　金黄色，椭圆形，左右多不对称，大小为（80～118）μm×（48～60）μm，前端较宽，有扁平卵盖，后端稍窄。卵壳厚薄不匀，后端往往增厚，卵内含有 1 个卵细胞和 10 多个卵黄细胞。

（二）生活史

成虫主要寄生于终宿主的肺内，虫卵可经气管随痰排出或随痰吞咽后进入消化道随粪便排出。虫卵入水，在适宜的温度下约经 3 周虫卵孵出毛蚴，侵入第一中间宿主川卷螺，经由胞蚴、母雷蚴、子雷蚴发育成尾蚴。成熟的尾蚴在水中主动侵入或被第二中间宿主溪蟹、蝲蛄吞食，在其体内形成囊蚴。人或其他终宿主因食入含有活囊蚴的溪蟹、蝲蛄而感染。囊蚴进入终宿主消化道后，在小肠上段经消化液作用，后尾蚴脱囊而出，钻过肠壁进入腹腔，发育为童虫。童虫在组织中移行并徘徊于各器官及腹腔间，若从腹腔穿过膈肌至胸腔入肺，则可在肺内定居发育为成虫并产卵（图 26-25）。成虫在宿主体内一般可活 5 ～ 6 年，长者可达 20 年。有些童虫可终生穿行于宿主组织间，在皮下、肝、脑、脊髓、心包等处异位寄生直至死亡。

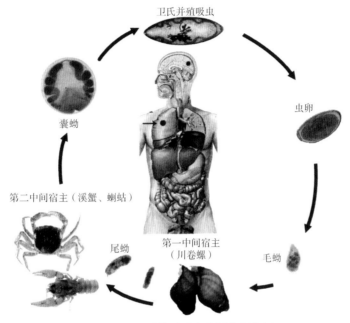

图 26-25　卫氏并殖吸虫生活史示意图

（三）致病性

成虫寄生于肺部，引起肺部病变，大致可分为三期：脓肿期、囊肿期、纤维瘢痕期。童虫在人体组织游走移行，可引起组织破坏、出血、炎症、粘连。当童虫穿过肠壁到达腹腔时可引起消化道症状。有时可有异位寄生而表现为脑型、腹型、皮肤型等。

（四）实验室诊断

痰或粪便中找到虫卵或摘除的皮下包块中找到虫体或虫卵即可确诊。免疫学检查中皮内试验常用于普查初筛，还可用 ELISA 等检测方法协助诊断。

（五）流行情况与防治原则

卫氏并殖吸虫在世界上的分布以亚洲地区最多，以我国为主。预防本病的最有效方法是不生食或半生食淡水蟹、蝲蛄及其制品，不饮生水。健康教育是控制本病流行的重要措施。目前常用治疗药物是吡喹酮。

四、布氏姜片吸虫

布氏姜片吸虫简称姜片虫，是寄生于人体肠道中的一种大型吸虫，可引起姜片虫病。

1. 形态

（1）成虫　虫体肥大，活体为肉红色，死后为青灰色，背腹扁平，呈长椭圆形，前窄后宽，似姜片。长为 20 ～ 75mm，宽为 8 ～ 20mm，厚为 0.5 ～ 3.0mm，体表有微细体棘，是寄生在人体中最大的吸虫。口吸盘较小，位于虫体前端，其后为腹吸盘，呈漏斗状。消化道有口、咽、食管、肠管，咽小，食管较短，肠在腹吸盘前分为左右肠支，呈波浪状弯曲，向后延至体末端。雌雄同体，有一对高度分支呈珊瑚状的睾丸，呈前后排于虫体的后半部；有一个卵巢位于睾丸前，子宫盘曲于卵巢与腹吸盘之间。

（2）虫卵　呈长椭圆形，大小为（130 ～ 140）μm×（80 ～ 85）μm，是人体寄生虫中最大的蠕虫卵。虫卵淡黄色，壳薄而均匀，一端有一不明显的小盖。卵内含有 1 个卵细胞和 20 ～ 40 个卵黄细胞。

2. 生活史　成虫寄生于人或猪的小肠上段。虫卵从粪便排出进入水后，在适宜的温度下，经 3 ～ 7 周的发育孵出毛蚴。毛蚴进入中间宿主扁卷螺体内，经胞蚴、母雷蚴、子雷蚴，最后形成尾蚴。成熟的尾蚴逸出螺体后，吸附于菱角、荸荠等水生植物表面，形成囊蚴。囊蚴为本虫的感染阶段，人或猪生食含有囊蚴的水生植物后，在消化液和胆汁作用下，囊内后尾蚴逸出并附于十二指肠或空肠上段的黏膜上吸取营养，经 1 ～ 3 个月发育为成虫（图 26-26）。姜片虫的寿命在猪体内不超过 2 年，在人体内最长可达 4 年半。

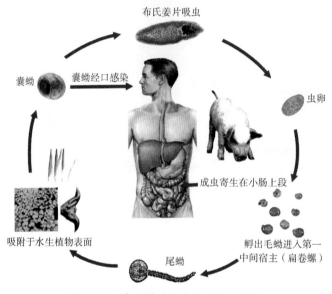

图 26-26　布氏姜片吸虫生活史示意图

3. 致病性　成虫肌肉发达，吸附力强，吸附于肠黏膜及邻近的组织，引起局部炎症、水肿、点状出血、黏膜坏死脱落甚至形成溃疡和脓肿，并可掠夺宿主营养，造成宿主营养不良及消化功能紊乱。大量虫体感染时，虫体成团，堵塞肠腔，可引起肠梗阻。姜片虫成虫偶尔可寄生在胆道。

4. 实验室诊断　检查粪便中虫卵是确诊姜片虫感染的主要方法，常采用直接涂片法或水洗沉淀法。也可根据粪便排出的或口腔呕吐出的成虫形态特征来加以鉴定。

5. 流行情况与防治原则　姜片虫病流行于亚洲多个国家。在我国姜片虫病主要流行于种植菱角等经济水生植物及其他可供生食的水生植物、地势低洼、水源丰富的地区。

在流行区大力开展卫生宣教，普及防治本病的知识，加强粪便管理。关键措施是勿生食菱角等，不喝生水，勿用被囊蚴污染的饲料喂猪；流行区开展普查普治。目前治疗患者和病畜最有效的药物是吡喹酮。

第 3 节　绦　　虫

一、猪带绦虫

案例 26-3

患者，女，汉族，38 岁，因右肋部无痛性小包块 2 个月来院就诊。患者于 2 个月前洗澡时触到右肋部皮肤下有数个小包块，无痛，2 个月未增大，近 1 年多间歇有恶心、厌食和反胃等症状，曾见大便中有白色节片，无其他不适。曾有生食肉类的经历。一般情况好，右季肋部可见 5 个直径约 1cm 的圆形皮下结节，无红肿，边界清楚，触之坚韧，可推动，无压痛。血常规正常，粪便检查发现有带绦虫卵。

问题：患者可能患有何种寄生虫病？应如何诊治？有哪些措施控制该病的流行？

猪带绦虫又称猪肉绦虫。其成虫寄生于人体小肠，可引起猪带绦虫病，又称猪肉绦虫病。幼虫寄生于人体内脏器官和肌肉引起囊虫病。

（一）形态

1. 成虫　乳白色，带状，长 2 ～ 4m，节片较薄略透明。头节近似球形，直径 0.6 ～ 1.0mm，有顶突、4 个吸盘、两圈 20 ～ 50 个小钩。颈部细小不分节。链体较长，由 700 ～ 1000 个节片组成。幼节呈扁长方形，其内部的生殖器官尚未发育成熟；成节呈长方形，内含成熟的雌雄生殖系统各 1 套；孕节呈竖长方形，较宽大，充满虫卵的子宫向两侧分支，每侧 7 ～ 13 支，各分支不整齐并可继续分支而呈树枝状（图 26-27），每个孕节内含 3 万～ 5 万个虫卵。

2. 虫卵　卵壳薄且无色透明，容易破碎，粪便内的虫卵大多已经脱去卵壳，脱掉卵壳的虫卵呈圆球形，直径 31 ～ 43μm。外层的胚膜较厚，呈棕黄色，有放射状条纹；胚膜内是球形的六钩蚴，直径 14 ～ 20μm，有 3 对小钩（图 26-28）。

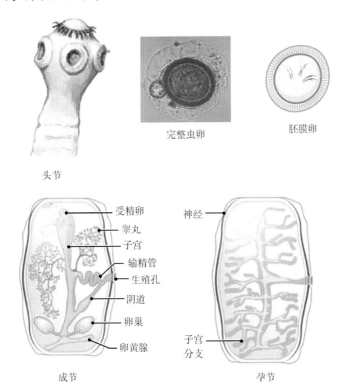

完整虫卵　　　　胚膜卵

头节

受精卵
睾丸
子宫
输精管
生殖孔
阴道
卵巢
卵黄腺

神经
子宫分支

成节　　　　　　　孕节

图 26-27　猪带绦虫

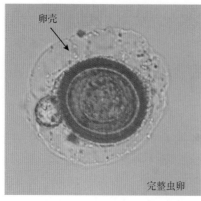
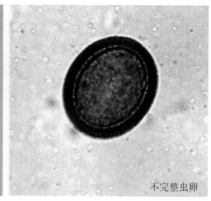

图 26-28　猪带绦虫卵

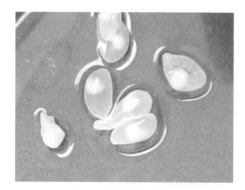

图 26-29　猪带绦虫囊尾蚴

3. 幼虫　即囊尾蚴，俗称囊虫，为白色半透明、卵圆形的囊状体，约黄豆大小，囊内充满透明的液体，头节凹入囊内，呈白色点状，其结构与成虫头节相似（图 26-29）。

（二）生活史

猪带绦虫的成虫和幼虫均可寄生于人体，人既是终宿主又是中间宿主，家猪和野猪是主要的中间宿主。成虫寄生于人体小肠上段，以头节固着于肠壁。孕节以单节或 5～6 节相连从链体脱落，随粪便排出。脱离虫体的孕节仍有一定活动力，节片因受挤压破裂而释放出虫卵。当中间宿主猪食入虫卵或孕节后，虫卵在其小肠内经消化液的作用，胚膜破裂，六钩蚴逸出，借助小钩和分泌物作用钻入肠壁，经血、淋巴循环到达中间宿主全身各处后发育为囊尾蚴。囊尾蚴在人体内的寄生部位很广，主要是皮下组织、肌肉、脑、眼等处，在猪体内寄生的部位主要是运动较多的肌肉。随着时间的延长，囊尾蚴会逐渐死亡并钙化。有囊尾蚴寄生的猪肉俗称米猪肉或豆猪肉。当人食入含活囊尾蚴的猪肉后，囊尾蚴在人小肠内受胆汁的刺激，翻出头节，附着于肠壁，经 2～3 个月发育为成虫（图 26-30）。成虫在人体内寿命可长达 25 年以上。

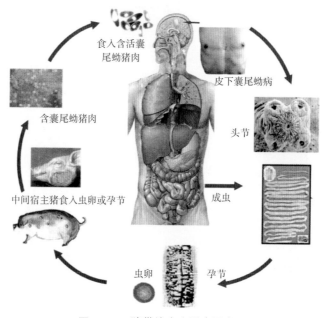

图 26-30　猪带绦虫生活史示意图

（三）致病性

成虫寄生于人体小肠可引起猪带绦虫病，幼虫寄生于人体各组织器官可引起囊尾蚴病。

1.成虫致病　寄生于人体小肠的成虫一般为 1 条，但在地方性流行区，患者平均感染的成虫可多至 2.3 ～ 3.8 条。成虫引起的临床表现一般较轻，感染者在粪便中发现节片是就医最常见的原因。

2.幼虫致病　幼虫是致病的主要阶段，病情的严重程度与囊尾蚴寄生的部位和数量以及宿主免疫力有关。囊尾蚴可寄生于人体的全身各处，其中皮下及肌肉囊尾蚴病最为常见，脑囊尾蚴病的危害最为严重。脑囊尾蚴病的临床表现极其复杂，有的可全无症状，有的可致猝死，但大部分病程缓慢，最常见症状是癫痫发作、颅内压增高和神经精神症状。囊尾蚴也可寄生于眼的任何部位，但以眼球深部，如玻璃体和视网膜下最常见；常累及单眼，眼底检查可见蠕动的虫体，一旦囊尾蚴死亡，虫体的分解物可造成眼内组织变性，导致玻璃体混浊、视网膜脱离等，严重时可致眼球萎缩而失明。

（四）实验室诊断

依据患者粪便排出的孕节进行形态检查可帮助确诊。可用直接涂片法、饱和盐水漂浮法检查粪便中的虫卵。皮下及浅表部位的囊尾蚴结节可采用活检，也可通过免疫学检查、影像学检查等辅助检查诊断脑囊虫病。

（五）流行情况与防治原则

我国猪带绦虫病分布较广，呈区域性流行。本病的传播与猪的饲养方法和居民的生活习惯有关。我国多数的感染是由于煮大块肉或炒肉片时，温度不均或烹制时间不足，肉里的囊尾蚴没有被全部杀死。

绦虫感染患者应及早驱虫，同时要加强粪便管理，改进养猪方法，严格肉类检查，加强卫生宣传，注意个人卫生和饮食卫生。治疗绦虫病可用吡喹酮或南瓜子和槟榔联合疗法。治疗囊尾蚴病可选用吡喹酮、阿苯达唑等药物。

二、牛带绦虫

牛带绦虫又称牛肉绦虫，在中国古籍中也被称作白虫或寸白虫。它与猪带绦虫同属于带科、带属。两者的形态和发育过程相似。

1.形态　成虫外观与猪带绦虫相似，但在虫体大小和结构上存在差异，主要区别点见表 26-2。两种带绦虫卵的形态在光镜下难以区别。

表 26-2　牛带绦虫与猪带绦虫形态的区别

区别点	猪带绦虫	牛带绦虫
虫体长	2 ～ 4 m	4 ～ 8 m
节片	700 ～ 1000 节，较薄，略透明	1000 ～ 2000 节，较厚，不透明
头节	近似球形，具有顶突和 2 圈小钩，20 ～ 50 个	略呈方形，无顶突
成节	卵巢分为 3 叶，即左右两叶和中央小叶	卵巢只分 2 叶
孕节	子宫分支不整齐，每侧 7 ～ 13 支	子宫分支整齐，每侧 15 ～ 30 支
囊尾蚴	头节具顶突和小钩，可寄生人体引起囊尾蚴病	头节无顶突和小钩，不寄生人体

2.生活史　成虫寄生在人的小肠上段，人是牛带绦虫的唯一终宿主。孕节常逐节自链体脱落，随

宿主粪便排出或主动从肛门逸出。脱落的孕节仍有较强的活动力，孕节蠕动时可将虫卵从子宫前端排出，孕节破裂可致虫卵散出。中间宿主牛吞食到虫卵或孕节后，虫卵内的六钩蚴即在其小肠内孵出，钻入肠壁，随血循环到牛周身各处，尤其是运动多的股、肩、心、舌和颈部等处的肌肉内，经 60～70 天发育为牛囊尾蚴。除牛以外，美洲驼、骆驼、狍、羊、长颈鹿、羚羊等也可被牛囊尾蚴寄生。人食入含有牛囊尾蚴的生牛肉或未煮熟的牛肉，在小肠消化液的作用下，牛囊尾蚴头节即可翻出并吸附于肠壁，经 2～3 个月发育为成虫（图 26-31）。成虫寿命可达 20～30 年。

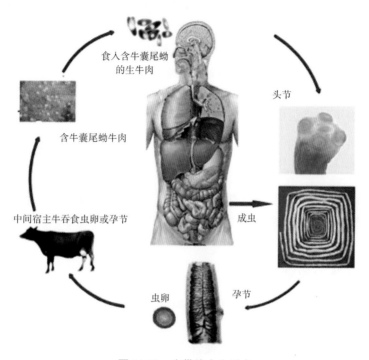

图 26-31　牛带绦虫生活史

3. 致病性　寄生人体的牛带绦虫一般为 1 条。其头节的吸盘及整个虫体对肠黏膜的机械刺激可引起肠壁的炎症反应；脱落的孕节在肠内移动受到回盲瓣阻挡时，可加强活动而引起回盲部剧痛，虫体扭曲成团可造成肠梗阻；虫体吸取宿主大量的营养物质可造成维生素缺乏及贫血。感染者多因排出孕节而就诊。部分患者可有腹部不适、腹痛、消化不良等症状。偶可引起阑尾炎、肠梗阻等并发症和孕节在其他部位异位寄生。

4. 实验室诊断　牛带绦虫孕节活动力强，并常自动逸出肛门，患者常自带孕节前来就诊。观察孕节的方法与猪带绦虫相同，根据子宫分支的数目特征可将两者区别。通过粪检可查到虫卵甚至孕节，但采用肛门拭子法查到虫卵的机会更多。

5. 流行情况与防治原则　牛带绦虫呈世界性分布，尤其在有生食或半生食牛肉习惯的地区和民族中流行广泛，一般地区仅有散在的感染。

三、细粒棘球绦虫

细粒棘球绦虫又称包生绦虫，其成虫寄生于犬科动物的小肠内，幼虫可寄生于人及牛、羊等动物体内，引起棘球蚴病（包虫病）。

1. 形态　成虫为最小的绦虫，分头节、幼节、成节和孕节。虫卵与猪带绦虫虫卵相似。幼虫为棘球蚴。棘球蚴由囊壁及囊内容物组成。囊壁分两层，外层为角皮层，无细胞结构，脱落易破裂；内层为生发层，也称胚层，紧贴角皮层内，具有细胞核。胚层向内长出许多原头蚴和生发囊。生发囊仅有一层胚层，内含多个原头蚴。生发层进一步发育为子囊，子囊内也可长出原头蚴，生发囊和孙囊，在囊液中漂浮着许多原头蚴、生发囊、子囊，统称棘球蚴砂（图 26-32）。

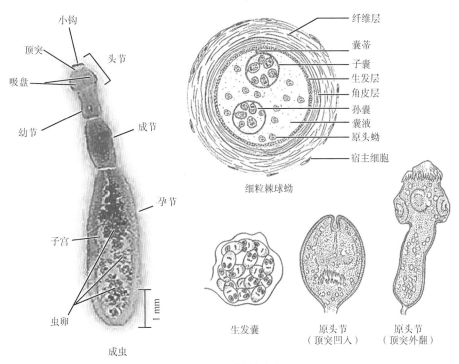

图 26-32 细粒棘球绦虫

2. 生活史和致病性 成虫寄生于犬、狼等动物小肠内，孕节或虫卵随粪便排出。当中间宿主人、牛、羊等吞食虫卵或孕节后，六钩蚴在十二指肠孵出，钻入肠壁，经血液循环到达肝脏及其他器官，经 3～5 个月可发育为棘球蚴。含棘球蚴的内脏或组织被犬、狼等终宿主吞入后，囊内原头蚴散出，在小肠中约经 8 周可发育为成虫。人误食虫卵而患棘球蚴病。棘球蚴常寄生于肝，其次为脑、脾、骨髓等部位（图 26-33）。寄生部位不同对人的危害也不同。引起的症状多为压迫症状、过敏症状及全身中毒症状。若棘球蚴破裂，囊液外流，可引起过敏性休克甚至死亡。还可因原头蚴散出，导致多发性棘球蚴病。

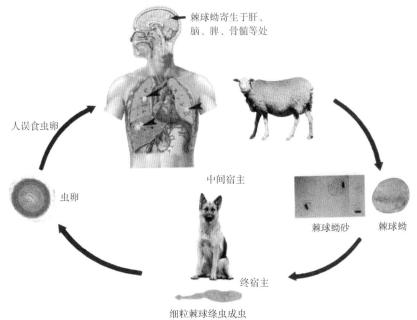

图 26-33 细粒棘球绦虫生活史示意图

3.实验室诊断和防治原则 本病诊断可采用 X 线及免疫学诊断方法。防治原则为加强个人卫生，保护水源，不用病畜脏器喂狗。定期为家犬、牧犬驱虫，控制并妥善处理流浪犬，可减少传染源。治疗患者应采取手术摘除棘球蚴。术中应注意将虫囊取尽并避免囊液外溢造成过敏性休克或继发性腹腔感染。对早期的小棘球蚴，可使用药物治疗，目前以阿苯达唑疗效最佳，亦可使用吡喹酮、甲苯咪唑等。

四、曼氏迭宫绦虫

曼氏迭宫绦虫又称孟氏裂头绦虫。成虫主要寄生在猫科动物，偶寄生于人体，但中绦期裂头蚴可在人体寄生，引起曼氏裂头蚴病，该病是人畜共患寄生虫病。

1.形态 成虫长 60 ～ 100cm，宽 0.5 ～ 0.6cm，头节细小，呈指状，其背腹面各有一条纵向的吸槽。颈部细长，链体有节片约 1000 个。成节和孕节的结构基本相似，均具有发育成熟的雌雄性生殖器官各一套，肉眼即可见到每个节片中部凸起的子宫。幼虫称裂头蚴，具很强的伸缩和移动能力，呈长带形，白色，约 300.0mm×0.7mm，头部膨大，与成虫头节相似，但前端无吸槽，中央有一明显凹陷，体部不分节但具横皱褶。

2.生活史 曼氏迭宫绦虫成虫主要寄生在猫和犬小肠内，此外其终宿主还有虎、豹、狐和豹猫等食肉动物。其第一中间宿主是剑水蚤，第二中间宿主主要是蛙。蛇、鸟类和猪等多种脊椎动物可作为其转续宿主。人可成为其第二中间宿主、转续宿主甚至终宿主。虫卵自虫体产出后随宿主粪便排出体外，在水中孵出钩球蚴，钩球蚴被剑水蚤吞食后即穿过剑水蚤肠壁进入血腔，发育为原尾蚴。带有原尾蚴的剑水蚤被蝌蚪吞食后，随着蝌蚪发育成蛙，原尾蚴也发育成为裂头蚴，裂头蚴迁移至蛙的肌肉寄居，特别是大腿或小腿的肌肉中，多卷曲穴居在肌肉间隙的一小囊内，或游离于皮下。当受染的蛙被蛇、鸟类或猪等宿主吞食后，裂头蚴不能在其肠中发育为成虫，而是穿出肠壁，移居到腹腔、肌肉或皮下等处继续生存，猫、犬等终宿主吞食了带有裂头蚴的第二中间宿主蛙或转续宿主后，裂头蚴即可在其肠内发育为成虫（图 26-34）。

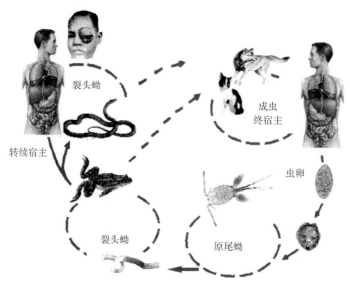

图 26-34 曼氏迭宫绦虫生活史示意图

3.致病性 曼氏迭宫绦虫成虫寄生人体较少见，可引起腹部不适等轻微症状。裂头蚴寄生人体引起曼氏裂头蚴病，为其在移行过程中引起的宿主组织机械性损伤和超敏反应所致，危害远较成虫大。常见的裂头蚴寄生于人体的部位依次为眼、皮下、口腔颌面部、脑和内脏，引起相应临床表现如眼部症状，皮下或黏膜下游走性结节，头痛、视物模糊、抽搐、瘫痪等。

4.实验室诊断 曼氏迭宫绦虫成虫感染可通过粪检虫卵确诊。曼氏裂头蚴病的诊断则主要依靠从局部检出虫体，询问病史有一定参考价值，CT 等放射影像技术可提高脑裂头蚴病确诊率，亦可用裂头蚴抗原进行各种免疫辅助诊断。

5.流行情况与防治原则　曼氏裂头蚴病多见于东亚和东南亚各国，在我国也有散在发生。人体感染裂头蚴的主要方式为局部敷贴生蛙肉，也可因食入生的或未煮熟的蛙、蛇、鸡或猪肉或误食剑水蚤而感染。预防措施主要是宣传教育，不用蛙肉敷贴，不食生的或未煮熟的肉类，不饮生水。成虫感染可用吡喹酮、阿苯达唑等药物，裂头蚴主要靠手术摘除。

目标检测

一、单项选择题

1.蛔虫的感染阶段是（　　）
　A.受精蛔虫卵
　B.未受精蛔虫卵
　C.童虫
　D.含幼虫的蛔虫卵
　E.幼虫

2.毛首鞭形线虫成虫的主要寄生部位是（　　）
　A.直肠　　　B.盲肠　　　C.十二指肠
　D.空肠　　　E.回肠

3.通过肛门-手-口感染的线虫是（　　）
　A.钩虫　　　B.蛲虫　　　C.蛔虫
　D.鞭虫　　　E.旋毛虫

4.钩虫对宿主主要的危害是引起（　　）
　A.钩蚴性皮炎　　　B.钩蚴性肺炎
　C.消化道症状　　　D.贫血
　E.异食癖

5.丝虫成虫的寄生部位是（　　）
　A.小肠　　　　　　B.血管内
　C.红细胞内　　　　D.肺部微血管内
　E.淋巴系统内

6.对我国华支睾吸虫的第一、第二中间宿主描述正确的是（　　）
　A.拟钉螺/石蟹　　　B.钉螺/溪蟹
　C.豆螺/蝲蛄　　　　D.剑水蚤/淡水虾
　E.沼螺/淡水鱼

7.与其他吸虫比较，日本血吸虫生活史的特点是（　　）
　A.中间宿主为淡水螺　B.无需进行宿主转换
　C.有转续宿主　　　　D.有保虫宿主
　E.无雷蚴和囊蚴，感染阶段为尾蚴

8.卫氏并殖吸虫的病原学检查方法是（　　）
　A.肛门周围查成虫　　B.痰液查童虫
　C.粪便或痰液查虫卵　D.尿液查虫卵
　E.十二指肠引流液查虫卵

9.下列哪项不是牛带绦虫和猪带绦虫生活史的共同点（　　）
　A.感染阶段是虫卵　　B.人是唯一的终末宿主
　C.经口感染　　　　　D.成虫寄生在小肠
　E.感染阶段是囊尾蚴

二、思考题

1.能引起肝脏损害的吸虫有哪些？其致病机制有何异同？
2.绦虫病与囊虫病有何不同？

（张琼宇）

第 27 章

医学原虫

原虫（protozoa）为单细胞真核动物，属于原生动物亚界，其中大部分营自由生活，分布在海洋、土壤、水体或腐败物内。医学原虫有 40 余种，其形态学结构类似于高等动物的一个细胞，生理学上具有多细胞动物完整的生理功能（如运动、生殖、营养与代谢等）。原虫生活史中具有运动、摄食和生殖能力的发育阶段称为滋养体（trophozoite），通常与原虫的致病性有关。当其生活史中出现不利条件时可分泌囊壁，形成不活动的包囊（cyst）或卵囊（oocyst），此为原虫的感染阶段。宿主感染原虫的结局依赖于虫种或虫株的毒力、感染量和宿主抵抗力。根据原虫运动细胞器的类型和生殖方式不足，可将原虫分为叶足虫（如溶组织内阿米巴）、鞭毛虫（如阴道毛滴虫）、孢子虫（如疟原虫）和纤毛虫（如结肠小袋纤毛虫）四大类。

第 1 节 疟 原 虫

疟原虫（*Plasmodium*）是引起疟疾（malaria）的病原体。寄生于人体的疟原虫主要包括间日疟原虫、恶性疟原虫、三日疟原虫和卵形疟原虫，在我国主要是间日疟原虫和恶性疟原虫。

 案例 27-1

患者，男，28 岁，2 个月前出现间断性发热，体温高达 41℃，发热前有明显寒战，伴咳嗽、咽痛。患者在发病前曾在尼日利亚务工 3 个月。查体：体温 40℃，脉搏 109 次 / 分，呼吸 20 次 / 分，血压 105/70mmHg。肝肋下未触及，脾肋下 3cm 可触及，质中等，无压痛。红细胞 3.5×10^{12}/ L，白细胞 3.9×10^{9}/ L，血小板 39×10^{9}/ L。血培养和肥达反应均阴性。腹部 B 超提示脾大。经血涂片检查 3 次均查到恶性疟原虫，初步诊断为疟疾，经氯喹治疗后痊愈。随访 2 个月无复发。

思考题：患者出现发热的原因是什么？为什么患者会出现脾大？

（一）形态

四种疟原虫在人体肝细胞和红细胞内生长发育各期形态结构基本相似。血片经瑞特染色或吉姆萨染色后，疟原虫细胞核呈紫红色，细胞质呈蓝色，疟色素呈棕褐色。下面以间日疟原虫为例介绍。

1. 滋养体　是疟原虫在红细胞内摄食和生长发育阶段。早期滋养体胞质少，胞核小，中间有空泡，虫体多呈环状，又称为环状体或小滋养体。此期被虫体寄生的红细胞没有明显变化。随后虫体长大，胞核增大，胞质增多，有时伸出伪足，胞质中开始出现疟色素，被寄生的红细胞体积增大，并出现红色、细小的薛氏小点，此期虫体称为晚期滋养体，也称为大滋养体（图 27-1）。

2. 裂殖体　晚期滋养体发育成熟，核开始分裂后即称为裂殖体。早期虫体仅有核的分裂，而胞质未分裂，称为未成熟裂殖体；晚期胞核通过反复分裂，胞质也随之分裂并包裹每一个核，形成 12 ～ 24 个裂殖子，疟色素集中成团，称为晚期裂殖体。此时受染红细胞明显胀大、色淡，可见薛氏小点（图 27-2）。

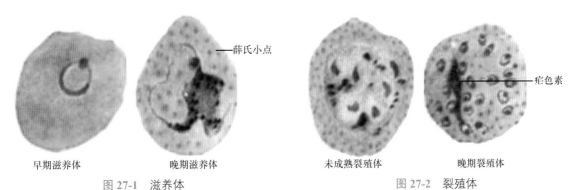

早期滋养体   晚期滋养体

图 27-1 滋养体

未成熟裂殖体   晚期裂殖体

图 27-2 裂殖体

3. 配子体 疟原虫经过数次裂体增殖后，部分裂殖体侵入红细胞后不再进行裂体增殖而发育为雌、雄配子体。雌配子体虫体较大，核小、致密而偏于一侧，呈深红色；胞质致密，呈深蓝色，疟色素多而粗大；雄配子体虫体较小，核大疏松位于中央，呈淡红色；胞质稀薄，呈淡蓝色，疟色素少而细小。被寄生红细胞均胀大、色淡，有薛氏小点（图 27-3）。四种疟原虫红细胞内期形态结构比较见图 27-4。

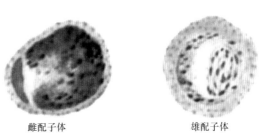

雌配子体   雄配子体

图 27-3 雌、雄配子体

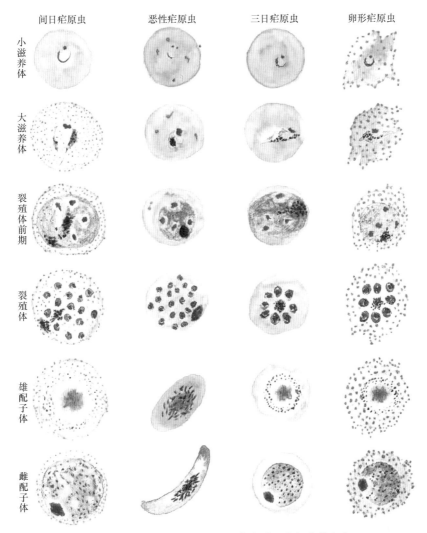

图 27-4 四种疟原虫形态图（薄血膜，吉姆萨染色）

（二）生活史

疟原虫的生活史包括在人体内进行无性增殖（裂体增殖）和有性生殖的初级阶段，以及在按蚊体内进行有性生殖（配子生殖）与孢子增殖阶段（图 27-5）。

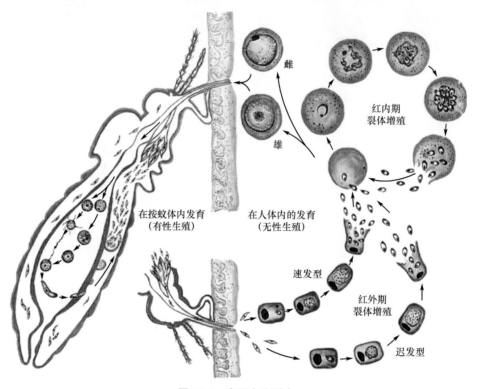

图 27-5　疟原虫生活史

1. 在人体内的发育　疟原虫在人体内的发育增殖分成两个阶段，即红细胞外期（红外期）和红细胞内期（红内期）。

（1）红外期　又称肝细胞内期。带有成熟子孢子的雌性按蚊刺吸人血时，子孢子进入人体，大约 30 分钟后随血流侵入肝细胞，在肝细胞内进行裂体增殖，形成成熟的红外期裂殖体，其内含有的大量裂殖子胀破肝细胞后释出，一部分裂殖子被巨噬细胞吞噬，其余侵入红细胞，开始红内期的发育。间日疟原虫完成红外期约 8 天，恶性疟原虫约 6 天，卵形疟原虫为 9 天，三日疟原虫为 11 ～ 12 天。

间日疟原虫和卵形疟原虫有速发型子孢子和迟发型子孢子两种类型。当子孢子进入肝细胞后，速发型子孢子继续发育，完成红外期的裂体增殖，迟发型子孢子则视虫株不同，需经过数月至年余的休眠期后，才能完成红外期的裂体增殖，从而引发疟疾复发。恶性疟原虫、三日疟原虫无休眠子。

（2）红内期　红外期的裂殖子从肝细胞释放出来，进入血流后很快侵入红细胞，先形成环状体，然后生长发育为大滋养体、未成熟裂殖体、晚期裂殖体。红细胞破裂后裂殖子释放，其中一部分被巨噬细胞吞噬，其余侵入其他正常红细胞，重复其裂体增殖过程。完成一代红细胞内裂体增殖的时间，间日疟原虫和卵形疟原虫需 48 小时，恶性疟原虫需 36 ～ 48 小时，三日疟原虫约需 72 小时。由于恶性疟原虫的大滋养体和裂殖体的发育部位是微血管、血窦或其他血流缓慢处，这两个时期在外周血液中一般不易见到。

疟原虫经几代红细胞内期裂体增殖后，部分裂殖子侵入红细胞后不再进行裂体增殖，而是发育成为雌、雄配子体。配子体若没有进入蚊子体内继续发育，经 30 ～ 60 天即可衰老变性而被清除。

2. 在按蚊体内发育　当雌按蚊刺吸患者或带虫者血液时，含有各期原虫的红细胞随血液进入按蚊胃内，雌配子体发育为雌配子，雄配子体经过出丝现象形成 4 ～ 8 个雄配子，其余各期均被消化。雌、雄配子结合形成合子，完成配子生殖。继而合子发育为动合子，穿过按蚊胃壁上皮细胞或其间隙，到达蚊胃基膜下形成卵囊。囊内的核和胞质多次分裂进行孢子生殖，形成成千上万个子孢子。子孢子成熟后胀破卵囊或从卵囊逸出，随血淋巴进入蚊唾液腺。子孢子是疟原虫的感染阶段。当蚊再次叮咬人体时，子孢子随蚊唾液进入人体，重新开始在人体内的发育。

（三）致病性

疟原虫红细胞内期的裂体增殖期是其主要致病阶段，其致病力的强弱随虫种、数量和宿主免疫状态而不同。

1. 潜伏期　是指疟原虫侵入人体到出现临床症状前的一段时间，包括疟原虫红外期发育成熟的时间和红内期裂体增殖原虫数达到发作阈值所需的时间。其长短与进入人体的原虫虫株、子孢子数量和机体免疫状态有关。间日疟原虫短潜伏期为 11 ～ 25 天，长潜伏期为 6 ～ 12 个月或更长；恶性疟原虫为 7 ～ 27 天；三日疟原虫为 18 ～ 35 天；卵形疟原虫为 11 ～ 16 天。

2. 疟疾发作　红内期裂殖体发育成熟后致红细胞破裂，大量裂殖子、原虫代谢产物及红细胞碎片进入血流，其中一部分被巨噬细胞吞噬，并刺激巨噬细胞产生内源性致热原，与疟原虫的代谢产物共同作用于宿主下丘脑体温调节中枢，引起发热，称为疟疾发作。

典型疟疾发作表现为寒战、高热和出汗三个连续过程，且发作具有周期性，此周期与疟原虫红内期裂体增殖周期一致。一般间日疟和卵形疟隔日发作 1 次，恶性疟每隔 36 ～ 48 小时发作 1 次，三日疟隔 2 天发作 1 次。

3. 再燃与复发　疟疾初发停止后，患者若无再感染，仅由于体内残存的少量红内期疟原虫在一定条件下重新大量繁殖而引起的疟疾发作，称为再燃。间日疟原虫、恶性疟原虫、三日疟原虫和卵形疟原虫均可引起再燃。再燃与宿主免疫力下降、疟原虫抗原变异有关。疟疾复发是指疟疾初发患者体内的红内期疟原虫已被消灭，在未经按蚊传播感染的情况下，经过数周至年余，又出现疟疾发作。复发与肝细胞内的迟发型子孢子复苏有关。间日疟和卵形疟有迟发型子孢子，故有复发。

4. 贫血　是疟疾患者常见的症状，以恶性疟为甚。贫血原因除疟原虫直接破坏红细胞外，还与脾功能亢进、免疫病理损害和骨髓造血功能受抑制有关。

5. 脾大　是由于疟原虫及代谢产物刺激使脾充血和单核 / 巨噬细胞增生所致。

6. 凶险型疟疾　包括脑型疟疾、急性肾衰竭、呼吸窘迫综合征和严重贫血、低血糖，多见于幼儿和无免疫力的成人，病死率较高，大多由恶性疟原虫引起。其发病机制可能与阻塞性学说和细胞因子学说有关。

（四）免疫性

疟疾发作停止后，患者体内疟原虫未被清除，而维持在低水平，但对再感染具有一定的免疫力，这种免疫状态称为带虫免疫。部分疟原虫具有逃避宿主免疫效应能力，称为免疫逃逸，其机制与疟原虫寄居部位隔离、抗原变异与抗原多态性和改变宿主的免疫应答等有关。

（五）实验室诊断

1. 病原学诊断　外周血中检出疟原虫是确诊疟疾的最可靠依据。常用厚、薄血膜染色镜检法，即在一张玻片上同时制作厚、薄血膜，厚血膜中查找到虫体后再在薄血膜中鉴别虫种。

2. 免疫学诊断　常作为疟疾辅助诊断，用于疟疾流行病学调查、防治效果评估和输血对象的筛选。常用免疫荧光试验、间接血凝试验和 ELISA 等方法。

3. 分子生物学诊断　核酸探针、PCR 技术已用于疟疾分子诊断。

（六）流行情况

2021 年全球疟疾病例的约 95% 发生在非洲，约 60.2 万人死亡。2021 年 6 月 30 日，世界卫生组织宣布中国通过消除疟疾认证。未来输入性疟疾是我国目前疟疾防控的重点。

1. 流行环节　①传染源：外周血中带有雌、雄配子体的患者和带虫者；②传播媒介：按蚊是疟疾的传播媒介，我国常见的有大陆平原地区的中华按蚊、山区的微小按蚊和嗜人按蚊、海南的大劣按蚊。③易感人群：人群对疟原虫普遍易感，尤以儿童为甚。

2. 自然因素　适宜的温度和丰沛的雨量有利于按蚊的滋生和疟原虫的发育。

3. 社会因素　社会经济水平、生活习惯、卫生条件、人口流动及医疗保健等因素对疟疾的流行和控制均产生影响。

（七）防治原则

1. 控制传染源　治疗现症患者、复发者和带虫者，常用氯喹，同时加服伯氨喹。对抗氯喹的恶性疟可采用联合用药（咯萘啶、磺胺多辛、乙胺嘧啶、青蒿素）。

2. 消灭传播媒介　结合农业生产结构调整和环境卫生综合治理，采取多种措施灭蚊。

3. 保护健康人群　采取预防用药，使用蚊帐或纱窗、纱门等，防止健康人群感染疟疾。

🔥 医者仁心

2015 年诺贝尔生理学或医学奖获得者——屠呦呦

1955 年，屠呦呦从北京医学院（现北京大学医学部）药学系毕业后，到中国中医科学院中药研究所工作。1969 年，她接受了艰巨的抗疟研究任务并任中药抗疟研究组组长。她带领团队前后经历了 380 多次失败，最终研制出具有高效、速效、低毒优点的新结构类型抗疟药——青蒿素。针对青蒿素成本高、对疟疾难以根治等缺点，1973 年，她带领团队合成了双氢青蒿素，其抗疟疗效是青蒿素的 10 倍。2000 年以来，世界卫生组织把青蒿素类药物作为首选抗疟药物。世界卫生组织《疟疾实况报道》显示，2000 年至 2015 年期间，全球各年龄组危险人群中疟疾死亡率下降了 60%，5 岁以下儿童死亡率下降了 65%。屠呦呦也因此获得了 2015 年诺贝尔生理学或医学奖。2019 年屠呦呦被授予"共和国勋章"。

第 2 节　溶组织内阿米巴

溶组织内阿米巴（*Entamoeba histolytica*）又称为痢疾阿米巴，主要寄生于人结肠内，引起阿米巴痢疾（也称肠阿米巴病），也可引起肠外阿米巴病。

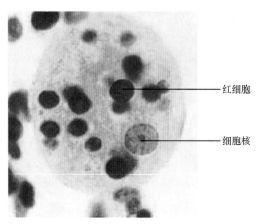

图 27-6　溶组织内阿米巴滋养体

（一）形态

1. 滋养体　滋养体大小为 12 ～ 60μm，可借助伪足做单一定向运动，外质透明，内质富含颗粒，具有一个直径 4 ～ 7μm 的泡状核，其核周染色质粒大小一致，沿核膜边缘呈单层均匀分布，核仁小，常居中。从有症状患者组织中分离出的滋养体在其内质中常常含有摄入的红细胞，有时也可见到白细胞和细菌，这是区别于其他肠道阿米巴的重要鉴别依据（图 27-6）。

2. 包囊　是滋养体在肠腔中形成的，呈圆球形，直径 10 ～ 20μm，外有光滑囊壁，核为泡状核，有 1 ～ 4 个。单核和双核包囊为未成熟包囊，囊内含有营养储存物糖原泡和拟染色体；四核包囊为成熟包囊，是溶组织内阿米巴的感染阶段，糖原泡和拟染色体均消失（图 27-7）。

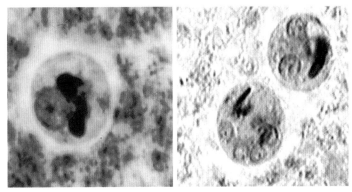

图 27-7　溶组织内阿米巴包囊

（二）生活史

溶组织内阿米巴的生活史包括具有感染性的包囊期和能增殖的滋养体期。人是其适宜宿主，偶尔可寄生于猫、犬、鼠等。人因食入被四核包囊污染的食物和饮水而感染。包囊行至回肠末端或结肠，在消化液作用下，虫体脱囊而出为四核的滋养体，并很快分裂为四个单核的滋养体，迅速再分裂为八个滋养体。滋养体寄生于肠壁组织，以细菌、肠黏液和半消化食物为营养，以二分裂法增殖。在滋养体沿肠壁下移的过程中，由于水分和营养物质的减少，虫体变圆，形成包囊前期，随后分泌囊壁，形成包囊，随粪便排出体外。未成熟包囊排出后仍可继续发育为成熟包囊，包囊在外界潮湿的环境中可存活并保持感染性数日至 1 个月。

当宿主免疫力降低、肠功能紊乱或肠壁受损时，寄生于肠腔中的滋养体可侵入肠黏膜，吞噬红细胞，破坏肠壁，引起肠壁溃疡，病变部位以回盲部多见。此时滋养体可随坏死组织落入肠腔，随粪便排出体外，宿主可出现阿米巴痢疾的症状。但滋养体在外界环境中仅能短时间存活，不具备感染性。侵入肠壁的滋养体也可随血流进入肝、肺、脑等其他组织器官，引起肠外阿米巴病（图 27-8）。

（三）致病性

溶组织内阿米巴的致病机制与虫株致病力、寄生环境和宿主免疫状态等多种因素有关，如某些革兰氏阴性菌可增强滋养体的毒力。

1. 肠阿米巴病　多发于盲肠和升结肠，也可累及直肠、乙状结肠等。由滋养体侵袭肠壁引起，最初表现为局部肠黏膜损伤和黏膜下小脓肿，逐渐发展成黏膜下层

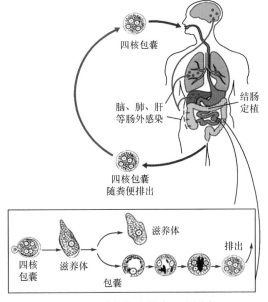

图 27-8　溶组织内阿米巴生活史

液化坏死灶，形成口小底大的烧瓶样溃疡，严重者溃疡可深达肌层。可分为急性或慢性。典型的急性阿米巴痢疾表现为腹痛、腹泻、里急后重，粪便呈果酱色，伴有出血和黏液，有浓烈的腥臭味。慢性期可持续 1 ～ 5 年，表现为间歇性腹泻与腹痛，体重下降，有些可出现阿米巴肿。

2. 肠外阿米巴病　肠黏膜下层或基层的滋养体进入静脉，经血行播散至其他器官引起阿米巴病，最常见的是阿米巴肝脓肿。多见于青年男性，以肝右叶为主。表现为弛张热、肝区疼痛、肝大；肺脓肿常继发于肝脓肿，表现为胸痛、发热、咳嗽、咳痰，痰呈巧克力酱样；脑脓肿的患者可出现神经系统的症状和体征，病死率高。

（四）实验室诊断

1. 病原学诊断　从粪便或活组织内查到滋养体和包囊即可确诊。生理盐水涂片法是肠阿米巴粪检最有效的方法，碘液染色法以检查慢性肠阿米巴病和阿米巴带虫者的成形粪便包囊为主。

2. 免疫学诊断　主要用于阿米巴病尤其是肠外阿米巴病的辅助诊断和流行病学调查。常用的有间接血凝试验、ELISA 和琼脂扩散法。

3. 分子生物学诊断　如 PCR 和 DNA 探针技术等，特异性强、敏感性高，还可鉴定虫种。

此外，对肠外阿米巴病，还可使用各种影像学检查方法辅助诊断。

（五）流行情况与防治原则

阿米巴病呈世界性分布，多见于热带和亚热带地区。我国人群平均感染率约为 1%。

阿米巴病的传染源为肠阿米巴病患者和无症状的包囊携带者。排出的包囊对外界环境的抵抗力强。主要感染方式是经口感染，暴发性流行常由食物和饮水污染或不卫生的用餐习惯所致。旅游者、流动人口及免疫力低下的人群是溶组织内阿米巴感染的高危人群。

综合性防治措施能有效切断溶组织内阿米巴的感染，包括加强卫生宣传教育，注意个人卫生及饮食卫生；加强粪便管理和水源保护；消灭有害昆虫；查治患者和带虫者。目前，治疗阿米巴病的首选药物是甲硝唑，大蒜素、白头翁等也有一定作用。

第 3 节　杜氏利什曼原虫

杜氏利什曼原虫又称黑热病原虫，引起黑热病。

（一）形态

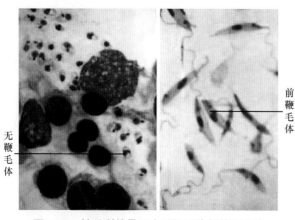

图 27-9　杜氏利什曼原虫无鞭毛体与前鞭毛体

1. 无鞭毛体　又称利杜体，卵圆形，大小为（2.9～5.7）μm×（1.8～4.0）μm，寄生于巨噬细胞内。瑞特染色或吉姆萨染色后，胞质呈淡蓝或深蓝色，胞核较大，偏于一侧，呈红色或淡紫色。核旁有一着色较深，细小杆状的动基体，其前方有一点状的基体发出一条根丝体（图 27-9）。

2. 前鞭毛体　又称鞭毛体，呈梭形，大小为（11.3～20.0）μm×（1.5～1.8）μm，寄生于白蛉的消化道内。细胞核位于虫体中部，其前端有动基体。基体在动基体之前，发出一根鞭毛游离于虫体外。前鞭毛体运动活泼，在培养基内常以虫体前端聚集成团，排列成菊花状。染色性同无鞭毛体（图 27-9）。

（二）生活史

杜氏利什曼原虫的生活史包括在白蛉体内和在人体或其他哺乳动物体内两个发育过程（图 27-10）。前鞭毛体寄生在白蛉消化道内，是原虫的感染阶段。无鞭毛体在巨噬细胞内，是原虫的致病阶段，感染方式是白蛉叮刺吸血。无鞭毛体在此繁殖后，致巨噬细胞破裂，游离无鞭毛体又被其他巨噬细胞吞噬，重复上述增殖过程。

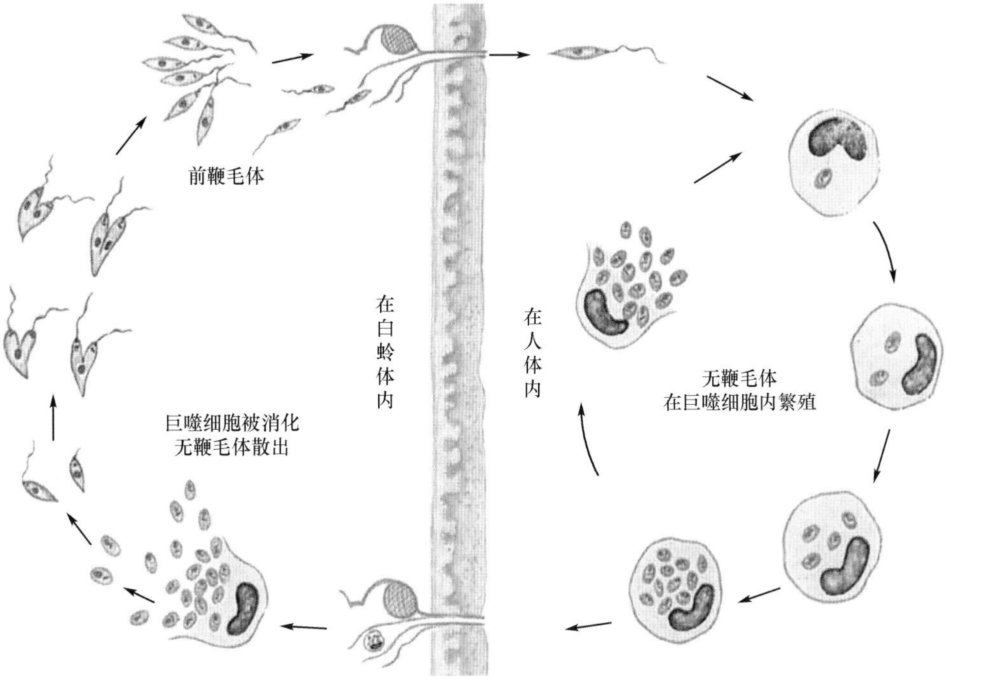

图 27-10 杜氏利什曼原虫生活史

（三）致病性

无鞭毛体在巨噬细胞内增殖,使巨噬细胞大量破坏和增生,浆细胞也大量增生,导致脾、肝、淋巴结、骨髓等器官肿大,尤其以脾大最为常见。

人体感染杜氏利什曼原虫后,潜伏期 3～6 个月或更长。主要表现为长期不规则发热,脾、肝、淋巴结肿大,贫血,消瘦,鼻出血、牙龈出血等。贫血是最重要的症状之一,以全血细胞减少为特征。其间,因机体免疫缺陷易并发各种感染,病死率高。在我国,除常见的内脏型黑热病之外,还有两种特殊类型,一种为皮肤型黑热病,另一种为淋巴结型黑热病。感染后可获得终身免疫,一般不再感染。

（四）实验室诊断

1. 病原学检查

（1）穿刺检查 最常用的为骨髓穿刺。穿刺物直接涂片,经瑞特染色或吉姆萨染色后镜检;或将穿刺物接种于三恩培养基（三 N 培养基）中,1 周后查见前鞭毛体即可确诊;或将穿刺物接种于易感动物,取肝、脾做印片或涂片,染色后镜检。

（2）活组织检查 从皮肤病变处刺破皮肤取少许组织液,或用手术刀刮取少许组织涂片染色镜检。

2. 免疫学检查 检测血清抗体和循环抗原。

3. 分子生物学检查 常用 PCR 和 DNA 探针技术,具有敏感度高、特异性强的优势,还可确定虫种。

（五）流行情况与防治原则

黑热病属于人畜共患病,呈世界性分布。黑热病曾是严重危害我国人民身体健康的五大寄生虫病之一。经努力防治,截至 20 世纪 80 年代初,我国大部分流行区已消除了黑热病。21 世纪以来,我国的黑热病疫情有回升,仍有散发病例。

黑热病的传染源主要是患者和病犬,中华白蛉是我国黑热病的主要传播媒介,人群普遍易感。

采取查治患者、杀灭病犬和消灭白蛉的综合措施是预防黑热病的有效方法。黑热病流行区居民使用药浸或长效蚊帐,安装纱门纱窗,减少人蛉接触。治疗上首选五价锑化合物,如葡萄糖酸锑钠（斯锑黑克）,抗锑患者可使用喷他脒。

第4节　阴道毛滴虫

阴道毛滴虫是寄生于人体阴道和泌尿生殖道的鞭毛虫，引起滴虫性阴道炎和尿道炎或前列腺炎，是一种以性传播为主的疾病。

（一）形态与生活史

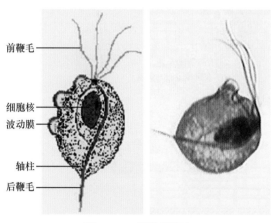

前鞭毛

细胞核
波动膜

轴柱
后鞭毛

图 27-11　阴道毛滴虫

阴道毛滴虫的生活史仅有滋养体而无包囊。滋养体无色透明，有折光性，活动能力强。固定染色后呈梨形，大小为（7～23）μm×（5～15）μm。虫体前端有一个泡状核，核上缘的毛基体发出四根前鞭毛和一根后鞭毛，后鞭毛向后延展与体外侧前方 1/2 处的波动膜相连。一根透明的轴柱纵贯虫体。虫体借助鞭毛和波动膜做旋转式运动（图 27-11）。

阴道毛滴虫生活史简单。虫体以二分裂方式繁殖，滋养体既是繁殖阶段，也是感染和致病阶段。滋养体主要寄生于女性阴道，尤以后穹隆多见，偶可侵入尿道；男性感染者的滋养体一般寄生于尿道和前列腺，也可侵入睾丸、附睾及包皮下组织。滋养体在外界环境中能保持较长时间的活力。人体可通过间接方式获得感染。

（二）致病性

阴道毛滴虫致病力与虫株毒力和宿主生理状态有关。健康女性阴道内因乳酸杆菌酵解阴道上皮细胞的糖原而保持酸性环境（pH 3.8～4.4），可抑制虫体的生长繁殖，称为阴道的自洁作用。当滴虫寄生于阴道时，消耗糖原妨碍乳酸杆菌的作用，使阴道内 pH 转为中性或弱碱性，有利于滴虫和细菌的增殖，引起或加重炎症反应。妇女妊娠期或月经后，阴道内 pH 接近中性，利于滴虫繁殖，故此时该病的感染率和发病率较高。

许多女性感染阴道毛滴虫常无临床表现，称为带虫状态。典型的滴虫性阴道炎可表现为外阴瘙痒或烧灼感，白带增多，呈灰黄色泡沫状，有臭味，可伴有细菌感染。滴虫侵入阴道，可引起尿道炎。男性感染者一般呈带虫状态，可导致配偶重复感染。

（三）实验室诊断

取阴道后穹隆分泌物、尿液沉淀物或前列腺分泌液，加 1 滴生理盐水直接涂片或涂片染色镜检，若检得滋养体即可确诊；也可用免疫学等方法进行辅助诊断。

（四）流行与防治

我国以 16～35 岁的女性感染率最高。患者和无症状带虫者（包括男性带虫者）是主要的传染源。直接接触（性传播）是主要传播方式，也可通过间接接触（使用公共浴室、浴具、坐式马桶、公用游泳衣裤等）传播。

加强公共设施管理、注意个人卫生和行为是预防感染的重要措施。治疗首选甲硝唑，可用 1∶5000 高锰酸钾溶液冲洗阴道。夫妻双方应同时治疗方可根治。

目标检测

一、单项选择题

1. 间日疟原虫完成一代红细胞内裂体增殖所需时间为（ ）
   A. 48 小时　　　　　B. 36～48 小时
   C. 72 小时　　　　　D. 24～36 小时
   E. 24 小时

2. 疟原虫的感染阶段是（ ）
   A. 配子体　　　　　B. 子孢子
   C. 动合子　　　　　D. 裂殖体
   E. 卵囊

3. 溶组织内阿米巴的感染方式（ ）
   A. 经皮肤　　　　　B. 接触传播
   C. 经口　　　　　　D. 经胎盘
   E. 经媒介昆虫

4. 最常见的肠外阿米巴病为（ ）
   A. 阿米巴肝脓肿
   B. 阿米巴肺脓肿
   C. 阿米巴脑脓肿
   D. 皮肤阿米巴病
   E. 原发性阿米巴脑膜脑炎

5. 杜氏利什曼原虫的感染阶段（ ）
   A. 无鞭毛体　　　　B. 四核包囊
   C. 前鞭毛体　　　　D. 利杜体
   E. 滋养体

6. 阴道毛滴虫病原学检查最常用的方法（ ）
   A. 生理盐水涂片法
   B. 动物接种法
   C. 骨髓穿刺检查
   D. 碘液涂片法

   E. 薄、厚血膜涂片法

7. 阴道毛滴虫的主要感染方式（ ）
   A. 经间接接触感染
   B. 经昆虫叮咬感染
   C. 经输血感染
   D. 经胎盘感染
   E. 经直接接触感染

8. 杜氏利什曼原虫的无鞭毛体寄生在（ ）
   A. 中华白蛉的消化道内
   B. 中华按蚊消化道内
   C. 人的红细胞内
   D. 人的巨噬细胞内
   E. 人的消化道内

9. 具有复发现象的疟疾是（ ）
   A. 三日疟和恶性疟
   B. 恶性疟和间日疟
   C. 卵形疟和三日疟
   D. 间日疟和卵形疟
   E. 恶性疟和卵形疟

10. 确诊疟疾的常用方法是（ ）
    A. 观察患者的临床表现
    B. 血涂片镜检
    C. 间接血凝实验
    D. 骨髓涂片镜检
    E. 询问病史

二、思考题

1. 如何理解疟原虫的再燃与复发？
2. 如何防治阴道毛滴虫感染？

（汪秀琴）

第28章
医学节肢动物

第1节 概　述

一、医学节肢动物的特征和主要类群

节肢动物（arthropod）种类繁多，分布广泛，占全球动物种类的 2/3 以上。凡能通过螫刺、寄生及传播病原体等方式危害人类健康的节肢动物称为医学节肢动物（medical arthropod）。其共同特征为：①躯体分节，左右对称，具分节的附肢；②体表骨骼化，由甲壳质和醌单宁蛋白组成，亦称外骨骼；③循环系统开放式；④发育史大多经历蜕皮和变态。变态指节肢动物从卵发育到成虫所经历的一系列外部形态、内部结构、生理功能、生活习性及行为、本能的变化。生活史有卵、幼虫、蛹及成虫 4 个阶段，各阶段形态及生活习性完全不同，称全变态。生活史中有卵、若虫及成虫 3 个阶段，若虫体小，与成虫形态、生态及生活习性相似，仅生殖器官未发育成熟，称为半变态。研究医学节肢动物的分类、形态、生活史、生态、习性、地理分布、致病和预防、控制方法的科学，称医学节肢动物学。

与医学有关的节肢动物隶属昆虫纲、蛛形纲、甲壳纲、唇足纲及多足纲 5 个纲（表 28-1、图 28-1），其中具有医学相关性的种类绝大多数集中在昆虫纲和蛛形纲。

表 28-1　医学节肢动物的主要类群和特征

分类	虫体	触角	翅	足	主要种类
昆虫纲	分头、胸、腹 3 部分	1 对	1～2 对，有的退化	3 对	蚊、蝇、白蛉、蚤、虱、蜚蠊等
蛛形纲	分头胸部和腹部，或头胸腹融合为躯体	无	无	成虫 4 对 幼虫 3 对	蜱、革螨、恙螨、蠕形螨、疥螨、尘螨等
甲壳纲	分头胸部和腹部	2 对	无	5 对步足	淡水蟹、虾、蝲蛄、剑水蚤、镖水蚤等
唇足纲	分头和躯体	1 对	无	每节 1 对	蜈蚣
多足纲	分头和躯体	1 对	无	每节 2 对	马陆

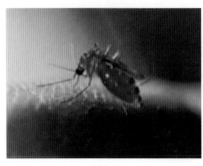

昆虫纲

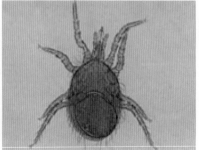

蛛形纲

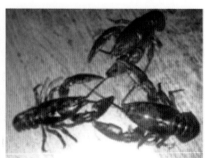

甲壳纲

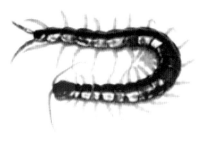
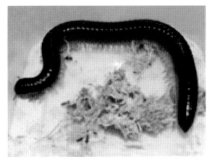

唇足纲　　　　　　　　多足纲

图 28-1　医学节肢动物的主要类群

二、医学节肢动物对人体的危害

（一）直接危害

1. 骚扰与吸血　多种节肢动物，如蚊、白蛉、蚤、虱、臭虫、蜱、螨等均可叮刺吸血，在其种群数量高峰季节常侵袭人体，影响人类的工作和睡眠。

2. 寄生　部分节肢动物可以寄生于人畜体内或体表引起病变，如蝇类幼虫寄生引起蝇蛆病，疥螨寄生于表皮角质层引起疥疮等。

3. 螫刺和毒害　某些节肢动物具有毒腺、毒毛或有毒体液，螫刺时可将分泌的毒液注入人体，轻者可有局部红、肿、痛；重者可引起全身症状，甚至死亡。例如，桑毛虫、松毛虫的毒毛及毒液可引起皮炎、结膜炎等。

4. 超敏反应　医学节肢动物的唾液、分泌物、排泄物和脱落的表皮均是异源性蛋白质，与过敏体质的人群接触常可引起超敏反应，如粉尘螨引起的过敏性哮喘、过敏性鼻炎、过敏性皮炎、婴幼儿湿疹等。

（二）间接危害

医学节肢动物携带的病原体可造成疾病在人和动物之间相互传播。此类由医学节肢动物传播病原体而引起的疾病称为虫媒病，传播虫媒病的医学节肢动物称为媒介节肢动物，简称虫媒。依据病原体与医学节肢动物的关系，可将其传播病原体的方式分为机械性传播和生物性传播两种类型。

1. 机械性传播　病原体在节肢动物体表或体内的形态、数量不发生变化，节肢动物只是机械性携带和传递病原体，如蝇传播细菌和原虫包囊。

2. 生物性传播　病原体在节肢动物体内经过发育和（或）繁殖后，以接种等方式传播疾病。根据病原体在节肢动物体内发育或繁殖的情况又可分为四种传播形式。

（1）发育式　病原体在节肢动物体内只有发育变态，无数量的增加，如丝虫幼虫在蚊体内经发育后传播。

（2）繁殖式　病原体在节肢动物体内经繁殖增加数量，无形态的变化。细菌、病毒、立克次体、螺旋体等在节肢动物体内增殖到一定数量才具有传播能力，如蚤传播鼠疫。

（3）发育繁殖式　病原体在节肢动物体内不但发育而且繁殖，病原体只有在节肢动物体内完成发育和繁殖过程后才能传播疾病，如疟原虫在蚊体内的发育和繁殖。

（4）经卵传递式　有些病原体不仅在节肢动物体内繁殖，而且侵入雌虫卵巢，经卵传至下一代，可在不同发育阶段传播疾病。例如，硬蜱传播森林脑炎病毒，软蜱传播回归热螺旋体等。

三、医学节肢动物的预防、控制

大多数医学节肢动物繁殖力和适应力强、生态习性复杂、种群数量大，仅凭单一措施控制虫媒病的发生常常很难奏效。应从医学节肢动物与生态环境和社会环境的整体观点出发，采取综合预防和控制方法，降低医学节肢动物的种群数量或缩短其寿命，使之不足以传播疾病，才能达到有效控制虫媒病发生的目的。

第2节　常见医学节肢动物

一、昆　虫　纲

昆虫纲是节肢动物门中最大的纲，有70多万种，分布广泛。昆虫纲的主要特征是成虫分头、胸、腹三部分。头部有触角1对，为感觉器官，具有嗅觉和触觉功能。复眼1对。口器由上唇、下唇、上颚、下颚及舌组成。口器大致有三种类型——咀嚼式、舐吸式、刺吸式；胸部分前胸、中胸和后胸三部分，各胸节有足1对；腹部由11节组成，前1～2节趋向退化，最后2节衍生为尾器（外生殖器）。其形态结构是鉴定虫种的重要依据。

（一）蚊

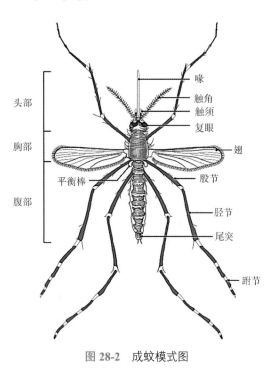

头部

胸部

腹部

喙
触角
触须
复眼
翅
平衡棒
股节
胫节
尾突
跗节

图 28-2　成蚊模式图

蚊的种类很多，迄今为止已发现3500多种和亚种，在我国目前已发现的有18属近400种。与疾病有关的蚊类主要有按蚊属、库蚊属和伊蚊属。蚊成虫体表有鳞片，呈黑色、灰褐色或棕褐色，体长1.6～12.6mm，分头、胸、腹三部分（图28-2）。

1. 生活史及生态　蚊为全变态，生活史分卵、幼虫、蛹及成虫4个阶段。卵、幼虫、蛹三期生活在水中，成虫生活在陆地。雌蚊产卵于水中，在30℃经2～3天可孵出幼虫，经5～7天，蜕皮4次化为蛹，再经1～2天羽化为成蚊。蚊的全部生活史需7～15天。一年繁殖7～8代。

雌蚊在10℃以上叮人吸血，除伊蚊白天吸血外，其他蚊类多在夜晚吸血。气温低于10℃时蚊类开始越冬。温度、湿度及雨量对蚊的季节消长有很大影响。在我国南方，蚊虫3月开始出现，5月密度上升，7～9月份达高峰，以后逐渐下降。熟悉蚊虫季节分布，有利于对蚊传播疾病的流行病学的调查及预防。

2. 国内常见蚊传播性疾病　蚊除叮咬吸血、骚扰人体外，主要传播疟疾、丝虫病、流行性乙型脑炎、登革热等。

3. 预防和控制原则　灭蚊的根本措施是消除其滋生地，杀灭幼虫。用物理或化学的方法防蚊灭蚊。但应关注蚊的抗药性问题，合理规范使用灭蚊剂。

（二）蝇

蝇的种类多，分布广泛，已知全世界有34 000多种。与疾病有关的有非吸血蝇、吸血蝇和蛆症蝇三类。

蝇躯体多毛，分头、胸、腹三部。蝇多为舐吸式口器，部分蝇种为刺吸式口器。蝇前胸和后胸退化，中胸特别发达。中胸背板上的鬃毛、斑纹可作为分类依据。有足3对，末端有爪及爪垫各1对，爪间突1个，爪垫上密布细毛，可携带大量病原体（图28-3）。

1. 生活史及生态　除少数蝇种，如麻蝇直接产蛆外，绝大多数蝇的生活史分卵、幼虫、蛹和成虫 4 期。成蝇羽化后 2～3 天即可交配产卵，从卵发育至成蝇需 8～10 天，1 只蝇可繁殖十几代。成蝇寿命 1～2 个月。蝇类多滋生于腐败的有机物，如粪便垃圾、腐败的动植物等。成蝇可黏附和携带大量病原体，故成为重要的传播媒介。

2. 我国常见蝇种及疾病的关系　蝇类对人体的危害主要是传播疾病和寄生于人体。①机械性传播：是蝇类主要的传播疾病方式，所传播的疾病有肠道传染病、呼吸道传染病、皮肤病、眼病等。②生物性传播：有的非吸血蝇可充当眼结膜吸吮线虫的中间宿主，有的吸血蝇可传播锥虫病。③蝇蛆病：蝇类幼虫可寄生于组织或器官中，引起蝇蛆病。

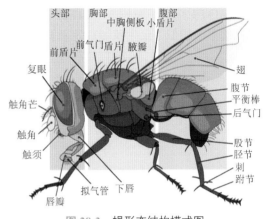

图 28-3　蝇形态结构模式图

3. 预防和控制原则　灭蝇的基本原则和根本措施是注意环境卫生、食品卫生与个人卫生，根据蝇的生态习性消除其滋生地。杀灭越冬虫态和早春第一代及秋末最后一代成蝇是预防和控制蝇的有效措施。

（三）其他昆虫

1. 白蛉　是一种小型双翅目吸血昆虫。白蛉成虫长 1.5～4.0mm，体浅灰或棕黄色，全身有细毛，背驼。白蛉的发育为全变态。白蛉体小，飞行能力弱，活动范围小，多做跳跃式飞行。其活动时间多为黎明和黄昏。白蛉的危害除叮人吸血外，主要为传播黑热病。我国黑热病的传播媒介为中华白蛉，其次是中华白蛉长管亚种、吴氏白蛉和亚历山大白蛉。

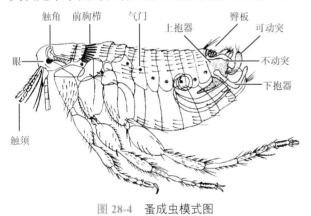

图 28-4　蚤成虫模式图

2. 蚤　俗称跳蚤，成虫体小，长约 3mm，侧扁，呈棕黄色或黑褐色。体部分头、胸、腹三部，头部有发育程度不同的眼，有触角和刺吸式口器；胸部无翅，足 3 对，较粗壮；腹部分 10 节（图 28-4）。蚤的生活史为全变态。

蚤多滋生于宿主的起居处，如土炕、床下、鼠洞和犬舍等处的尘土及缝隙中。蛹羽化为成虫后可立即交配、吸血。蚤有边吸血、边排粪的特点，从而造成了某些疾病的传播和流行。蚤对人体的危害除叮刺吸血、骚扰外，主要为传播鼠疫和鼠型斑疹伤寒。另外，蚤可作为犬复孔绦虫、微小膜壳绦虫和缩小膜壳绦虫的中间宿主，人因误食含似囊尾蚴的蚤而感染。预防蚤传播疾病的主要原则是清除蚤的滋生地、灭蚤、防蚤和灭鼠。

3. 虱　为人体体外永久性寄生虫，寄生人的虱有人头虱、人体虱和耻阴虱。虱为不完全变态，分卵、若虫及成虫三期。

人头虱多寄生于耳后发根及后颈。人体虱多寄居于内衣、裤的皱褶、衣缝内，以衣领和裤腰处为多，卵多黏附于衣裤的织物纤维上。耻阴虱多寄生于阴毛、肛周毛等处。虱均嗜吸人血，常边吸血边排便。虱对温度、湿度极为敏感，最适宜的温度为 29～32℃，当人体体温升高、出汗或死亡后变冷时，则迅速爬离原宿主，另觅新宿主寄生，此习性与传播疾病有关。

虱叮咬后，局部皮肤可出现瘙痒和丘疹，搔破后可继发感染。人虱传播的疾病主要为流行性斑疹伤寒及流行性回归热等。人虱主要通过接触传播，因此防虱的重要措施是注意个人卫生，保持衣被清洁。

二、蛛　形　纲

蜱和螨是蛛形纲的重要组成部分。蜱、螨属小型节肢动物，外形多呈圆形或椭圆形，虫体分为颚体和躯体两部分。颚体位于躯体前端或前端腹面。躯体呈囊状体。成虫足 4 对，幼虫足 3 对。若虫与成虫的形态相似，仅生殖器官尚未发育成熟，虫体较小。

（一）蜱

蜱分软蜱和硬蜱。我国已知软蜱约 10 多种，硬蜱约 100 多种。软蜱的形态结构和硬蜱基本相似，但颚体较小，位于虫体腹面，躯体背面无盾板（图 28-5）。从外形看很难区别雌、雄。

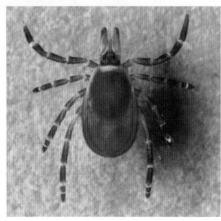
硬蜱成虫

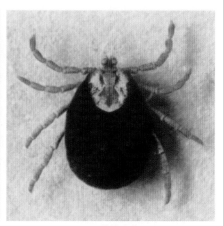
软蜱成虫

图 28-5 蜱成虫

蜱的发育过程分卵、幼虫、若虫、成虫 4 期。在适宜条件下卵经 2～4 周孵出幼虫，幼虫饱食后经 1～4 周发育为若虫。若虫饱食后经 1～4 周蜕变为成虫。硬蜱产卵在牧场、林区、草原等处。软蜱产卵在人畜住处的缝隙或鸟巢穴中。

蜱对人体的危害包括：①直接危害，蜱叮咬吸血后被叮咬的局部皮肤充血、水肿，甚至继发感染，导致局部组织炎症；有的硬蜱和软蜱在吸血过程中涎液能分泌麻痹神经的毒素，引起蜱瘫痪。②传播疾病，蜱是人畜共患病的重要传播媒介，可传播的病原体有螺旋体、立克次体、某些病毒和细菌等。

预防原则为清除滋生地，做好个人防护，如进入林区、荒漠、草原等蜱滋生地时，外露部位可涂驱避剂。离开疫区前应注意检查，勿将蜱带出疫区。

（二）疥螨

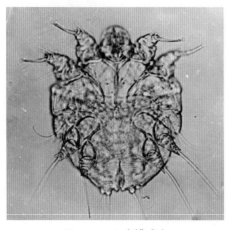

图 28-6 人疥螨成虫

疥螨为寄生于人和哺乳动物皮肤表皮层内的寄生虫。寄生于人体的疥螨为人疥螨。成虫近圆形，淡黄或乳白色（图 28-6）。雌螨体长 0.30～0.45mm，雄螨略小。颚体小，位于体前端，主要由 1 对钳状螯肢和 1 对圆锥状须肢组成。腹面有 4 对粗短呈圆锥形的足。疥螨生活史分卵、幼虫、前若虫、后若虫及成虫 5 个发育期（图 28-7）。

疥螨是疥疮的病原体。多寄生人体皮肤薄嫩处，如指缝、肘窝、腋窝、腹股沟、足趾间等，以角质层组织和渗出的淋巴液为食，并以螯肢和足在皮下开凿，逐渐形成蜿蜒隧道。在疥螨侵犯皮肤的入口处可形成针尖大的丘疹和疱疹，常伴奇痒，尤其夜间睡眠时虫体活动增强，瘙痒更甚。患者常搔破皮肤而继发细菌感染变成脓疱疮。疥螨的传播多为直接接触，如与患者同床睡眠或间接使用患者用具和穿患者衣裤而被感染。

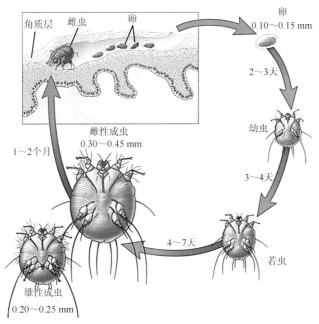

图 28-7 人疥螨各发育期形态示意图

诊断最可靠的方法是从皮下"隧道"中找到虫体，如用消毒针头将"隧道"尽端挑破，取出疥螨在镜下鉴定；也可用刀片蘸取少量矿物油在丘疹处连刮数次，将刮取物置于镜下检查，此法常可查到幼虫。

防治措施为加强卫生宣传教育，注意个人卫生，避免与患者接触或使用其衣物。患者衣物和公用被褥、床单、枕巾、浴巾等物要用蒸汽或沸水消毒处理。治疗药物有硫黄软膏、苯甲酸苄酯擦剂等。

（三）其他螨虫

1. 蠕形螨 俗称毛囊虫，虫体细小似蠕虫状，是一种永久性寄生螨。寄生人体的蠕形螨有两种，即毛囊蠕形螨和皮脂蠕形螨（图 28-8）。

蠕形螨各期均寄生在人体皮肤皮脂腺发达的部位，尤以鼻尖、鼻翼、眼周、唇、颊、颏、前额等处最多，其次是颈部、乳头、胸部、背部等处。目前，一般认为人体蠕形螨为机会致病寄生虫，大多数人为无明显症状的带虫者。在面部有痤疮、脂溢性皮炎、红斑丘疹和酒渣鼻患者中，蠕形螨的感染率明显高于健康人。

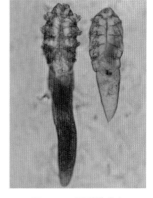

图 28-8 蠕形螨成虫
左：毛囊蠕形螨；右：皮脂蠕形螨

实验诊断可用皮肤刮拭法或透明胶纸法检查。预防措施主要为注意个人卫生，不使用患者和带螨者的毛巾、脸盆、枕巾。治疗可口服甲硝唑、伊维菌素等，亦可外用甲硝唑霜、硫黄软膏等。

2. 恙螨 又称恙虫，幼虫椭圆形，呈红、橙、乳白色或淡黄色，长 0.2～0.5mm（图 28-9）。恙螨发育经卵、前幼虫、幼虫、若蛹、若虫、成蛹、成虫期。完成一代需 2～3 个月。

恙螨在人体的寄生部位多见于颈部、腋窝、腹股沟、阴部等处。其幼虫叮咬人体时注入涎液，并分泌溶组织酶溶解宿主皮肤组织，在叮咬处出现丘疹，常有奇痒，有时出现炎症，引起恙螨性皮炎。恙螨可传播恙虫立克次体而引起恙虫病，起病急，患者表现为持续高热、皮疹、局部或全身淋巴结肿大。该病原体可经卵传递到下一代幼虫。灭鼠是消灭恙螨、杜绝恙虫病的根本措施。也可使用药物喷洒消灭滋生地，并做好个人防护。

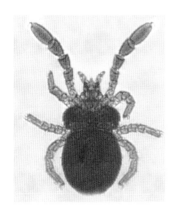

图 28-9 恙螨

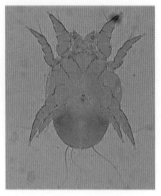

图 28-10 尘螨成虫

3.尘螨 分布极为广泛，普遍存在于居室内的尘埃和储藏物中。常见有屋尘螨和粉尘螨。

成虫椭圆形，乳黄色，体长 0.17～0.50mm（图 28-10）。其发育过程有卵、幼虫、第一期若虫、第二期若虫、成虫。尘螨排泄物、分泌物及死亡虫体分解产物是强烈的致敏原，可引起超敏反应性疾病，如尘螨性哮喘、过敏性鼻炎、过敏性皮炎、婴幼儿湿疹等。尘螨性过敏反应的发病常与遗传、职业、地区及接触等因素有关。

注意清洁卫生，经常清除室内尘埃，勤晒被褥，保持室内通风、干燥、少尘以清除尘螨滋生地。亦可用尼帕净、虫螨磷等杀螨剂。治疗主要包括脱敏疗法和对症治疗。用粉尘螨变应原治疗哮喘、过敏性鼻炎等均有效。

目标检测

一、单项选择题

1.下列哪项不是节肢动物的特征（　　）

　A.虫体左右对称而且跗肢分节

　B.体表骨骼化

　C.均有 4 对腿

　D.体表有甲壳质及醌单宁蛋白组成的外骨骼

　E.循环系统开放式

2.全变态无下述哪一阶段（　　）

　A.蛹　　　　B.卵　　　　C.成虫

　D.幼虫　　　E.若虫

3.下列哪项不属于医学节肢动物对人体的直接危害（　　）

　A.寄生　　　　　　B.超敏反应

　C.螯刺与毒害　　　D.骚扰和吸血

　E.传播疾病

4.下列哪一种不属于生物性传播病原体的方式（　　）

　A.病原体在节肢动物体内不发育，可繁殖，并可传播疾病

　B.病原体在节肢动物体内发育，但不繁殖，可传播疾病

　C.病原体在节肢动物体内经发育、繁殖后，即可传播疾病

　D.病原体在节肢动物体内增殖，经卵传代，并能传播疾病

　E.病原体在节肢动物体表或体内，病原体数量、形态不发生变化，但可借以传播疾病

5.属于节肢动物机械性传播的疾病是（　　）

　A.蚊传播丝虫病

　B.蚤传播鼠疫

　C.虱传播流行性斑疹伤寒

　D.蝇传播痢疾

　E.硬蜱传播森林脑炎病毒

6.蝇传播疾病的主要方式是（　　）

　A.发育式　　　　　B.增殖式

　C.发育增殖式　　　D.经卵传递式

　E.机械性传播

7.疥螨对人体的危害主要是（　　）

　A.作为病原体引起皮炎

　B.吸入后引起变态反应

　C.误食后引起消化道疾病

　D.可作为疾病的传播媒介

　E.叮刺传播恙虫病

二、思考题

1.蚊主要传播哪些疾病？

2.如何诊断及治疗疥疮？

（张琼宇）

实 训 指 导

实训室规则

本课程在实验过程中需要接触病原生物或者有传染性的标本，为防止引起实验人员自身感染，避免实验室和周围环境污染，保证实验结果的准确性，必须树立无菌观念，依据规范要求操作，严格遵守实验室规则。

1. 实验前 ①进入实验室要穿工作服，戴口罩、帽子和手套。②非实验必备物品一律不准带入实验室。带入实验室的物品，如教材和文具等应远离操作区，并放在指定区域。③做好实训内容的预习以提高实验效率。

2. 实验过程 ①应保持实验室的安静、整洁和有序。不准大声喧哗，禁止饮食，避免用手触摸头面部，减少室内活动。②要爱护仪器、节约试剂、避免有菌材料的污染，凡具有传染性的材料均需按要求处理，切勿乱丢或冲入水池中。禁止将实验室内物品带到室外。③一旦发生意外，如划破皮肤、强酸强碱腐蚀皮肤、有传染性材料污染实验台、地面、皮肤或衣物时，应立即报告老师及时处理。

3. 实验结束 ①按要求归置相关物品整理、清扫实验室，如整理桌面、将试剂及仪器放回原处，打扫卫生，关好水、电、门窗等。②离开实验室前，脱下工作服、反折放在指定处。双手在2%甲酚皂溶液中浸泡5分钟左右，再用肥皂、清水洗净，方可离开实验室。

医学免疫学实训指导

一、超敏反应

【实验目的】

1. 通过观察豚鼠过敏性休克，掌握Ⅰ型超敏反应的症状，并能解释其发生机制。

2. 培养学生观察、分析和解决问题的能力及临床思维能力。

3. 培养学生爱护实验动物的意识，促使学生关爱生命、敬畏生命、关爱弱者和守护生命健康。培养学生实事求是、一丝不苟的精神。

【实验内容】 示教：豚鼠过敏性休克。

【实验原理】 给豚鼠初次注射马血清后，豚鼠约需半个月产生抗马血清蛋白的IgE，IgE吸附于肥大细胞和嗜碱性粒细胞表面，使豚鼠处于致敏状态；当再次给该豚鼠注射马血清时，血清蛋白与吸附于肥大细胞和嗜碱性粒细胞表面相应的IgE发生特异性结合，导致肥大细胞、嗜碱性粒细胞脱颗粒，释放出组胺、肝素、激肽原酶、前列腺素、白三烯等活性介质，引起毛细血管扩张，通透性增强，腺体分泌增加，平滑肌痉挛。豚鼠表现为不安、竖毛、抓鼻、抽搐，直至死亡。

【实验器材】

1. 豚鼠 150g左右的幼龄豚鼠。

2. 试剂 马血清、鸡蛋清（含有鸡卵蛋白）、生理盐水。

3. 器材 无菌注射器等。

【实验方法】

1. 取3只健康豚鼠，编号1、2、3号。

2. 致敏注射　1 号、2 号豚鼠经腹股沟皮下各注射马血清（1∶10 生理盐水稀释）0.1ml，使之致敏。3 号豚鼠注射等量生理盐水，作为对照。

3. 发敏注射　2 周后，1 号、3 号豚鼠心内注射马血清 1ml，2 号豚鼠心内注射鸡蛋清 1ml。注射后数分钟观察 3 只豚鼠的变化。

【实验结果观察与记录】　观察 3 只豚鼠的症状。重点关注哪只豚鼠出现不安、竖毛、抓鼻、抽搐等现象，继而发生气急及呼吸困难，痉挛性跳跃，大小便失禁，倒地挣扎而死。也可把发病动物解剖，观察其肺部病理变化，如是否有肺气肿等。

【注意事项】

1. 豚鼠编号标记要清晰，注入豚鼠体内的物质一定要记录准确。

2. 发敏注射时，要准确将马血清注入豚鼠心脏内，否则过敏症状出现得较慢或较轻。

【思考题】

1. 3 只豚鼠为什么出现不同的症状？

2. 部分患者注射破伤风抗毒素（含有马血清成分）会发生过敏，应怎样预防？如病情要求必须注射，应如何处理？

二、凝 集 试 验

【实验目的】

1. 通过 ABO 血型鉴定（或试管凝集试验），熟悉直接凝集试验的方法和原理。

2. 通过抗 O 试验操作，熟悉间接凝集试验的方法和原理。

3. 培养学生的动手能力和临床思维能力，以及实事求是、一丝不苟的精神。

【实验内容】

1. 直接凝集试验　玻片法鉴定 ABO 血型（操作）或者试管凝集试验（示教）。

2. 间接凝集试验　抗链球菌溶血素 O 试验（抗 O 试验）。

【实验原理】

1. 直接凝集试验　是颗粒性抗原与相应抗体发生特异性结合，在一定条件（适当电解质、一定温度、合适的 pH）下，出现肉眼可见的凝集颗粒。有玻片凝集试验（玻片法）和试管凝集试验（试管法）两种，如 ABO 血型鉴定即为玻片法，肥达试验即为试管法。

2. 间接凝集试验　是将可溶性抗原或抗体吸附在与免疫无关的适当大小颗粒性载体的表面上，使其成为致敏的颗粒，然后再与相应的抗体或抗原作用，在适当电解质参与下，使载体被动凝集为肉眼可见的凝集物，如抗 O 试验。

（一）直接凝集试验——玻片法鉴定 ABO 血型

【实验器材】

1. 血型鉴定血清　抗 A 标准血清、抗 B 标准血清。

2. 待测红细胞悬液。

3. 其他　小试管（内装 1ml 无菌生理盐水）、凹玻片、刺血针、酒精棉球、竹签。

【实验方法】

1. 制备红细胞悬液　皮肤消毒后针刺环指采血 3 滴，加至装有 1ml 无菌生理盐水的小试管中，混匀，即成 2%～5% 的红细胞悬液。

2. 滴加血型鉴定血清　取清洁凹玻片一张，两端分别加入抗 A 或抗 B 标准血清各一滴，再分别滴入待测的红细胞悬液各一滴，用竹签一端将抗 A 血清与红细胞悬液混匀，用另一端将抗 B 血清与红细胞悬液混匀。

3. 观察结果　红细胞凝集成块者表明有相应的抗原，无凝集者表明无相应的抗原（实验表 -1）。

【实验结果观察与记录】

实验表 -1　记录实验结果

结果	抗 A 标准血清	抗 B 标准血清
凝集情况		

本人血型为＿＿＿＿＿＿＿型。

【注意事项】　红细胞的浓度要适当，否则会影响实验结果的观察。

（二）直接凝集试验——试管凝集反应

本实验是半定量实验，多用于检测血清标本中的抗体效价，以辅助诊断病原微生物引起的感染性疾病等。

【实验器材】　待检血清（1∶10 稀释），伤寒沙门菌诊断菌液，伤寒沙门菌抗原 O 及 H 菌液（1∶10 稀释）、生理盐水、刻度吸管、试管、温箱等。

【实验方法】

1. 取洁净试管 8 支，依次标明序号，排列于试管架上。各管均加入 0.5ml 生理盐水。

2. 加稀释待检血清。吸取 1∶10 稀释的待检血清 0.5ml 加入第 1 管，混匀后吸出 0.5ml 加入第 2 管，如此对倍稀释至第 7 管，自第 7 管吸出 0.5ml 弃去，第 8 管不加待检血清作为阴性对照。此时，第 1～7 管血清稀释倍数为 1∶20、1∶40、1∶80、1∶160、1∶320、1∶640、1∶1280。

3. 加诊断菌液。每管加伤寒沙门菌诊断菌液 0.5ml，此时每管内血清稀释度又增加了 1 倍，分别为 1∶40、1∶80、1∶160、1∶320、1∶640、1∶1280、1∶2560。

4. 各管摇匀后置 37℃温箱孵育 18～24 小时，观察结果见实验表 -2。

实验表 -2　试管凝集反应

试管号	1	2	3	4	5	6	7	8
生理盐水（ml）	0.5	0.5	0.5	0.5	0.5	0.5	0.5	0.5
1∶10 待检血清（ml）	0.5	0.5	0.5	0.5	0.5	0.5	0.5	弃去 0.5
诊断菌液（ml）	0.5	0.5	0.5	0.5	0.5	0.5	0.5	0.5
血清终稀释度	1:40	1:80	1:160	1:320	1:640	1:1280	1:2560	对照

【实验结果观察与记录】

试管自温箱取出后，先勿振荡。首先观察阴性对照管，之后自第 1 管起逐管与对照管对比观察。一般对照管管底沉淀呈圆形、边缘整齐，轻轻振荡，细菌散开仍呈均匀浑浊。如果实验结果有凝集，可见管底有沉淀的凝集物，边缘不整齐，液体出现不同程度的澄清。凝集程度和效价判定以"＋"表示如下，以出现"＋＋ 凝集"的血清最高稀释倍数作为该血清的凝集效价或滴度。

1. ＋＋＋＋：细菌全部凝集，上层液体澄清透明。

2. ＋＋＋：细菌约有 75% 凝集，上层液体轻度浑浊。

3. ＋＋：细菌约有 50% 凝集，上层液体半透明。

4. ＋：细菌约有 25% 凝集，上层液体较浑浊。

5. －：不凝集，液体浑浊，与对照管相同。

【注意事项】

1. 观察结果时应先看对照管（第 8 管），对照管应无凝集现象。

2. 一般 O 菌液凝集物为致密颗粒状，不浮起；H 菌液凝集物为疏松棉絮状，轻摇易浮起。

（三）间接凝集试验——抗 O 试验

【实验器材】 抗 O 试剂，黑色反应卡片，待测血清标本 1、标本 2，毛细滴管，阴性、阳性对照血清。

【实验方法】

1. 试验前把抗 O 试剂从冰箱中取出，复温至室温后轻轻混匀再用。

2. 在黑色反应卡片的两格中分别滴加待测血清标本 1、标本 2 各一滴。

3. 在黑色反应卡片的另外两格中分别加阴、阳性对照血清各 1 滴。

4. 分别在各血清中滴加胶乳抗原 1 滴，轻轻摇动反应卡片，使血清与抗 O 试剂充分混匀，2 分钟后观察结果。

5. 观察结果。出现白色凝集颗粒，表明血清中有相应抗体；不出现白色凝集颗粒，表明血清中没有相应抗体。

【实验结果观察与记录】 见实验表 -3。

实验表 -3　间接凝集试验

结果	待测血清标本 1	待测血清标本 2	阴性对照待测血清	阳性对照待测血清
凝集情况				
实验结果				

待测血清标本 1 实验结果表明血清中有_____抗体。该患者_____感染。

待测血清标本 2 实验结果表明血清中有_____抗体。该患者_____感染。

【注意事项】

1. 试剂从冰箱取出后达到室温后才能用，否则会影响结果的判断。

2. 要注意时间与温度对结果的影响情况。

【思考题】

1. 如何理解直接凝集试验和间接凝集试验的原理？

2. 做抗 O 试验时为什么需要加阳性和阴性对照血清？抗 O 抗体升高有何临床意义？

三、沉淀试验——单向琼脂扩散试验

【实验目的】

1. 通过单向琼脂扩散试验，了解沉淀试验的类型及原理。

2. 通过测定血清中 IgG 含量，熟悉单向琼脂扩散试验的方法及意义。

3. 培养学生的动手能力和临床思维能力以及实事求是、一丝不苟的精神。

【实验内容】 单向琼脂扩散试验——测定血清中 IgG 含量（操作或示教）。

【实验原理】 单向琼脂扩散试验是将一定量的已知抗体均匀混合于琼脂凝胶中制成琼脂板，在适当位置打孔后将待测抗原加入孔中，使抗原在凝胶中自由扩散，在抗原与抗体相遇比例合适的位置结合后，形成以抗原孔为中心的沉淀环，环的直径与抗原的量呈正相关。该试验可测定血清中 IgG、IgM、IgA、C3 的含量，是一项定量试验。

【实验器材】

1. 标本　人血清。

2. 试剂　IgG 单向琼脂扩散板（商品供应）。

3. 其他　生理盐水、湿盒、微量加样器、温箱等。

【实验方法】

1. 稀释待测血清　按 IgG 单向琼脂扩散板的说明书要求稀释待测血清。

2.加样　将已稀释的待测血清加至 IgG 单向琼脂扩散板小孔内，每份血清加 A、B 两孔，每孔10μl。

3.温育　将上述琼脂板放入湿盒中，并盖上湿盒盖，放置 37℃温箱 24 小时。

4.实验结果观察　见实验图 -1。

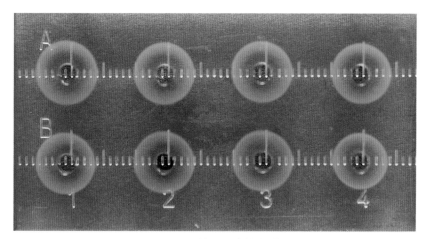

实验图 -1　单向琼脂扩散试验

【实验结果观察与记录】　精确测量各试验孔沉淀环的直径，求出每一标本 A、B 两孔沉淀环直径的平均值后，从标准曲线（随试剂盒带，也可自己制作）上查出相对应的 IgG 的含量，最后再乘以血清稀释倍数，即为待检血清中 IgG 的实际含量（实验表 -4）。

实验表 -4　各试验孔沉淀环记录表

沉淀圈的直径	1	2	3	4
A（mm）				
B（mm）				
平均值（mm）				
IgG 含量（mg/L）				

附：标准曲线的制作（与待检血清同时稀释、加样、温育）

1.取免疫球蛋白标准参考血清，用生理盐水稀释成如下浓度：1：10、1：16、1：20、1：32、1：40，分别加 IgG 单向琼脂扩散板小孔中，每孔 10μl。放入湿盒中并盖上湿盒盖，放置 37℃温箱 24 小时。

2.绘制标准曲线。以各稀释浓度免疫球蛋白标准参考血清的沉淀环直径为横坐标，对应孔中 IgG 含量为纵坐标，在半对数纸上绘制标准曲线。

【注意事项】

1.稀释血清、加样的量要准确，以免影响实验结果的准确性。

2.沉淀环的直径测量要准确。

【思考题】

在做单向琼脂扩散试验时，如何保证实验结果的准确性？

四、酶联免疫吸附试验——双抗体夹心法检测 HBsAg

【实验目的】

1.通过酶联免疫吸附试验（ELISA），熟悉其操作方法和检测原理。

2. 提高学生的动手能力、观察分析能力及临床思维能力，培养学生实事求是、一丝不苟的精神。

3. 促进学生对新实验仪器、新技术、新方法、新应用、新知识的探索。

【实验内容】 ELISA 检测 HBsAg（操作或示教）。

【实验原理】 ELISA 是一种固相酶免疫测定技术。用抗 -HBs 抗体包被反应板，加待测血清，如血清中含有 HBsAg，则与包被抗 -HBs 结合形成固相抗原抗体复合物，再加酶标抗 -HBs 抗体（抗 -HBs-HRP），即可形成抗 -HBs-HBsAg- 抗 HBs-HRP（即固相抗体 - 待测抗原 - 酶标抗体）复合物，洗涤除去未结合的酶标抗体，最后加入酶的底物显色。根据颜色的有无和深浅可判断抗原的有无及含量。

【实验器材】

1. 待测血清 4 份。

2. 检测 HBsAg 的 ELISA 试剂盒（包括包被板条、阳性对照血清、阴性对照血清、酶标记物、显色剂 A、显色剂 B、终止液、浓缩洗涤液）。

3. 微量加样器等。

【实验方法】

1. 准备 使用前，将待测血清、试剂盒内各成分置室温（18～25℃）下复温 30 分钟。4 份待测血清分别编号为待测血清 1～4 号。

2. 加样 用微量加样器在包被板条的各孔内分别加入 1～4 号待测血清 50μl，同时设阳性对照、阴性对照各 2 孔，每孔分别加入阳性对照血清（或阴性对照血清）各 1 滴，并设空白对照 1 孔，不做处理。

3. 加酶标抗体 每孔加入酶标抗体（抗 HBs-HRP）1 滴，空白对照孔不加酶标抗体，充分混匀，封板。

4. 温育 置 37℃温箱 30 分钟。

5. 洗涤 有 2 种方法。①手工洗板：甩去孔内液体，在吸水纸上拍干，各孔加满洗涤液，静置 5 秒后甩去、拍干，如此重复洗 5 次。②洗板机洗板：选择洗涤程序 5 次，洗完后在吸水纸上拍干。

6. 显色 每孔先统一加显色剂 A 液，再统一加显色剂 B 液，充分混匀，封板，置 37℃温箱 15 分钟后，每孔加终止液 1 滴，混匀。

7. 结果观察 用酶标仪在 450nm 波长处测光密度，先用空白孔校零，然后读取各孔光密度值（OD 值），也可肉眼观察判断结果。

【实验结果观察与记录】

1. 肉眼观察并判断结果 终止反应后（肉眼观察并判断结果也可不加终止液，直接观察），立即观察并判断结果。HBsAg 阴性对照血清孔、空白孔应无色，HBsAg 阳性对照血清孔应呈明显黄色乃至橘红色（如果没加终止液，则呈蓝色）。待测血清孔中溶液的颜色与 HBsAg 阳性对照血清孔相同或深于阳性对照孔，即可判为 HBsAg 阳性；颜色与 HBsAg 阴性对照血清孔相同，即可判为 HBsAg 阴性（实验表 -5）。

实验表 -5 HBsAg 的 ELISA 检验结果记录表

标本	阳性对照	阴性对照	待测血清 1	待测血清 2	待测血清 3	待测血清 4
颜色						
实验结果						

2. 比色测定规则 样品孔 OD 值 / 阴性对照孔平均 OD 值（P/N 值）≥ 2.1 判断为阳性，否则为阴性。阴性对照孔平均 OD 值低于 0.05 按 0.05 计算，高于 0.05 按实际 OD 值计算。

1 号 待 测 血 清 OD 值 是_____，2 号 待 测 血 清 OD 值 是_____，3 号 待 测 血 清 OD 值是_____，4 号待测血清 OD 值是_____，阴性对照血清 OD 值是_____，阳性对照血清 OD 值是_____。

【注意事项】

1.加样要用微量加样器，加样量要准确。

2.加样后充分混合均匀，封盖后温育，洗涤要彻底，以免影响结果。

3.反应终止后应立即比色测定或目测判断结果。

4.试剂在使用前首先要阅读使用说明书，不同批号的试剂不能混用。

【思考题】

1.用 ELISA 检测 HBsAg 的实验原理是什么？有何临床意义？

2.实验过程中应注意些什么？为什么？

五、免疫细胞形态及功能观察

【实验目的】

1.通过观察标本片，了解免疫细胞形态，增强对免疫细胞功能的理解。

2.培养学生观察能力、分析问题能力和临床思维能力。培养学生实事求是、一丝不苟的精神。

【实验内容】

1.观察吞噬细胞形态和吞噬细菌作用标本。

2.观察正常淋巴细胞、淋巴母细胞、E 花环的标本。

【实验原理】

1.吞噬细胞　主要包括单核 / 巨噬细胞（大吞噬细胞）和中性粒细胞（小吞噬细胞）两大类。将吞噬细胞与葡萄球菌混合后，经一定时间孵育，吞噬细胞将葡萄球菌吞噬杀死，吞噬率的高低可反映吞噬细胞的功能。未吞噬细菌的吞噬细胞，细胞核可分为 2 ～ 3 叶，呈深蓝色，细胞质为淡蓝色（实验图 -2）。吞噬细菌后，在吞噬细菌细胞质中可见吞入的深紫色的葡萄球菌（实验图 -3）。

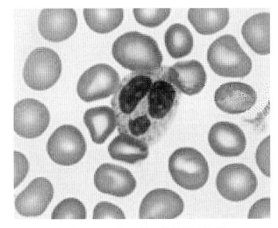 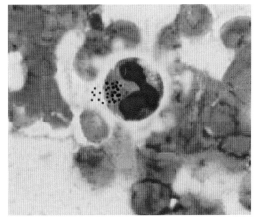

实验图 -2　未吞噬细菌的吞噬细胞　　　　实验图 -3　吞噬细菌的吞噬细胞

2.淋巴母细胞　T 细胞膜上有植物血凝素（PHA）的受体，在植物血凝素的诱导下，可活化、增殖，形成淋巴母细胞。此时细胞的体积增大，为淋巴细胞的 2 ～ 3 倍，核质疏松。计数 T 细胞转化为淋巴母细胞的转化率，可作为检测机体细胞免疫功能的一种方法（实验图 -4）。

3.E 花环　T 细胞表面具有绵羊红细胞（SRBC）的受体（即 CD2 分子），在体外定条件下，其能与 SRBC 结合，形成玫瑰花结，称为 E 花环形成试验。临床上可测定外周血 T 细胞的总数，以判定细胞免疫功能（实验图 -4）。

【实验器材】　吞噬细胞吞噬作用示教片、淋巴细胞、淋巴母细胞及 E 花环示教片。

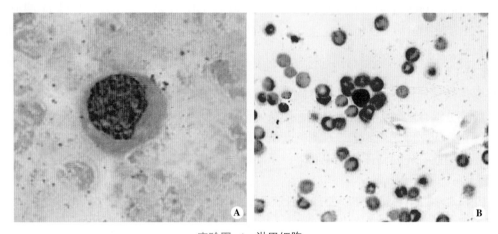

实验图 -4　淋巴细胞

A. 淋巴母细胞；B. E 花环形成试验

【实验方法】

用油镜仔细观察示教片上淋巴细胞、淋巴母细胞、E 花环的形态，注意它们的异同点。

【实验结果观察与记录】

1. 用彩笔描绘出未吞噬细菌的吞噬细胞和吞噬细菌的吞噬细胞图片。

2. 用彩笔描绘出示教片中淋巴细胞、淋巴母细胞、E 花环的形态图。

【思考题】

1. 淋巴细胞与淋巴母细胞有何区别？

2. E 花环形成试验有何临床意义？

六、常用生物制品介绍（示教）

【实验目的】　了解生物制品的种类及其在临床上的应用。

【实验内容与方法】

1. 人工主动免疫常用生物制品示教及介绍　麻疹疫苗、卡介苗、流脑疫苗、脊髓灰质炎疫苗、流行性乙型脑炎疫苗、流感疫苗、乙型肝炎疫苗、风疹疫苗、百白破三联疫苗、腮腺炎疫苗、水痘疫苗、甲型肝炎疫苗、狂犬病疫苗、破伤风类毒素、白喉类毒素等。

2. 人工被动免疫常用生物制品示教及介绍　破伤风抗毒素、丙种球蛋白、胎盘球蛋白、白喉抗毒素、抗狂犬病毒免疫血清、多价肉毒抗毒素血清、高效价抗 -HBs 人血清免疫球蛋白等。

3. 免疫治疗常用生物制品示教及介绍　干扰素、转移因子、胸腺素、IL-2 等。

4. 免疫诊断常用生物制品示教及介绍　伤寒 O 菌液、伤寒 H 菌液、甲型及乙型副伤寒 H 菌液、伤寒杆菌诊断血清、志贺菌诊断血清、抗 O 试剂、早早孕测试条等。

【思考题】

1. 常用生物制品分为哪几类？请分别举例说明。

2. 为何有些疫苗不能制成活疫苗？

医学微生物学实训指导

一、细菌的形态检查

【实验目的】

1. 通过观察细菌的形态，熟练使用显微镜。

2.用油镜仔细观察细菌的基本形态和特殊结构，学会辨认细菌。

3.能用革兰氏染色法进行细菌的染色观察，并会分析结果。

4.培养学生动手能力、观察能力、分析问题的能力和临床思维能力。培养学生实事求是、一丝不苟的精神。

【实验内容】　显微镜的使用方法（操作），细菌的基本形态和特殊结构观察（示教），细菌涂片和革兰氏染色法（操作）。

【实验原理】

1.油镜使用香柏油的原理　由于油镜的透镜弯曲度较大，直径很小（通过的光线很少），光线透过标本片（玻璃）经空气再进入油镜（玻璃），因介质密度不同（玻璃 $n=1.52$，空气 $n=1.0$），部分光线经载玻片进入空气后发生折射，不能进入透镜，致使射入光线较少，视野较暗，物像不清晰。如果在油镜与玻片之间加入和玻璃折射率相近的香柏油（$n=1.515$），油镜浸入香柏油中，这样就减少了光线的折射，进入透镜的光线大大增多，则视野明亮，物像更加清晰。

2.细菌的形态和结构　细菌的形态、排列、结构、染色是鉴别细菌种类的重要依据之一。根据细菌的形态特征可将其分为球菌、杆菌与螺旋菌三大类。

细菌结构包括基本结构和某些细菌特有的特殊结构。前者包括细胞壁、细胞膜、细胞质和核质；后者有荚膜、鞭毛、菌毛、芽孢。

3.革兰氏染色法　该法将所有细菌区分为革兰氏阳性菌（G^+）和革兰氏阴性菌（G^-）两大类，这是由这两类细菌细胞壁的结构和组成不同决定的。它是细菌学中最重要的鉴别染色法。

【实验器材与试剂】

1.器材　显微镜、香柏油、二甲苯、擦镜纸、酒精灯、染液缸、载玻片、菌种。

2.示教片　细菌的基本形态和特殊结构示教片。

3.革兰氏染色试剂　结晶紫染液、卢戈碘液、95% 乙醇、碱性品红染液。

【实验方法】

1.显微镜油镜的操作步骤

（1）采光　使用油镜时光线宜强，聚光器升到最高位置，光圈全开，使视野达到最亮。一般先用低倍镜对光，以自然光为光源时，用平面反光镜；以灯光为光源时，用凹面反光镜。

（2）调焦　在标本片的待检部位加一滴香柏油（切勿将油涂开），将其固定在载物台上（载物台不可倾斜，以免香柏油流下标本片）。识别油镜头后，将其转换至工作位置。眼睛从镜筒侧面观看，慢慢旋转粗调节器，使油镜头浸入到油滴内，即油镜头非常接近玻片而又未接触玻片的位置（两者切勿相撞）。然后，左眼注视目镜，同时慢慢转动粗调节器使镜筒上移，待看到模糊物像时，再换细调节器调节至物像清晰为止。如果未看到物像，重复上述操作，直至看到物像为止。

（3）观察　观察标本时，两眼应同时睁开，以减少眼睛疲劳。最好用左眼看镜筒观察，右眼配合绘图或记录。

（4）显微镜维护　油镜用完后，用擦镜纸擦去镜头上的香柏油，如油镜头上油已干，可用沾少许二甲苯的擦镜纸将镜头上的香柏油擦干净，再用擦镜纸将残存的二甲苯擦干净；将物镜头转成八字形，聚光器下降至最低位，反光镜竖起，下降镜筒，罩好镜套，放入镜箱内；使用显微镜要轻拿轻放，平时放置要注意通风干燥，防霉防晒。

2.细菌的基本形态和特殊结构观察（示教）

（1）基本形态观察　①球菌：金黄色葡萄球菌、化脓性链球菌、脑膜炎奈瑟菌；②杆菌：伤寒沙门菌、痢疾志贺菌、炭疽芽孢杆菌；③弧菌：霍乱弧菌。

（2）特殊结构观察　①肺炎链球菌（荚膜）；②伤寒沙门菌（鞭毛）；③破伤风梭菌（芽孢）。

3.细菌涂片和革兰氏染色法（操作）

（1）细菌涂片制作　主要包括涂片、干燥、固定。以无菌操作法在载玻片两侧分别滴加一滴生理盐水，用接种环分别挑取葡萄球菌和大肠埃希菌菌落少许涂于载玻片两侧的生理盐水中，并研成均匀浑浊的菌液。置室温中自然干燥，也可将涂膜背面置火焰上方不烤手的高度略加烘烤，但切不可将涂膜烤焦。干燥后将载玻片背面以钟摆速度通过酒精灯火焰温度最高处3次，予以固定。

（2）革兰氏染色法　将制备好的标本片按下列步骤进行染色。①初染：滴加结晶紫染液（以刚好将菌膜覆盖为宜）初染1分钟，水洗至洗出液为无色，甩净载玻片上的残水。②媒染：滴加卢戈碘液媒染1分钟，水洗，也可用滤纸吸去玻片上的残水。③脱色：滴加95%乙醇脱色，一般0.5分钟左右，至无紫色脱下为止，水洗，甩净载玻片上的残水。④复染：滴加碱性品红染液0.5分钟，水洗，用滤纸吸干，干燥后，油镜镜检并记录结果。

【实验结果观察与记录】

1. 用彩笔描绘示教片中细菌的基本形态与特殊结构。

2. 记录革兰氏染色结果，并进行分析。

【注意事项】

1. 关于油镜使用　①观察标本时，玻片上一定要放香柏油，滴油时，要尽量避免气泡的形成，不要将镜台倾斜，以免镜油流出，污染镜台；②观察过程中不能压碎示教片；③显微镜用完后，擦净油镜头上的香柏油，不能用手或布擦拭镜头，轻拿轻放，最后将显微镜放置好。

2. 革兰氏染色成败的关键是乙醇脱色　如脱色过度，革兰氏阳性菌也可被脱色而染成阴性菌；如脱色时间过短，革兰氏阴性菌也会被染成革兰氏阳性菌。脱色时间的长短还受涂片厚薄及乙醇用量多少等因素的影响。脱色时间一般为20～30秒。

3. 选用幼龄的细菌　革兰氏阳性菌培养12～16小时，大肠埃希菌培养24小时。若菌龄太大，由于菌体死亡或自溶常使革兰氏阳性菌转呈阴性反应。

【思考题】

1. 用油镜观察标本时有哪些注意事项？

2. 如何辨认细菌的基本形态和特殊结构？

3. 细菌革兰氏染色有何意义？

二、细菌的人工培养

【实验目的】

1. 通过对培养基制备程序及常用培养基种类的了解，进一步熟悉细菌生长繁殖的条件。

2. 通过细菌平板培养基接种法操作，培养学生的动手能力和临床思维能力。

3. 通过细菌在培养基中的生长现象及常用生化反应试验的结果观察，培养学生的观察能力和分析能力，进一步掌握细菌生长繁殖规律和人工培养细菌的意义。

4. 培养学生树立无菌观念和提高生物安全意识。培养学生实事求是、一丝不苟的精神。

【实验内容】　培养基的制备原则和培养基种类介绍（示教），平板培养基接种法（操作），其他培养基接种法（示教），细菌的生长现象（示教），细菌的分解代谢产物和常用生化反应试验（示教）。

【实验原理】

1. 培养基的制备原则和培养基种类　培养基是由人工方法配制而成的，专供微生物生长繁殖使用的混合营养物制品。细菌生长繁殖必须具备充足的营养、合适的氢离子浓度（pH）、合适的温度、必要的气体环境。

2. 细菌接种法　液体培养基用于纯种细菌的增菌培养及检查细菌的生化反应；固体培养基常用于细菌的分离和纯化；半固体培养基则用于观察细菌动力和短期保存细菌；斜面培养基主要用于移种纯种、保存菌种及细菌的生化反应试验。

3. 细菌生长现象观察　细菌在固体培养基上形成菌落和菌苔；细菌在液体培养基上形成浑浊（如葡萄球菌）、沉淀（如链球菌）、菌膜（如枯草芽孢杆菌）；半固体培养基可用于观察细菌有无动力。

4.细菌分解代谢产物和生化反应试验　常用生化反应试验检查是测定细菌对糖及蛋白质的分解代谢产物，也可进行其他基质的生化试验，如糖发酵试验、IMViC 试验、硫化氢试验和尿素分解试验等。

【实验器材】

1.常用培养基的制备及种类　刻度吸管、三角烧瓶、天平、酒精灯、培养皿、试管、量筒、pH 测定计、营养物（牛肉膏、蛋白胨、血液、糖、醇、无机盐）、蒸馏水、琼脂、指示剂（酚红）等。

2.细菌分离培养与接种方法（操作）　接种环、接种针、酒精灯、记号笔、普通琼脂平板、血琼脂平板、液体培养基等。

3.细菌在培养基中生长现象观察　培养基、细菌。

4.分解代谢产物和细菌的生化反应试验　各种鉴别培养基（细菌微量生化管）、细菌。

【实验方法】

1.培养基制备程序和培养基种类介绍　①制备程序：配料→熔化→测定及矫正 pH →过滤→分装→灭菌→检定→备用。②常用培养基的种类观察。

2.细菌接种法

（1）平板培养基接种法　最常用的平板培养基接种法是分区划线法。

1）右手执笔式握接种环，在火焰上烧灼灭菌，待冷后，以无菌操作方法蘸取葡萄球菌、大肠埃希菌混合液 1 环。

2）左手持普通琼脂平板，用五指固定，左手拇指、示指开启平板，右手将蘸取菌液的接种环在平板表面一角涂布（接种环与培养基表面成 45° 角），烧灼接种环，冷却，自涂抹部分开始，连续在平板表面左右划线，要密且不重叠，第 1 区划线面积约占平板表面的 1/4。

3）再次灭菌接种环后，待冷，将平板转动约 60° 至合适位置，进行第 2 区划线；第 2 区划线与第 1 区划线开始相交 2 ～ 3 条，以后可不相交，再烧灼接种环后用相同方法进行第 3 区、第 4 区、第 5 区划线。

4）接种完毕，盖好平板，接种环经火焰灭菌后放回原处，平板底部做好标记（姓名、日期、菌名等），放 37℃温箱（培养皿皿底在上，盖在下，避免培养过程中凝结水自皿盖滴下，冲散菌落）培养 24 小时后，观察菌落特点，血平板上还需观察菌落四周有无溶血现象。

注意事项：划线接种时，力量要适中，不可划破培养基表面；划线要密而不交叉重复，充分利用平板表面；严格无菌操作（实验图 -5）。

（2）液体培养基接种法

1）左手拇指、示指、中指及环指分别握持菌种管（大肠埃希菌斜面培养物）与待接种的肉汤管。使菌种管在左，肉汤管在右。

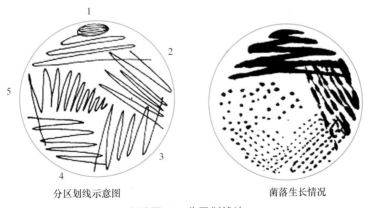

分区划线示意图　　　　　　菌落生长情况

实验图 -5　分区划线法

2）右手持接种环灭菌冷却后，以右手手掌与小指，小指与环指分别拔取并夹持两管管口烧灼灭菌，从菌种管挑取少量菌苔移到肉汤管，在接近液面上方的管壁轻轻研磨，并蘸取少量肉汤调和，使细菌混合于肉汤中。

3）按无菌要求灭菌管口和接种环，塞上棉塞，做好标记，置 37℃恒温培养箱中培养 18～24 小时后观察结果。

（3）半固体培养基接种法　①同液体培养基接种法、左手握住菌种管与待接种的半固体培养基。②右手持接种针灭菌冷却后，挑取菌种管的少许菌苔，将接种针从培养基中心部向下垂直刺入近管底部（距底部约 5mm，注意不要完全刺入底部），再循原穿刺线退出。③按无菌要求灭菌管口和接种针，塞上棉塞，做好标记，置 37℃恒温培养箱中培养 24 小时后观察结果。

（4）斜面培养基接种法　①同液体培养基接种法：左手握住菌种管与待接种的斜面培养基，斜面部向上。②右手持接种环灭菌冷却后，挑取菌种管的少许菌苔，伸进待接种的培养基管斜面底部开始由下向上划一直线，然后再从斜面底部由下向上蛇形划线。③按无菌要求灭菌管口和接种环（针），塞上棉塞，做好标记，置 37℃恒温培养箱中培养 24 小时后观察结果。

3. 细菌的生长现象　将细菌分别接种于固体培养基、液体培养基、半固体培养基中，观察不同的细菌在培养基上的生长现象。

4. 分解代谢产物和细菌的生化反应试验　将细菌接种于各种用于鉴定的微量生化管中，培养后观察。细菌分解糖产酸用符号"＋"表示；细菌分解糖产酸又产气，用符号"⊕"表示；细菌不能分解糖时用符号"－"表示。

5. 糖发酵试验　将大肠埃希菌和伤寒沙门菌分别接种于葡萄糖、乳糖发酵培养基中，置 37℃温箱培养 24 小时后观察结果。

【实验结果观察与记录】

1. 观察并记录细菌在固体培养基、液体培养基及半固体培养基中的生长现象。

2. 观察并记录细菌的生化反应试验结果。

【思考题】

1. 举例说明细菌分解代谢产物检测的意义。

2. 说出细菌平板接种法的操作要点及意义。

三、细菌的分布与消毒灭菌

【实验目的】

1. 通过对不同部位细菌的检查，熟悉细菌在自然界和正常人体的分布情况。

2. 通过消毒灭菌试验及药敏试验的操作，培养学生的动手能力和临床思维能力。

3. 学会使用高压蒸汽灭菌器。

4. 树立学生的无菌观念和提高生物安全意识。培养学生实事求是、一丝不苟的精神。

【实验内容】　细菌的分布检查，常用消毒灭菌试验及常用消毒灭菌除菌法介绍（示教），药敏试验（操作）。

【实验原理】　微生物广泛分布于土壤、水、空气以及正常人体体表及与外界相通的腔道中。不利于微生物生长繁殖的物理、化学及生物方法可以抑制或杀死环境中的微生物，可达到消毒、灭菌、防腐、无菌的目的。

高压蒸汽灭菌器有手提式、直立式和横卧式等类型。其构造及原理：高压蒸汽灭菌器是一个密闭的耐高温和耐高压的双层金属圆筒，两层之间盛水。外壁坚厚，其上方或前方有金属厚盖，盖有螺栓，借以紧闭盖门，使蒸汽不能外溢。高压蒸汽灭菌器上还装有排气阀、安全阀、压力表及温度计。加热后，灭菌器内蒸汽压力升高，温度也随之升高，压力越大，温度越高。

【实验器材】　无菌普通琼脂平板、消毒棉签、记号笔、药敏纸片、高压蒸汽灭菌器等。

【实验方法】

1. 细菌的分布检查

（1）空气中细菌的检查（操作） 可分组采集不同场所空气标本，取无菌普通琼脂平板两个，一个放在实验室内揭开平皿盖，暴露10分钟后盖上平皿盖，另一个放在消毒过的无菌室内或超净工作台上揭开平皿盖，暴露10分钟后盖上平皿盖，然后分别做好标记，37℃温箱培养24小时观察结果。

（2）咽喉部细菌的检查（操作） 有两种方法：①咽喉拭子法，取无菌血平板1个，在平板底部正中画一直线分为两部分，分别做好标记，由两位同学互相用无菌棉签于咽喉部涂抹采集标本，并将标本涂于血平板表面的相应位置，然后再用接种环划线分离，将盖盖好，在平板底面做好标记，37℃培养24小时观察。②咳碟法：取血琼脂平板一个，将盖打开，置于距口10cm处，对着平板用力咳嗽数次，将盖盖好，在平板底面做好标记，置37℃温箱培养24小时后观察结果。

（3）物品上细菌的检查（操作） 取无菌普通琼脂平板一个，在其上作分区且标记清楚，用消毒棉签蘸取无菌生理盐水在门把手、纸币表面涂擦后，划线接种在相应的标记区域，37℃温箱培养24小时观察结果。

2. 消毒灭菌试验

（1）皮肤消毒试验（操作） 每两名学生用一个无菌普通琼脂平板，先在平板底部用记号笔划分为五格，标明序号。打开平皿盖，两人用未消毒手指分别在1、2格内涂布，然后用碘伏棉球或75%乙醇棉球消毒手指后，再分别涂抹3、4格，余下第5格作为空白对照，盖上平皿盖，置37℃温箱培养24小时观察结果。

（2）热力灭菌试验（示教） ①取两管肉汤培养基，一管接种无芽孢菌（大肠埃希菌），另一管接种芽孢菌（培养24小时以上的枯草杆菌），并标明菌名。②将上述两管同时放入100℃水浴内5分钟。③取出，置37℃温箱培养。④次日观察结果。因细菌的芽孢对湿热的抵抗力比无芽孢者强，故枯草杆菌仍生长，而大肠埃希菌被杀灭。

（3）紫外线杀菌试验（示教） 取普通琼脂平板1个，密集划线接种大肠埃希菌后，用无菌镊子把经灭菌的长方形纸片贴于平板表面中央部分。打开平皿盖的2/3，置于紫外线灯下距离20～30cm处照射30分钟，除去纸片（置于消毒液中或烧掉，勿乱丢），盖好平皿盖，置37℃温箱培养24小时观察结果。

（4）常用消毒灭菌除菌法介绍（示教）

1）高压蒸汽灭菌法：是应用最广的灭菌法，可杀灭包括芽孢在内的所有微生物，其步骤是先向高压蒸汽灭菌器的外筒内加水，内筒内放入待灭菌物品后，盖好盖并将螺旋拧紧，待压力升至34.47kPa时，打开排气阀，排出灭菌器内冷空气，再关闭排气阀，此时灭菌器内压力逐渐上升。至压力表显示压力达到103.4kPa时，此时温度为121.3℃，调节热源，维持15～20分钟即可达到灭菌的目的。灭菌完毕，关闭热源，待压力下降到零时，方可开盖取物。

2）干热灭菌法：主要用于玻璃器皿、试管、吸管、三角烧瓶、油剂、粉剂等的灭菌。其步骤是将需灭菌的物品经清洗和晾干之后整齐摆放在干烤箱内，摆放不宜过挤，关闭两层箱门，通电，待温度升到160～170℃，维持2小时即可达到灭菌目的。温度不可过高，以免棉塞或包装纸烤焦甚至燃烧。灭菌完毕，关闭电源，待温度自然下降到50℃以下再开门取物，以防玻璃器皿骤冷发生破裂。

3）滤过除菌法：常用于不耐热的培养基、血清、溶液及药品的除菌或分离细菌外毒素及病毒。常用的滤菌器有蔡氏滤菌器和玻璃滤菌器，其是用物理阻留的方法将液体中的细菌除去。

3. 药敏试验（纸片法）（操作）

（1）取无菌普通琼脂平板1个，用记号笔在平板底部标记贴药敏纸片的位置。

（2）用无菌棉拭子蘸取大肠埃希菌或葡萄球菌液体培养物，在培养基表面密集均匀涂布3次，每次将平板旋转60°，最后沿平板周边涂抹2圈，保证涂布均匀。

（3）稍干燥后，用无菌镊子分别夹取已准备好的药敏纸片，等距离按标记位置贴在已接种好细菌的培养基表面，用镊尖压一下，一次贴好，不得移动。每取一种药敏纸片前，均须先灭菌镊子并冷却。

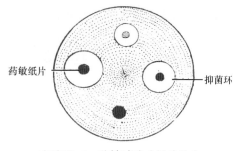

药敏纸片

抑菌环

实验图-6　药敏试验（纸片法）

每张药敏纸片中心间距不少于24mm，药敏纸片中心距平板边缘不少于15mm，直径为90mm的平板最多贴6片。

（4）贴好药敏纸片后，须在15分钟内置37℃温箱培养24小时后观察结果。若细菌对某种抗生素敏感，则在药敏纸片周围有一圈无细菌生长的区域，称抑菌环（实验图-6）。

（5）结果报告。测量抑菌圈的直径（在平板背面量取），结合药物的性质，一般以敏感、中度敏感、耐药3个等级报告结果。

【实验结果观察与记录】

1. 记录细菌的分布检查实验结果。

2. 记录消毒灭菌、药敏试验（纸片法）实验结果。

【注意事项】

1. 注意操作安全，不可直接接触细菌。

2. 接种过程中应严格遵守无菌操作。

3. 高压蒸汽灭菌器灭菌时必须加足量的水；盛物桶内的物品勿放置过挤；冷空气必须排尽；切不可突然打开排气阀门排气减压，以免因压力骤然下降而使灭菌器内液体外冲。

【思考题】

1. 分析细菌分布的检查与医护工作的关系。

2. 解释消毒灭菌和药敏试验的实际意义。

3. 列出常用消毒灭菌除菌法的种类，说明高压蒸汽灭菌器使用方法、用途及注意事项。

常见人体寄生虫实训指导

一、常见人体寄生虫的形态结构

【实验目的】

1. 能辨别常见人体寄生虫虫卵的形态结构。

2. 能辨别常见人体寄生虫成虫的外形特征及雌、雄虫。

3. 初步识别常见吸虫的中间宿主及绦虫感染阶段形态。

4. 培养学生的观察能力、分析能力和临床思维能力，培养学生实事求是、一丝不苟的精神。

【实验内容】　常见人体寄生虫成虫、幼虫、虫卵和中间宿主等标本观察。

【实验器材】

1. 常见人体寄生虫虫卵玻片标本、成虫大体标本。

2. 吸虫中间宿主或媒介植物大体标本。

3. 常见人体寄生虫感染疾病的病理标本。

4. 普通光学显微镜、香柏油、二甲苯、擦镜纸、载玻片等。

【实验方法】

1. 人体常见寄生虫虫卵观察(示教)　镜下观察蛔虫卵、钩虫卵、蛲虫卵、华支睾吸虫卵(肝吸虫卵)、卫氏并殖吸虫卵(肺吸虫卵)、血吸虫卵、猪带绦虫卵等玻片标本，注意各种虫卵的大小、形状、颜色、卵壳、卵内构造（实验表-6）。

实验表 -6　人体粪便中蠕虫卵鉴别要点

虫卵	大小	形状	颜色	卵盖	卵壳	内容物	其他特征	模式图
蛔虫卵（受精）	（45～75）μm× （35～50） μm	宽椭圆形	棕黄色	无	厚而透明	内含一个大而圆的卵细胞，在其两端与卵壳间可见新月形空隙	卵壳外有一层蛋白质膜，表面凹凸不平	
蛔虫卵（未受精）	（88～94）μm× （39～44） μm	长椭圆形	棕黄色	无	较受精蛔虫卵薄	充满大小不等的折光颗粒	卵壳外有一层蛋白质膜，表面凹凸不平	
钩虫卵	（57～76）μm× （36～40） μm	椭圆形，两端钝圆	无色透明	无	较薄	2～4个卵细胞卵壳与卵细胞之间有明显空隙	—	
蛲虫卵	（50～60）μm× （20～30） μm	长椭圆形，两侧不对称，一侧扁平，一侧稍凸	无色透明	无	较厚，分3层，光镜下可见内外2层	含一蝌蚪期胚胎	—	
华支睾吸虫卵	（27～35）μm× （12～20） μm	形似芝麻，一端较窄	淡黄褐色	有	卵盖周围的卵壳增厚形成肩峰	毛蚴	卵盖对端有小疣状突起	
卫氏并殖吸虫卵	（80～118）μm× （48～60） μm	椭圆形，左右多不对称，前端较宽，后端稍窄	金黄色	有	厚薄不均，卵盖对端往往增厚	虫卵顶端有一半透明卵细胞及10～20个卵黄细胞及许多颗粒	—	
血吸虫卵	（58～109）μm× （44～80） μm	略呈椭圆形	淡黄色	无	厚薄均匀	内含一成熟的毛蚴，毛蚴和卵壳间常可见到大小不等的圆形或椭圆形的油滴状毛蚴分泌物	卵壳一侧有一逗点状小棘	

续表

虫卵	大小	形状	颜色	卵盖	卵壳	内容物	其他特征	模式图
带绦虫卵（猪带绦虫卵、牛带绦虫卵）	直径 31～43μm	球形或近似球形	棕黄色	无	很薄而且脆弱	胚膜内是球形的六钩蚴，直径 14～20μm，有 3 对小钩	外面有较厚的胚膜，具有放射状的条纹	

2. 常见人体寄生虫成虫、幼虫观察（示教）

（1）肉眼观察蛔虫、钩虫、蛲虫、鞭虫、华支睾吸虫卵（肝吸虫卵）、卫氏并殖吸虫卵（肺吸虫卵）、血吸虫、布氏姜片吸虫、猪带绦虫大体标本。注意其形状、颜色、大小、前后端及雌、雄虫区别。

（2）镜下观察卫氏并殖吸虫（肺吸虫）、猪带绦虫的头节和孕节的玻片标本，注意卫氏并殖吸虫（肺吸虫）生殖器官并列情况、猪带绦虫孕节形状及子宫的侧支数。

（3）肉眼或镜下观察阴道毛滴虫玻片标本，注意其形状、大小、核位置、鞭毛数目、轴柱及波动膜。

（4）镜下观察间日疟原虫早期滋养体，晚期滋养体，未成熟裂殖体，晚期裂殖体及雌、雄配子体，注意各期形态、疟色素的颜色、形态及分布，被寄生红细胞的变化。

3. 吸虫中间宿主、猪带绦虫感染阶段标本观察（示教）

（1）肉眼观察卫氏并殖吸虫（肺吸虫）第一中间宿主川卷螺、第二中间宿主溪蟹及蝲蛄，注意其形态特征。

（2）肉眼观察日本血吸虫中间宿主钉螺的形态特征。

（3）肉眼观察被猪带绦虫囊尾蚴寄生的猪肉病理标本，注意囊尾蚴呈黄豆状、被宿主形成的囊壁组织包围等特征。

4. 其他病理标本或图片（视频）观察

（1）蛔虫性机械性肠梗阻或者蛔虫成虫在胆道内的病理标本。

（2）钩虫成虫咬附在肠壁上，注意肠黏膜表面的小溃疡点和出血点。

（3）鞭虫成虫吸附肠壁上的病理标本。

（4）肝吸虫成虫在肝胆道管内的大体标本或在肝胆管内的病理组织切片。

（5）姜片虫成虫寄生肠壁标本、肺吸虫病肺脏病理标本。

（6）血吸虫病肝硬化病理标本、肝组织切片或血吸虫成虫寄生在肠系膜的病理标本。

【实验结果观察与记录】

1. 绘出蛔虫受精卵、钩虫卵、蛲虫卵、血吸虫卵、华支睾吸虫卵、卫氏并殖吸虫卵、猪带绦虫卵的镜下形态。

2. 辨认镜下所见疟原虫，绘制阴道毛滴虫的形态。

3. 识别常见人体寄生虫成虫的形态。

【思考题】　分析常见人体寄生虫与人类疾病的关系。

二、常用的检查方法

（一）常见的虫卵检查方法

1. 粪便直接涂片法

（1）检测步骤　①滴 1 滴生理盐水于洁净的载玻片上，用竹签挑取绿豆大小的粪便，在生理盐水中涂抹均匀，涂片厚度以透过标本隐约可辨认书上的字迹为宜。②先用低倍镜观察，发现可疑虫卵后，加盖玻片用高倍镜观察结构。

（2）注意事项　①盛粪便标本的器皿要保持干净，粪便要新鲜。②涂片要均匀，不宜过厚。盖上载玻片时，要防止有气泡产生。③检查时，按一定顺序观察全区，注意虫卵与粪便中的杂质的区别。④常需连续3次涂片，以提高检出率。

2. 饱和盐水浮聚法

（1）检测步骤　①饱和盐水配制：将食盐缓慢加入盛有沸水的容器内，不断搅动，直至食盐不再溶解为止，冷却后备用。②用竹签挑取黄豆粒大小的粪便于圆形直筒瓶（高约3.5cm，直径约2cm）中。③加入少量饱和盐水，调匀后再缓慢加入饱和盐水，当液面接近瓶口时改用滴管滴加，使液面略高于瓶口又不溢出为止。④在瓶口覆盖一载玻片，静置15～20分钟后，将载玻片提起并迅速翻转，镜检。

（2）注意事项　①静置时间不能超过20分钟。②盖上载玻片时，要防止有气泡产生。③防止悬液流出影响观察结果。

3. 透明胶纸检查法

（1）检测步骤　①将长6cm、宽2cm的透明胶纸，贴于载玻片上。②检查时，将胶纸掀起，胶面粘贴于受检者肛门周围，粘压数次以使胶纸与皮肤充分接触。③之后将胶纸粘回原玻片上，进行镜检。

（2）注意事项　①清晨排便或洗澡前在肛周收集虫卵。②在肛门周围取样时，勿污染手指。

（二）常见滋养体及包囊检查方法

1. 阴道滴虫检查法

（1）直接涂片法　将阴道或尿液沉淀物涂在载玻片上，加1滴生理盐水后用显微镜检查，可见阴道毛滴虫鞭毛及波动膜活动。本法是检查阴道毛滴虫最简便的方法。由于只能检出活虫体，送检标本应注意保温。当分泌物或沉淀物中活虫数≥10个/ml时才易检出，故检出率偏低。

（2）染色法　将阴道或尿液沉淀物涂成薄片，自然干燥后吉姆萨染色镜检，可见阴道毛滴虫的形状和内容物。

2. 肠道原虫检测——粪便检查

（1）检测步骤　①样本准备：将5～10g新鲜粪便置于粪便采样盒内，在粪便采样盒上标识编号、患者姓名、采集日期，样本应在24小时内进行检测，如未能及时检测，应在4℃条件下冷藏保存，时间不超过72小时。②样本检测：于载玻片近中央处，滴1滴配制好的碘液。用竹签挑取绿豆大小粪便，放于碘液中搅匀，涂成直径1cm左右、较为均匀的粪膜，厚度以透过粪膜略能辨认其下面报纸的字迹为宜。覆以盖玻片，置显微镜下检查。③镜下观察：使用物镜（40×）进行观察，按照自左到右、从上到下的顺序查找肠道原虫包囊或卵囊。④结果判定：观察全部涂片，发现包囊或卵囊为阳性，未发现包囊或卵囊判定为阴性。以包囊或卵囊大小、形状、核的数目、核周染色质粒形状和分布、核仁形状和位置、有无纤丝及纤丝排列形状、糖原块和拟染色体等形态特征判定虫种。

（2）注意事项　①连续检查3次以上，对于一些慢性患者，粪检应持续1～3周，多次检查，以确保无漏诊患者。②盛粪便的容器要干净，并防止污染及干燥，粪便不可混杂尿液等。③检测过程中工作人员应做好安全防护，避免粪便污染环境。④用具每次使用后要清洗干净并彻底消毒，废弃物应按医疗废物处置要求处置。

（孟凡云）

参考文献

曹雪涛，2018.医学免疫学.7版.北京：人民卫生出版社

曹雪涛，2019.人体健康与免疫学科普丛书历史篇.北京：人民卫生出版社

陈廷，李水仙，2019.病原生物与免疫学.4版.北京：人民卫生出版社

江凌静，王传生，2018.病原生物学.4版.北京：科学出版社

李凡，徐志凯，2018.医学微生物学.9版.北京：人民卫生出版社

李宏力，张新明，张晶，2019.病原生物与免疫学.北京：中国协和医科大学出版社

林逢春，孙中文，2020.免疫学检验.5版.北京：人民卫生出版社

刘荣臻，曹元应，2014.病原生物与免疫学.3版.北京：人民卫生出版社

吕瑞芳，朱峰，2016.病原生物学与医学免疫学.北京：科学出版社

孟凡云，2016.医学免疫学.4版.北京：科学出版社

潘丽红，2020.医学免疫学与病原生物学.3版.北京：科学出版社

谭锦泉，刘仿，2012.医学免疫学.2版.北京：科学出版社

夏金华，2018.病原生物学与免疫学.2版.北京：科学出版社

张家超，2018.肠道微生物组与人类健康.北京：中国原子能出版社

诸欣平，苏川，2018.人体寄生虫学.9版.北京：人民卫生出版社

目标检测选择题参考答案

第 1 章

1. D　2. E　3. D　4. A　5. B

第 2 章

1. E　2. D　3. D　4. D　5. D　6. D　7. D

第 3 章

1. A　2. D　3. D　4. D　5. B　6. E　7. B　8. D　9. D　10. A　11. C　12. D

第 4 章

1. C　2. A　3. A　4. E　5. A　6. C　7. B　8. C　9. E　10. C

第 5 章

1. E　2. A　3. E　4. C　5. A　6. C　7. C　8. C　9. B　10. A

第 6 章

1. C　2. B　3. D　4. B　5. E　6. C　7. A　8. C

第 7 章

1. A　2. D　3. A　4. B　5. D　6. E　7. B　8. E

第 8 章

1. B　2. C　3. B　4. B　5. B

第 9 章

1. C　2. B　3. E　4. B　5. E　6. B　7. C　8. B

第 10 章

1. E　2. B　3. B　4. B　5. A　6. A

第 11 章

1. D　2. E　3. C　4. B　5. A　6. E　7. B　8. E　9. D　10. E

第 12 章

1. A　2. D　3. C　4. A　5. D　6. A　7. C　8. D　9. A　10. B　11. B　12. D　13. E　14. C　15. C
16. E　17. C　18. D　19. B　20. E　21. C　22. C　23. A　24. A　25. B

第 13 章

1. B　2. A　3. D　4. D　5. E　6. B　7. D　8. C　9. C　10. E　11. E

第 14 章

1. D　2. A　3. D　4. C　5. A　6. A　7. C　8. E　9. B　10. D　11. E　12. D　13. E　14. D　15. E
16. D　17. A

第 15 章

1. A　2. E　3. C　4. E　5. C　6. D　7. D　8. D　9. E

第 16 章

1. D　2. B　3. A　4. B　5. D　6. E　7. C　8. D　9. A　10. E

第 17 章

1. A　2. C　3. A　4. D　5. B

第18章

1. B 2. A 3. E 4. D 5. C 6. A 7. D 8. D 9. C

第19章

1. D 2. D 3. B 4. A

第20章

1. D 2. D 3. A 4. E 5. E 6. D 7. E 8. E

第21章

1. A 2. C 3. C 4. A 5. E 6. D 7. D 8. B

第22章

1. D 2. B 3. D 4. C 5. B 6. B

第23章

1. D 2. D 3. D 4. B 5. A 6. A 7. A 8. A 9. B 10. D 11. A 12. E 13. D

第24章

1. A 2. A 3. A 4. C 5. D 6. A 7. B 8. C 9. A 10. E 11. A 12. E 13. A 14. E 15. B
16. E 17. B 18. A 19. C 20. C

第25章

1. B 2. A 3. B 4. C 5. C 6. B 7. C 8. E 9. E 10. E

第26章

1. D 2. B 3. B 4. D 5. E 6. E 7. E 8. C 9. A

第27章

1. A 2. B 3. C 4. A 5. C 6. A 7. E 8. D 9. D 10. B

第28章

1. C 2. E 3. E 4. E 5. D 6. E 7. A